内科学基础与疾病救治

陈国林　主编

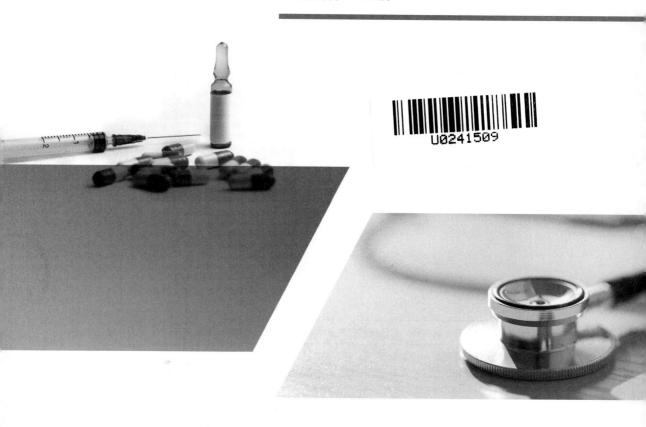

U0241509

中国纺织出版社有限公司

图书在版编目（CIP）数据

内科学基础与疾病救治 / 陈国林主编. -- 北京：
中国纺织出版社有限公司, 2023.4
ISBN 978-7-5229-0393-4

Ⅰ.①内…　Ⅱ.①陈…　Ⅲ.①内科—疾病—诊疗
Ⅳ.①R5

中国国家版本馆CIP数据核字（2023）第042814号

责任编辑：樊雅莉　高文雅　责任校对：高　涵　责任印制：王艳丽

中国纺织出版社有限公司出版发行
地址：北京市朝阳区百子湾东里A407号楼　邮政编码：100124
销售电话：010—67004422　传真：010—87155801
http://www.c-textilep.com
中国纺织出版社天猫旗舰店
官方微博 http://weibo.com/2119887771
三河市宏盛印务有限公司印刷　各地新华书店经销
2023年4月第1版第1次印刷
开本：787×1092　1/16　印张：11.25
字数：270千字　定价：88.00元

凡购本书，如有缺页、倒页、脱页，由本社图书营销中心调换

前　言

　　内科学是对医学科学发展产生重要影响的临床学科。内科学在临床医学中占有极其重要的位置，它是临床医学各科的基础学科，所阐述的内容在临床医学的理论和实践中有其普遍意义，是学习和掌握其他临床学科的重要基础。

　　本书重点介绍了临床内科常见病、多发病的病因、发病机制、临床表现、辅助检查、诊断方法和防治手段。全书内容全面系统、条理清晰、规范实用。本书的编者均从事内科临床工作多年，具有丰富的诊疗经验和深厚的理论功底，希望本书能为各级医院内科医师及相关科室医护同仁处理相关问题提供参考。

　　由于参编者较多，写作方式和文笔风格不一，并且临床内科学内容繁多，编者时间有限，书中难免有疏漏和不足之处，望广大读者提出宝贵意见和建议，以便再版时修订。

编　者
2022 年 11 月

目　录

第一章

感染性呼吸疾病

第一节　流行性感冒

流行性感冒（简称流感）是一种由流感病毒引起的急性呼吸道疾病。这种疾病可侵犯上呼吸道和（或）下呼吸道，常伴发热、头痛、肌痛和乏力等全身症状和体征。流行性感冒几乎每年暴发一次，变异率高、病情重、患病率高。高危人群的死亡率显著增加，多死于肺部并发症。

一、病原体

流感病毒属于正黏病毒科，根据其核蛋白（NP）和基质（M）蛋白的抗原性不同，可将流感病毒分为甲、乙、丙三型。根据病毒表面的血凝素（H）和神经氨酸酶（N）的抗原性差异可将甲型流感病毒分为不同的亚型。流感毒株是按照分离地区、毒株编号、分离的年代以及 H 和 N 亚型进行命名，如甲型流感病毒/加利福尼亚/07/2009（H_1N_1）。甲型流感病毒有 16 种 H 亚型和 9 种 N 亚型，其中 H_1、H_2、H_3、N_1、N_2 与人类流感有关。乙型和丙型流感病毒采用相似的方式命名，但是不包含 H 和 N 亚型的命名，因为乙型流感病毒的变异性较小，而丙型流感病毒一般不发生变异。

甲型和乙型流感病毒是人类流感的主要病原体，也是研究最广泛的正黏病毒。两型流感病毒形态相似，为形状不规则的球形颗粒，直径为 80～120 nm，表面有一层脂质包膜，由血凝素和神经氨酸酶构成。血凝素是病毒颗粒与细胞膜唾液酸受体结合的作用位点，而神经氨酸酶负责解离唾液酸受体，将病毒从已开始复制的感染细胞中释放。流感病毒通过受体介导的内吞作用进入细胞，形成核内体。血凝素介导核内体膜和病毒包膜的融合，使病毒核蛋白进入胞质。H 抗原的免疫反应是防止病毒侵入宿主细胞的主要决定因素，而 N 抗原的免疫反应限制了病毒的传播和感染。此外，甲型流感病毒的脂质包膜包含 M 蛋白 M_1 和 M_2，与脂质包膜的稳定性和病毒装配有关。此型病毒颗粒蛋白还包括与病毒基因组有关的核蛋白（NP）和参与 RNA 转录合成的 3 种聚合酶（P）蛋白，以及两种非结构蛋白（NS）：NS_1 对干扰素有拮抗作用并调控转录后蛋白合成；NS_2 控制核输出，又名核输出蛋白（NEP）。

甲型和乙型流感病毒基因组包含 8 条单链 RNA 片段，编码结构蛋白和非结构蛋白。由于基因节段性特点，基因重排率很高，且常发生于一种以上甲型流感病毒混合感染的细胞。

二、流行病学

全球每年都有流感暴发，范围和严重程度差异大。局部地区流行间期不同，通常为 1 ~ 3 年。全球流感大流行的发生频率远低于大流行间期的流感暴发频率。最近发生的大流行是 2009 年 3 月发生的甲型 H_1N_1 流感，在短短的几个月内迅速蔓延至全球。

（一）甲型流感病毒

1. 抗原变异性和流感流行及暴发

范围最广、程度最严重的流感是由甲型流感病毒引起的，部分是由于 H 抗原和 N 抗原具有很强的周期性变异性。抗原性转变是指抗原发生大幅度变异，只见于甲型流感病毒，可能与流感大流行有关。小幅度变异称为抗原性漂移。抗原性转变可以仅是 H 抗原变异也可以是 H 抗原和 N 抗原同时发生变异。一次包含血凝素和神经氨酸酶变异的抗原性转变发生在 1957 年，甲型流感病毒亚型从 H_1N_1 转变为 H_2N_2，这次转变导致了世界性大流行，仅在美国就引起 7 万人死亡（较不发生流感的死亡预计值增加的额外死亡人数）。1968 年，只涉及血凝素变异的抗原性漂移（H_2N_2 转变为 H_3N_2）引起流感流行，其严重程度远小于 1957 年。1977 年，H_1N_1 病毒出现，主要感染 1957 年以后出生的年轻人。H_1N_1 病毒在 1918 ~ 1956 年循环出现，因此，1957 年以前出生的人可能对 H_1N_1 具有一定程度的免疫力。2009 ~ 2010 年甲型 H_1N_1 病毒引起大流行，虽然 1/3 在 1950 年以前出生的老年人对此病毒有某种程度的免疫力，但大部分人无此种免疫保护。

在大部分的甲型流感病毒流行中，一次只有一种亚型循环。然而，自 1977 年 H_1N_1 和 H_3N_2 同时循环，导致不同严重程度的流行。在一些流行中，乙型流感病毒可以和甲型流感病毒同时循环存在。2009 ~ 2010 年，几乎只有甲型 H_1N_1 病毒发生感染循环。2018 ~ 2019 年，以甲型流感为主，主要亚型是甲型 H_1N_1，其次为季节性甲型 H_3N_2。

2. 甲型禽流感病毒

1997 年，我国香港发生大规模禽流感，人类感染的甲型 H_5N_1 禽流感病毒被首次分离出来。到 2010 年 2 月，在亚洲和中东地区报道 478 例人感染禽流感病例。几乎所有的患者都接触过受感染的家禽。至今未发现该病毒造成人与人之间的有效传播。该病毒感染的死亡率很高（60%），临床表现不同于流感的典型症状（见后文）。甲型 H_7N_7 禽流感病毒可以直接从家禽传播到人类宿主，主要导致结膜炎和一些呼吸道疾病。在我国香港儿童中出现甲型 H_9N_2 禽流感病毒的流行，主要引起轻度呼吸道疾病。由于广泛缺乏对 H_5、H_7、H_9 的免疫力，家禽到人的传播可能导致大流行毒株的出现。

流行的甲型流感病毒株的起源部分可以通过分子病毒技术明确。1957 年和 1968 年的毒株来自人类和禽类流感病毒新型表面糖蛋白（H_2N_2，H_3）的基因重排。2009 ~ 2010 年流行的甲型 H_1N_1 病毒来自北美和欧亚大陆循环的猪流感病毒、禽流感病毒和人流感病毒的四源基因重排。最严重的一次流感暴发（1918 ~ 1919 年）由甲型 H_1N_1 病毒引起，提示禽流感病毒逐渐适应变异，具有感染人类的能力。

3. 大流行和大流行间期甲型流感特点

大流行甲型流感的影响最显著。然而，大流行间期流感的发病率和死亡率也很高，并且持续时间长。在美国，1976 ~ 1990 年每个流感季节至少有 19 000 人额外死亡，1990 ~

1999 年季节性流感造成 36 000 人死亡，1979~2001 年平均每年有 226 000 人因流感住院。

循环流行的甲型流感病毒发生 H 抗原的抗原性漂移，源自编码血凝素的 RNA 片段的点突变，最常发生于 5 个高突变区。高流行性毒株（即具有大规模流行潜力的毒株）表现为血凝素分子中至少 2 个主要抗原位点的氨基酸突变。由于两个点突变同时发生的可能性小，抗原性漂移可能是在人与人之间传播的过程中连续发生的点突变引起的。从 1977 年开始的 H_1N_1 病毒和 1968 年开始的 H_3N_2 病毒，它们的抗原性漂移几乎每年发生。

大流行间期，甲型流感通常突然暴发，2~3 周达高峰，持续 2~3 个月，症状迅速消退。流感大流行可能在几个地区快速扩散，感染率高，无季节性，在大流行前后出现多个小流行。大流行间期流感的首发迹象是因发热性呼吸系统疾病求医的儿童数量增加。随后成人中流感样疾病的患病率增加，最后因为肺炎、充血性心力衰竭恶化和慢性肺部疾病加重的患者住院率增加。此期间旷工率和旷课率也有所上升。肺炎和流感引起的死亡人数增加在流感暴发中属于远期观察。大流行间期流感的患病率差异较大，但普遍占总人口的 10%~20%。

大流行流感可以全年发生，但大流行间期，在北半球和南半球的温带地区流感几乎只发生在冬季。在这些地区，即使血清抗体效价提高，其他季节也很难检测到甲型流感病毒。然而，流感病毒感染在热带地区全年发生。温带地区甲型流感病毒在暴发间期的存在情况目前尚不清楚。一种解释是病毒在全球范围内通过人与人之间的传播生存，大样本研究支持流行间期病毒的低水平传播；另一种解释是人类病毒可以在动物宿主体内生存。目前，尚没有支持任何一种观点的有力证据。现代社会，交通的便利可能有利于病毒在世界各地的传播。

引起甲型流感病毒流行发生和终止的因素尚未完全阐明。流感流行范围和严重程度的主要决定因素是易感人群的免疫水平。一种新型抗原的流感病毒出现在免疫力低或没有免疫力的人群中，可能导致大规模流行的暴发。如果全球范围内人群缺乏此种免疫力，可能引起全球范围的流感大流行。这种大流行浪潮可以持续数年，直至人群的免疫力达到一个较高水平。在流感大流行之后的几年，即使人类对早期循环毒株产生较高免疫力，病毒的抗原性漂移仍然导致不同程度的流感暴发，这种情况一直持续，直至另一种新型抗原毒株出现。另外，虽然庞大的人群持续易感，流感流行终将终止。研究发现，某些甲型流感病毒可能本身毒性弱，即使在未接触过该抗原的人群，其毒性也比其他亚型致病力低。这种情况下，已存在的免疫力水平之外的某些未明确因素在流感流行中发挥了重要作用。

（二）乙型和丙型流感病毒

乙型流感病毒引起的流感流行较甲型范围小，且疾病严重程度较轻，其原因在于乙型流感病毒的血凝素和神经氨酸酶的变异频率和幅度较小。乙型流感病毒流行常发生在学校和军营，在老年人居住场所也时有发生。乙型流感病毒感染最严重的并发症是瑞氏综合征。

与甲型和乙型流感病毒不同，丙型流感病毒较少引起人类疾病。丙型流感患者表现普通感冒样症状，偶发下呼吸道疾病。此种病毒血清抗体的广泛检出表明其隐性感染很常见。

（三）流感相关发病率和病死率

流感的发病率和病死率依然相当高。死于流感的患者大多数伴有并发症的高危因素。在 1973~2004 年的流感流行中，伴有高风险医疗条件的成人和儿童的年住院率超过往年（40~1 900）/10 万人的范围。最危险的因素是慢性心肺疾病以及高龄。在慢性代谢性疾病、慢性肾病或某些免疫抑制患者中，其病死率虽然低于慢性心肺疾病患者，但也居高不下。在

2009～2010 年大流行中，罹患严重疾病的风险在出生到 4 岁的婴幼儿和妊娠妇女中增加。2018～2019 年大流行中，重症流感主要发生在老年人、年幼儿童、肥胖者、孕产妇和有慢性基础疾病者等高危人群。流感的总人群发病率非常高。据估计，在美国，大流行间期流感暴发导致每年的经济损失超过 870 亿美元。患病率在 15%～35% 内的流感大流行引起的经济损失达 897 亿～2 094 亿美元。

三、发病机制和免疫应答

来源于急性感染患者呼吸道分泌物的病毒颗粒首先感染呼吸道上皮。病毒可以通过咳嗽及打喷嚏产生的气溶胶、手与手的接触、其他的接触方式甚至污染物等传播。研究表明通过小颗粒气溶胶（颗粒直径 <10 μm）传播的病毒感染比大颗粒效率更高。最初，病毒感染纤毛柱状上皮细胞，也侵犯其他呼吸道细胞，包括肺泡细胞、黏液腺细胞和巨噬细胞。在感染后 4～6 小时病毒在细胞中复制，随后从细胞中释放感染邻近细胞。通过这种方式，病毒在几个小时之内迅速蔓延至大量的呼吸道细胞。在实验诱导的流感病毒感染中，培养时间长达 18～72 小时，这与病毒培养基的大小有关。组织病理学显示受感染的纤毛细胞出现退行性改变，包括颗粒化、空泡形成、肿胀和细胞核固缩，这些细胞最终坏死并脱落，部分柱状上皮细胞被扁平细胞和鳞状上皮替代。疾病的严重程度与分泌物中病毒的含量有关，病毒本身复制能力也是发病机制中一个重要影响因素。虽然流感通常伴随全身症状和体征，例如发热、头痛和肌痛，但是病毒很少在肺外组织（包括血液）中检出。研究表明流感全身症状与气道分泌物和血液中病毒诱导的某些细胞因子有关，尤其是肿瘤坏死因子 α、干扰素 α、白介素 6 和白介素 8。

流感病毒刺激宿主产生的免疫反应包括体液抗体、局部抗体、细胞免疫、干扰素和其他宿主防御的复杂的相互作用。病毒感染第 2 周，可以通过一系列实验技术检测血清抗体：红细胞凝集抑制试验（HI）、补体结合（CF）、中和反应、酶联免疫吸附试验（ELISA）、抗神经氨酸酶抗体试验。血凝素抗体是免疫反应中最重要的介质，红细胞凝集抑制滴度 ≥40 提示与免疫保护有关。呼吸道分泌的抗体主要是 IgA 类抗体，发挥重要的免疫保护作用，其中的滴度 ≥4 提示机体有免疫力。细胞介导的免疫反应（包括抗原特异性和抗原非特异性）可以在感染早期检测，且取决于宿主感染前的免疫状态。细胞免疫反应包括 T 细胞增殖、T 细胞毒性和自然杀伤细胞活性。CD8$^+$ 人类白细胞抗原限制性细胞毒性 T 淋巴细胞（CTL）是针对内部蛋白（NP、M 和 P）的保守区域和表面蛋白 H、N。干扰素可以在病毒开始排出之后在呼吸道分泌物中检出，干扰素滴度的升高与病毒排出减少有关。

影响停止病毒排出和流感终止的宿主防御因素尚不清楚。病毒排出通常在首发症状出现的 2～5 天后终止，此时常规的实验技术通常无法检出血清和局部抗体（采用高敏感技术可能检出升高的抗体，尤其是在曾获得此种病毒免疫力的患者）。研究发现干扰素、细胞介导的免疫反应和（或）非特异性炎症反应都与流感终止相关。其中，细胞毒性 T 淋巴细胞可能尤其重要。

四、临床表现

流感发病初期，迅速出现全身症状，如头痛、发热、寒战、肌痛、精神萎靡等，经常伴随咳嗽和咽喉痛等呼吸道症状。大多数患者发病急骤，可以清楚回忆起发病的确切时间。临床表现的严重程度差异较大,可以表现为轻度、无发热的普通感冒样症状,或缓慢发生或者骤发,也可以表现为严重虚脱,伴较少的呼吸系统症状及体征。大部分患者以发热就诊,体温高达 38~41 ℃。通常情况下,在发病后的 24 小时内,体温迅速升高,在之后的 2~3 天缓慢降至正常,偶尔发热可以持续 1 周。患者感发热和畏寒,但很少出现寒战。全头痛或者额部头痛常给患者造成困扰。肌痛可以涉及身体的任何部位,最常见于腿部和腰骶部。患者可出现关节痛。

随着全身症状减轻,呼吸系统症状逐渐明显。很多患者表现为咽喉痛或连续性咳嗽,可持续 1 周以上,常伴随胸骨后不适。眼部症状和体征包括眼睛运动疼痛、畏光和烧灼感。

非复杂性流感的体检阳性结果通常较少。疾病的早期,患者表现为面色潮红,皮肤干热,有时表现为大量出汗和四肢出现斑点,老年患者尤其明显。虽然患者有严重的咽喉痛,咽部的检查结果可能很不明显,但是有些患者可以出现黏膜充血和后鼻道卡他症状。可触及颈部淋巴结轻度肿大,尤其是年轻患者。非复杂性流感患者的胸部检查结果大多数为阴性,不同流感流行中患者出现干啰音、喘息、散在湿啰音的频率差异较大。患者出现呼吸困难、呼吸深快、发绀、弥漫性湿啰音和肺实变体征表明合并肺部并发症。非复杂性流感患者可以出现轻度通气功能障碍和肺泡毛细血管弥散梯度增加,因此,亚临床肺部表现可能比认识到的更常见。

非复杂性流感的病程通常持续 2~5 天,大部分患者在 1 周内痊愈,但是咳嗽可能持续 1~2 周。极少数患者(尤其是老年人)的乏力或者倦怠症状可能持续数周,对期望迅速恢复正常活动水平的患者造成困扰。乏力的发病基础尚不清楚。肺功能异常可能持续数周。

五、并发症

流感并发症最常发生于 65 岁以上或者伴发慢性疾病的患者,包括心肺疾病、糖尿病、血红蛋白病、肾功能不全、免疫抑制等。妊娠中晚期易出现流感并发症。5 岁以下儿童(尤其是婴儿)也是并发症发生的高危人群。

(一)肺部并发症

1. 肺炎

流感最常见的并发症是肺炎,包括原发性流感病毒性肺炎、继发性细菌性肺炎和病毒细菌混合感染性肺炎。

(1)原发性流感病毒性肺炎:原发性流感病毒性肺炎最少见却是最严重的肺部并发症。急性起病,表现为流感未得到控制反而进展,出现持续发热、呼吸困难,引起发绀,痰少,可出现痰中带血。疾病早期,较少出现阳性体征。随着疾病进展,可出现弥漫性湿啰音,X 线胸片显示弥漫性间质浸润,伴或不伴急性呼吸窘迫综合征。一些患者血气分析结果显示严重缺氧。呼吸道分泌物和肺实质可培养出高滴度病毒,尤其在取自疾病早期的样本。原发性病毒性肺炎死亡病例的病理组织学显示肺泡间隔水肿和显著的炎症反应(淋巴细胞、巨噬细胞浸润,偶见浆细胞和不同数量的中性粒细胞)。肺泡毛细血管可见纤维蛋白血栓、坏死和出血。肺泡和肺泡导管可见嗜酸性透明膜形成。

原发性流感病毒性肺炎多见于心脏病患者,特别是二尖瓣狭窄患者,也有报道在健康年轻人和老年慢性肺部疾病患者中发生。在一些流感大流行(特别是 1918 年和 1957 年)中,妊娠增加了原发性流感病毒性肺炎的发病风险。随后的流感暴发导致妊娠妇女住院率显著增加，尤其是 2009 ~ 2010 年的流感大流行。

（2）继发性细菌性肺炎：继发性细菌性肺炎继发于急性流感。起病 2 ~ 3 天后，患者再次出现发热，伴随细菌性肺炎的临床症状和体征，包括咳嗽、咳脓痰、肺实变的体征和影像学表现。最常见的细菌病原体是肺炎链球菌、金黄色葡萄球菌和流感嗜血杆菌，这些病原体可以定植于鼻咽部，在支气管肺防御功能减退时引起感染。细菌病原体可以通过革兰染色和痰标本培养明确。继发性细菌性肺炎常见于慢性心肺疾病高危患者和老年人。继发性细菌性肺炎患者须及时给予抗生素治疗。

（3）病毒细菌混合感染性肺炎：病毒细菌混合感染性肺炎是流感最常见的肺部并发症。患者可表现为急性起病缓慢进展，或者迅速缓解后症状加重，最终出现细菌性肺炎的临床表现。痰培养结果为甲型流感病毒和继发性细菌性肺炎的细菌病原体中的一种。斑片状浸润或者肺实变的区域可以通过体格检查和 X 线胸片检查明确。病毒细菌混合感染性肺炎的病变范围通常较原发性病毒性肺炎小，且细菌感染对敏感抗生素治疗有效。病毒细菌混合感染性肺炎常见于慢性心肺疾病患者。

2. 其他肺部并发症

其他与流感相关的肺部并发症包括慢性阻塞性肺疾病、慢性支气管炎和哮喘的加重。儿童流感可以表现为格鲁布性喉头炎。流感也会引起鼻窦炎和中耳炎，后者常见于儿童。

（二）肺外并发症

除了肺部并发症外，流感患者可以出现大量肺外并发症。其中，瑞氏综合征是儿童流感的严重并发症，与乙型流感有关，与甲型流感及水痘—带状疱疹病毒感染有一定的相关性。流行病学调查显示瑞氏综合征和先前病毒感染使用阿司匹林有关，随着全球警告儿童急性病毒性呼吸道感染慎用阿司匹林，瑞氏综合征的发病率显著降低。

肌炎、横纹肌溶解和肌红蛋白尿是流感的偶见并发症。虽然肌痛是流感的常见症状，但是肌炎少见。急性肌炎患者受感染肌肉有明显触痛，即使是轻微的压力（例如床单的碰触）也无法耐受，常见受累部位为腿，较严重病例可见肌肉的海绵样水肿。血清肌酸磷酸激酶和醛缩酶水平显著升高，肌红蛋白尿偶可发展为肾衰竭。文献报道受感染肌肉可检测到流感病毒，但流感相关肌炎的发病机制尚不清楚。

1918 ~ 1919 年流感大流行病理组织学检查显示心肌炎和心包炎与流感相关，之后这类并发症的报道较少见。心脏病患者发生急性流感常出现心电图变化，多由于基础心脏病的加重而非流感病毒感染心肌所致。

流感相关的中枢神经系统疾病包括脑炎、横贯性脊髓炎和吉兰—巴雷综合征。流感病毒与这些中枢神经系统疾病之间的病因学关联尚不清楚。急性流感后金黄色葡萄球菌和 A 组链球菌感染可引起中毒性休克综合征。

除了以上描述的特定器官发生的并发症之外，老年人和高危患者发生流感后出现心血管、肺和肾功能的逐渐恶化，可引起不可逆的改变，最终导致死亡，增加甲型流感相关的额外死亡率。

（三）禽流感并发症

甲型 H_5N_1 流感病毒引起的流感可合并肺炎（发病率 > 50%）及肺外表现，例如腹泻和中枢神经系统症状。患者多死于多器官功能障碍综合征，包括心力衰竭和肾衰竭。

六、诊断

流感急性期，可采集喉拭子、鼻咽拭子或含漱液、痰检出病毒。采用组织培养或鸡胚培养（较少见），在接种后 48～72 小时可以分离出病毒。最常见的实验室快速诊断方法是通过免疫学或酶技术检测病毒抗原。这类方法特异性尚可，敏感度随检查技术和拟检出病毒的种类不同而不同。一些快速检查可以鉴别甲型和乙型流感病毒，但是血凝素亚型的鉴别须借助特异亚型的免疫学技术。体外检测流感病毒灵敏度和特异度最好的检查是反转录聚合酶链反应（RT-PCR），由于其他快速抗原检测方法敏感性差，在 2009～2010 年甲型 H_1N_1 流感病毒引起的大流行中，RT-PCR 发挥了重要作用。血清学方法需要比较急性期和起病后 10～14 天的血清中抗体的滴度，主要用于回顾性诊断。通过红细胞凝集抑制或补体结合方法检测出抗体滴度升高 4 倍以上或 ELISA 方法检测有显著的升高可以诊断流感病毒急性感染。其他的实验室检查诊断价值不大。白细胞计数通常在疾病早期较低、之后正常或轻度升高。重度白细胞减少常见于严重的病毒或细菌感染，继发性细菌感染的白细胞计数可 >15 000/μL。

七、鉴别诊断

社区范围内的流感流行时，患者表现为典型发热性呼吸系统疾病，临床诊断相对明确。未发生流感暴发时（即散在或孤立病例），流感与呼吸道病毒或肺炎支原体引发的急性呼吸系统疾病很难鉴别。严重的链球菌咽炎或细菌性肺炎早期可以表现为急性流感症状，但细菌性肺炎病程为非自限性，革兰染色检测痰液中的细菌病原体是细菌性肺炎的重要诊断方法。

八、治疗

治疗流感使用特异性抗病毒药物：甲型和乙型流感可以使用神经氨酸酶抑制药扎那米韦、奥司他韦和帕拉米韦；甲型流感可以使用金刚烷胺类药物金刚烷胺和金刚烷乙胺。如果在起病后 2 天内起连续使用奥司他韦或扎那米韦 5 天可以将非复杂性流感的病程减少 1～1.5 天。扎那米韦可以加重哮喘患者的支气管痉挛。奥司他韦可以引起恶心、呕吐等不良反应，餐中服用可以降低不良反应发生频率。儿童服用奥司他韦还可以引起神经精神症状。帕拉米韦是一种可静脉使用的神经氨酸酶抑制药，目前处于临床试验阶段，是扎那米韦的静脉制剂。这些药物可以在美国食品及药物管理局应急探索性新药申请程序中找到。

如果在起病后 2 天内起使用金刚烷胺或金刚烷乙胺可以将甲型流感病毒敏感毒株引起的非复杂性流感的病程缩短一半。5%～10% 使用金刚烷胺的患者可以出现轻度的中枢神经系统不良反应，主要是神经过敏、焦虑、失眠、精力难以集中。治疗停止后，不良反应可以迅速消失。金刚烷乙胺与金刚烷胺疗效相近，但中枢神经系统不良反应更少。成人服用金刚烷胺或金刚烷乙胺的剂量是 200 mg/d，疗程为 3～7 天。由于两种药物是通过肾脏代谢，老年人或者肾功能不全的患者剂量须降至 100 mg/d 或以下。

流感抗病毒药物耐药的流行病学特征是选择药物的至关重要的因素。2005～2006 年，大部分的甲型 H_3N_2 病毒（包括 90% 以上的美国分离株）对金刚烷胺类药物耐药，但对神经氨酸酶抑制药敏感。相反，2008～2009 年循环流行的季节性甲型 H_1N_1 病毒对金刚烷胺类药物敏感但对奥司他韦耐药（仍对扎那米韦敏感）。2009～2010 年循环流行的大流行甲型

H_1N_1 病毒对金刚烷胺类药物耐药，对扎那米韦敏感，大多数毒株对奥司他韦敏感，少数分离株耐药。2018～2019 年，所有甲型 H_1N_1 和甲型 H_3N_2 亚型流感毒株均对烷胺类药物耐药；所有甲型 H_3N_2 和乙型流感毒株均对神经氨酸酶抑制剂敏感，大多数甲型 H_1N_1 毒株对神经氨酸酶抑制剂敏感。对流感抗病毒药物耐药的最新信息可通过相关网站进行查阅。

利巴韦林是一类体外抗甲型和乙型流感病毒的核苷类似物。利巴韦林抗流感病毒感染的有效给药方式是雾化吸入，口服利巴韦林对治疗流感无效。其对甲型或乙型流感的疗效尚不明确。

流感抗病毒药物的疗效主要基于年轻人群中非复杂性流感的研究。这些药物对治疗或预防流感的并发症的效果尚不清楚。观察性研究的汇总分析和一些药效研究显示，奥司他韦可以降低下呼吸道并发症的发病率和住院率。原发性流感病毒性肺炎的治疗以改善低氧为主，须入住重症监护病房，根据需要给予呼吸和血流动力学支持。

急性流感合并细菌感染（如继发性细菌性肺炎）时须给予抗生素。抗生素的选择以革兰染色和呼吸道分泌物（如痰）的培养结果为指导。如果细菌性肺炎患者的呼吸道分泌物检查无法明确病原体，应选择针对常见病原体（肺炎链球菌、金黄色葡萄球菌和流感嗜血杆菌）的经验性抗生素治疗。

对于不伴合并症的非复杂性流感患者，可不使用抗病毒药物，采用对症治疗。对乙酰氨基酚或非甾体抗炎药可用于缓解头痛、肌痛和发热症状，但水杨酸类药物可能引起瑞氏综合征，所以 18 岁以下人群须慎用。咳嗽是自限性症状，可以不使用止咳药物，当咳嗽给患者造成严重困扰时可使用含有可待因的药物。流感患者在急性期应充分休息、多饮水，在疾病治愈后活动水平恢复应缓慢，尤其是病情较重的患者。

九、预防

流感的主要公共卫生预防措施是疫苗，可以接种上季循环流行和即将流行的甲型和乙型流感病毒的灭活或减毒活疫苗。如果接种的灭活疫苗和当季流行的毒株相似或一致，可以减少 50%～80% 的流感病例。灭活疫苗高度纯化，很少引起不良反应。5% 的人在接种后 8～24 小时出现低热和轻度全身症状，1/3 的人出现接种处皮肤的发红和疼痛。由于美国和其他国家的流感疫苗都是鸡蛋培养，对鸡蛋成分过敏的人群须减敏或不接种。虽然 1976 年禽流感病毒疫苗与吉兰—巴雷综合征发病率的增加有关，但此相关性在 1976 年之后不明显。虽然 1992～1993 年和 1993～1994 年季节性流感，每 100 万个疫苗接种者出现 1 例以上的吉兰—巴雷综合征，但疫苗带来的降低流感发病率的获益要远大于潜在风险。

减毒活疫苗可以经鼻喷雾吸入，由当季循环流行的甲型和乙型病毒株和耐冷减毒株的重组产生。耐冷疫苗在儿童中耐受性良好，高度有效（提供 90% 以上的保护）。一项研究显示减毒活疫苗可以保护人群免受与疫苗株存在抗原性漂移的循环流行病毒的感染。减毒活疫苗推荐健康的 2～49 岁非妊娠人群使用。

历史上，美国公共卫生署推荐基于年龄、基础疾病或者密切接触而发生流感并发症的高危人群接种流感疫苗。这类人群是疫苗接种计划关注的焦点，推荐接种人群在持续扩展。2009～2010 年，6 个月至 18 岁的儿童推荐接种疫苗；2010～2011 年，6 个月以上的所有人群（包括成年人）推荐接种流感疫苗。2022～2023 年，优先推荐重点和高风险人群及时接种。推荐接种人群的扩展意味着对未知风险因素的认识增加（包括肥胖、产后疾病、种族或民族的影响）以及大规模接种疫苗是控制流感的必要条件。免疫功能不全的患者接种灭活疫苗是安全的。流感疫苗与慢性神经系统疾病（如多发性硬化症）的加重无关。疫苗须在流感暴发前的秋季接种，并且需要每年接种以维持对当前大多数流感毒株的免疫力。

抗病毒药物可以提供对流感的化学预防，但是考虑当前发生的耐药类型及未来可能发生的耐药，其预防作用有限。奥司他韦或扎那米韦的化学预防作用对84%～89%的甲型和乙型流感病毒有效。由于金刚烷胺或金刚烷乙胺的广泛耐药，不再推荐。在敏感病毒的早期研究中，金刚烷胺或金刚烷乙胺（100～200 mg/d）对甲型流感病毒感染70%～100%有效。

社区一般接触的健康人不推荐使用化学预防，但密切接触流感急性期患者、有并发症高危风险的人群可以考虑使用。在流感暴发中，抗病毒药物可以与灭活疫苗同时使用，因为药物不影响机体对疫苗的免疫反应。但是，化学预防和减毒活疫苗同时使用可能干扰机体对后者的免疫反应。抗病毒药物须在接种活疫苗2周后使用，活疫苗须在抗病毒药物停止使用48小时后接种。化学预防可以控制医院内流感的暴发。因此，抗病毒药物须在检测到流感病毒后立即使用，且持续到流行终止。

（陈国林）

第二节　病毒性呼吸道感染

一、概述

急性病毒性呼吸道疾病属人类最常见的疾病，占急性疾病的50%以上。在美国，急性呼吸道疾病的发病率为3～5.6次/（人·年）。1岁以下婴儿的发病率最高［6.1～8.3次/（人·年）］，且持续高发至6岁，此后发病率显著下降。成人发病率为3～4次/（人·年）。30%～50%的成人旷工和60%～80%的儿童旷课是由急性呼吸道疾病所致。使用抗生素治疗病毒性呼吸道感染是滥用药物的主要问题。

2/3～3/4的急性呼吸道疾病是由病毒引起的，已报道的病毒有10个属200多种，其抗原性各不相同。大部分病毒引起上呼吸道感染，也可以发展为下呼吸道疾病，尤其是年幼者和老年人，以及某些特定人群。

呼吸道病毒引起的疾病通常分为多种不同的综合征，例如普通感冒、咽炎、格鲁布性喉头炎（喉气管支气管炎）、气管炎、细支气管炎、支气管炎和肺炎。每一类疾病都有特定的流行病学和临床特点，例如格鲁布性喉头炎只发生在年幼儿童，有特征性的临床病程。一些呼吸道疾病与某些病毒关联更密切（如普通感冒多由鼻病毒感染引起），而有些病毒感染特定的人群（如腺病毒感染入伍新兵）。大多数呼吸道病毒可以引起一种以上的呼吸道疾病，同一个患者也可以表现几种疾病的特征。此外，虽然流行病学特点可以增加某种病毒的可疑性，但仅仅根据临床特征很难明确病毒性疾病的病原体，通常必须依赖实验室检查才能明确病因。

二、鼻病毒感染

（一）病原体

鼻病毒属小核糖体核酸病毒家族，是单链 RNA 小非包膜病毒（15~30 nm），分为 3 种基因型：HRV-A、HRV-B 和 HRV-C。与小核糖体核酸病毒家族其他成员不同（如肠道病毒），鼻病毒对酸不稳定，在 pH≤3 条件下完全失活。鼻病毒的最适生长温度是 33~34 ℃（人鼻腔温度）而非 37 ℃（下呼吸道温度）。在鼻病毒已知的 102 种血清型中，91 种以细胞间黏附分子 1（ICAM-1）作为细胞受体，为主要受体组；10 种以低密度脂蛋白受体（LDLR）为细胞受体，组成次要受体组；1 种采用衰变加速因子作为细胞受体。

（二）流行病学

鼻病毒是普通感冒最常见的病原体，可在高达 50% 的感冒样疾病中经组织培养聚合酶链反应（PCR）技术检出。鼻病毒感染的发病率在婴幼儿中较高，随着年龄的增长下降，可以全年发生，在温带地区的早秋和春季高发。鼻病毒感染通常由受感染的 6 岁以下的学龄前期儿童和学龄期儿童引入家庭，最初发生在家庭的病毒感染通常 25%~70% 引起继发性病例，常侵犯家中最年幼者。发病率随家庭成员人数增加而增高。

鼻病毒通过直接接触感染者分泌物而传播，通常为呼吸道飞沫传播。志愿者研究显示，最有效的病毒传播是手与手的接触，随后感染者自我接种到结膜或鼻黏膜。其他研究显示也可通过大颗粒或小颗粒气溶胶传播。可在已接种 1~3 小时的塑料表面检出病毒，表明环境表面是传播的重要因素。研究显示在双方未检测出血清抗体的夫妻中，病毒传播与 1 周内长期接触（时间≥122 小时）有关。如果没有在感染者的手和鼻黏膜检出病毒，则传播极难进行，鼻冲洗液病毒含量至少 1 000 TCIDs。且感染者至少有中度感冒症状时病毒传播较易发生。虽然只是现象观察，志愿者暴露于寒冷、疲劳和睡眠不足与鼻病毒感染疾病的发病率无关，然而有研究认为心理学定义的"压力"可以引起症状加重。

鼻病毒感染在全球范围内普遍。几乎所有成人体内都存在鼻病毒多种血清型的中和抗体，然而每一种血清型的抗体在人群中分布迥异。多种血清型可以同时循环感染，没有一种血清型较其他感染率更高。

（三）发病机制

鼻病毒通过与特异性细胞受体结合感染细胞，大多数血清型与 ICAM-1 结合，少数与 LDLR 结合。目前人类急性鼻病毒感染的组织病理学和发病机制的认识有限。来自实验室诱发和自然发病的黏膜活检标本显示鼻黏膜水肿、充血，急性期时表面覆盖黏液。炎症细胞轻度浸润，包括中性粒细胞、淋巴细胞、浆细胞和嗜酸性粒细胞。黏膜下黏液腺大量分泌黏液；鼻甲肥大，可引起鼻窦近端开口阻塞。一些炎症介质〔包括缓激肽、赖氨酰缓激肽、前列腺素、组胺、白介素 1β（IL-1β），白介素 6（IL-6）和白介素 8（IL-8）、肿瘤坏死因子 α（TNF-α）〕与鼻病毒所致的感冒症状和体征有关。

鼻病毒感染的潜伏期短，通常为 1~2 天。病毒排出与疾病发生同时出现，或在症状出现前不久开始排毒。鼻病毒感染的免疫学机制尚未阐明。有研究发现同型抗体的出现与感染及疾病发生率显著下降有关，也有数据表明血清和局部抗体可以保护机体免受鼻病毒感染。

（四）临床表现

鼻病毒感染通常表现为普通感冒症状，最早出现打喷嚏、流涕、鼻塞。喉咙痛常见，在有些患者是首发症状。全身症状和体征（如倦怠和头痛）为轻度或缺如，发热少见。病程通常持续 4~9 天后自愈，不伴有后遗症。支气管炎、细支气管炎和支气管肺炎可发生于儿童，然而，鼻病毒并不是儿童下呼吸道疾病的主要病因。鼻病毒可以引起成人哮喘和慢性肺部疾病的加重。绝大多数鼻病毒感染可以无后遗症自愈，偶尔可发生咽鼓管或鼻窦开口阻塞相关并发症，包括中耳炎或急性鼻窦炎。鼻病毒感染的免疫抑制患者（尤其是骨髓移植受者）可以发生严重甚至致死性肺炎。

（五）诊断

虽然鼻病毒是普通感冒最常见的病原体，但其他许多病毒也可以引起相似疾病，单从临床特征无法进行病因学诊断。通过组织培养鼻腔冲洗液或鼻分泌物可以分离出鼻病毒。由于疾病的良性及自限性特点，临床工作中很少采用该检查方法。常常采用 PCR 技术检测鼻病毒 RNA，该方法比组织培养更敏感，多用于研究。鉴于鼻病毒众多的血清型，血清抗体检测目前是不切实际的。此外，常见的实验室检查（如白细胞计数和红细胞沉降率）对诊断的帮助不大。

（六）治疗

由于鼻病毒感染通常症状轻微且具自限性，大多无须治疗。症状显著的患者建议应用抗组胺药和非甾体抗炎药，受鼻塞困扰的患者可以口服减充血剂。明显不适或易疲倦患者建议减少活动。患者并发细菌感染（如中耳炎或鼻窦炎）时可考虑使用抗生素。一般无须抗病毒治疗。

（七）预防

鼻内应用干扰素喷雾剂可有效预防鼻病毒感染，但可对鼻黏膜造成局部刺激。通过阻断 ICAM-1 或结合病毒衣壳组分（普可那利）预防鼻病毒感染的研究结果不一致。已经生产出针对某些鼻病毒血清型的疫苗，但由于血清型过多及免疫学机制不明，其效果存在争议。通过洗手、净化环境和防止自我接种可以有效减少病毒的传播。

三、冠状病毒感染

（一）病原体

冠状病毒是多形性单链 RNA 病毒，其直径为 100~160 nm。这个名字来源于病毒包膜散布的棒状粒子突起形成的冠状表面。冠状病毒可以感染多个物种，分为 3 种抗原型和基因型。在 SARS 冠状病毒（SARS-CoV）出现之前，引起人类感染的冠状病毒分为两组，分别是 HCoV-229E 和 HCoV-OC43。SARS-CoV 最初被列为新的一组，现在被证实与第二组病毒属远亲关系。SARS-CoV 经全基因组测序显示变异程度极小。

一般情况下，人冠状病毒很难在体外培养，一些毒株仅能在人气管组织培养。SARS-CoV 在非洲绿肾猴细胞（Vero E6）的例外生长促进了对其的研究。

（二）流行病学

总体来讲，人冠状病毒感染分布全球。HCoV-229E 和 HCoV-OC43 的血清阳性率调查显示血清抗体在生命早期即可获得，随着年龄增长阳性率逐渐增加，因此经 ELISA 方法测得 80%以上的成年人抗体呈阳性。10%~35%的普通感冒是由冠状病毒感染引起的，具有季节性。冠状病毒感染在晚秋、冬季、早春高发，这段时间鼻病毒感染少发。

（三）发病机制

冠状病毒（如 HCoV-229E 和 HCoV-OC43 毒株）可以通过氨基肽酶 N 受体（1 组）或唾液酸受体（2 组）感染鼻咽部纤毛上皮细胞引起普通感冒。病毒复制导致纤毛细胞损伤，诱导细胞因子和白介素释放，引起与鼻病毒感染相似的感冒样症状。

SARS-CoV 通过血清紧张素转化酶 2 受体感染呼吸道细胞，引起全身症状，可在血液、尿液和粪便（长达 2 个月）中检出。病毒在呼吸道存活 2~3 周，其滴度在全身症状出现 10 天左右达到峰值。肺组织病理学结果显示透明膜形成、肺泡上皮细胞脱落、淋巴细胞和单核细胞浸润肺间质，巨细胞多见，Ⅱ型肺泡上皮细胞可测出冠状病毒颗粒。SARS 患者血清中促炎因子和趋化因子水平升高。

（四）临床表现

SARS 患者通常经 2~7 天的潜伏期后（范围为 1~14 天）开始出现发热，伴倦怠、头痛、肌痛等全身症状，1~2 天后出现干咳和呼吸困难。近 1/4 的患者伴有腹泻。X 线胸片显示多发浸润影，包括斑片影（多见于外周肺和下肺野）或间质浸润，可以进展为弥漫性改变。

重症患者在病程的第 2 周肺功能下降，发展为呼吸窘迫综合征伴多器官功能损伤。发生重症的高危因素包括年龄在 50 岁以上伴有合并症，例如心血管疾病、糖尿病或者肝炎。孕妇发生 SRAS 症状较重，但儿童感染 SARS-CoV 较成人轻。

人冠状病毒感染所致普通感冒的临床表现与鼻病毒相似。研究显示，志愿者中，冠状病毒感染引起感冒的平均潜伏期（3 天）较鼻病毒长，病程较鼻病毒短（平均为 6~7 天）。冠状病毒所致感冒引起的流涕较鼻病毒严重。除 SARS-CoV 的冠状病毒外可从婴儿肺炎、入伍新兵的下呼吸道疾病中检出，并且与慢性支气管炎加重有关。急性呼吸道疾病住院患者中分离出两种新型的冠状病毒，HcoV-NL63（1 组）和 HcoV-HKU1（2 组），其作为人呼吸系统疾病病原体的作用还有待研究。

（五）诊断

约 50%的 SARS 患者出现淋巴细胞减少，多为 CD4$^+$T 细胞，也包括 CD8$^+$T 细胞和自然杀伤（NK）细胞。总白细胞计数正常或轻度下降，血小板随着病情进展逐渐减少。血清中转氨酶、肌酸激酶和乳酸脱氢酶的水平升高。

SARS-CoV 感染可以通过对呼吸道样本、发病早期患者血浆和后期尿液及粪便行反转录聚合酶链反应（RT-PCR）快速诊断。SARS-CoV 还可以通过将呼吸道样本在 Vero E6 组织培养细胞中培养检测，在数天内观察细胞病变效应。RT-PCR 比组织培养更敏感，但只有 1/3 的患者在疾病早期 PCR 结果呈阳性。血清抗体可以通过 ELISA 或免疫荧光方法检测，且几乎所有患者在起病后 28 天内血清抗体呈阳性。

冠状病毒引起的感冒无须实验室诊断。这类冠状病毒很难在体外培养，但可以通过 ELISA 或免疫荧光检测临床标本或 RT-PCR 检测病毒 RNA。这些方法可以用来检测非寻常临床病例的冠状病毒。

（六）治疗

SARS 尚无特异性的治疗药物。SARS 治疗以维持肺和其他器官功能的支持治疗为主。虽然经常使用利巴韦林，但其在体外抗 SARS-CoV 活性很小（如果有的话），并且尚无研究表明对 SARS 治疗有效。由于免疫机制参与了 SARS 的发生，糖皮质激素被广泛应用，然而其效果尚未明确。

由冠状病毒引起的普通感冒的治疗方法与之前介绍的鼻病毒相似。

（七）预防

SARS 的出现导致全球范围内公共卫生资源动员以控制疫情，相关措施有建立病例检测机制、旅行管制、某些地区施行隔离。从 2004 年至今，无 SARS 病例报道。然而，尚不知 SARS 病例的消失是由于控制措施的实施还是 SARS 流行的季节性或未知的流行模式，以及 SARS 是否及何时会复燃。美国疾病控制和预防中心以及世界卫生组织建议对 SARS 潜在病例持续检测和评估。由于医疗工作者中频繁出现感染病例，卫生机构强制实施传染控制措施以防止 SARS 可疑病例通过空气、飞沫和接触感染他人。进入 SARS 病房的医疗人员须穿长袍、戴手套、佩戴护目镜和有过滤效果的口罩（如美国国家职业安全卫生研究所认证的 N95 型过滤口罩）。

目前已经研制出一些针对动物冠状病毒的疫苗，尚没有针对人类冠状病毒的疫苗。SARS-CoV 的出现促进 SARS 疫苗的发展。

四、人呼吸道合胞病毒感染

（一）病原体

人呼吸道合胞病毒（HRSV）属副黏病毒科肺病毒属。含包膜的病毒直径为 150 ~ 300 nm。HRSV 由于体外扩增可以引起邻近细胞融合成多核合胞体而得名。其单链 RNA 基因可以编码 11 种病毒特异性蛋白。病毒 RNA 位于一个螺旋形的核衣壳内，周围环绕一层脂质包膜，包膜上有两种糖蛋白：G 蛋白是病毒黏附细胞的结合位点，F（融合）蛋白可以融合宿主细胞膜和病毒包膜以帮助病毒进入细胞内。HRSV 只有一种抗原型，分为两种亚组（A 和 B），每个亚组有多个亚型。抗原的多样性是由 G 蛋白的差异决定的，F 蛋白高度保守。两种抗原亚组可以在暴发时同时循环流行，经典的流行模式是一个亚组主导 1 ~ 2 年的交替流行。

（二）流行病学

HRSV 既是儿童主要的呼吸道病原体，也是婴儿下呼吸道疾病的首要病因。HRSV 感染每年在世界范围内流行，多发生在秋冬季或春季，持续 5 个月，夏季罕见。HRSV 感染在 1 ~ 6 个月婴儿发病率最高，2 ~ 3 个月达高峰。HRSV 感染率在易感婴幼儿格外高，在日托中心的易感婴儿中高达 100%。到 2 岁时，几乎所有儿童都感染过 HRSV。婴幼儿中，20% ~ 25% 因肺炎住院以及高达 75% 的细支气管炎病例都是由 HRSV 感染引起。据估计，50% 以上的高危患儿在流行中感染 HRSV。

HRSV 复燃在儿童和成人频发，疾病程度比婴幼儿轻。成人感染 HRSV 通常表现感冒样症状。老年人（通常居住疗养院）和免疫缺陷或接受免疫抑制治疗的患者（包括干细胞移植和器官移植受者）可以发生严重下呼吸道疾病和肺炎。HRSV 也是重要的院内感染病原体，暴发时可以感染儿科患者及25%~50%的儿科病房工作人员。此外，HRSV可以在家庭中传播，一旦引入家庭，高达40%的儿童可被感染。

HRSV主要通过与传染者手或污染物密切接触，自我接种至结膜或者前鼻孔而传播。病毒也可以通过咳嗽或者打喷嚏产生的大颗粒气溶胶传播，小颗粒气溶胶传播效率低。HRSV潜伏期为4~6天，儿童病毒排出时间超过2周，成人排毒时间较短。免疫抑制患者的排毒时间可以持续数周。

（三）发病机制

轻度HRSV感染的组织病理学改变尚不清楚。严重的细支气管炎或肺炎以支气管上皮坏死和淋巴细胞及单核细胞支气管旁浸润为特征，可见肺泡间隔增厚和肺泡腔充满液体。HRSV引起的保护性免疫尚未完全阐明。由于HRSV复燃频繁且常引起发病，病毒感染之后的免疫力显然是不完整也不持久的。然而，多次复燃的累及效应可以延缓病毒再次感染，提供暂时的保护。研究显示，志愿者鼻IgA抗体保护力较血清抗体更强。然而，有研究表明，婴儿从母体获得的抗体可以保护下呼吸道免受感染，但即使从母体获得中等水平抗体的婴儿也可以发生严重感染。对病情较重的免疫抑制患者的观察和实验动物模型的研究显示细胞介导的免疫反应是宿主抗HRSV的重要机制，其中Ⅰ类主要组织相容性抗原限制性细胞毒性T淋巴细胞的作用尤为重要。

（四）临床表现

HRSV感染可以引起多种呼吸系统疾病。在婴儿，25%~40%的病毒感染可以引起下呼吸道疾病，包括肺炎、细支气管炎和气管支气管炎。患儿通常以鼻涕、低热、轻度全身症状起病，伴发咳嗽和喘息，大部分患儿1~2周逐渐恢复。更严重的患儿发生呼吸急促、呼吸困难，出现缺氧、发绀甚至呼吸暂停。体检可闻及弥漫性喘鸣音、干啰音和湿啰音。X线胸片显示肺过度膨胀、支气管周围增厚和多种形态的浸润影（包括弥漫性间质浸润和节段或大叶性肺实变）。早产儿和有先天性心脏病、支气管肺发育不良、肾病综合征或免疫抑制的患儿病情较重。研究显示先天性心脏病的患儿发生HRSV肺炎的病死率为37%。

成人感染HRSV的常见症状近似感冒，包括鼻涕、咽喉痛和咳嗽，有时伴发全身症状，例如倦怠、头痛和发热等。HRSV可以引起伴发热的下呼吸道疾病，包括在老年人（尤其是居住在疗养院者）中引起重症肺炎，其影响可以与流感匹敌。HRSV肺炎是肝细胞移植和器官移植受者发病和死亡的重要病因，这类人群的病死率达20%~80%。HRSV感染还可以引起鼻窦炎、中耳炎和慢性阻塞性及反应性气道疾病的加重。

（五）诊断

HRSV的疑诊可以基于流行病学特点，即HRSV社区暴发时婴儿中的严重病例。儿童和成人的感染与其他呼吸道病毒引起的感染无法区分。检测呼吸道分泌物中的HRSV是特异性诊断，例如痰、咽拭子或者鼻咽冲洗液。病毒可以从组织培养中分离出来，但此方法已被快速病毒检测技术所取代，多采用免疫荧光或ELISA方法检测鼻咽冲洗液、抽吸物和鼻咽拭子，后者效果略差，这类检查在儿童中的灵敏度和特异度达80%~95%，成人中敏感性较差。RT-PCR检测的灵敏度和特异度更高，尤其在成人中。血清学诊断可以经ELISA或中和反应或补体结合试验对比急性期和恢复期血清抗体，在儿童和成人中效果较好，对4个月以下儿童敏感性差。

（六）治疗

HRSV 引起的上呼吸道感染的治疗与其他病毒感染相似，以缓解症状为主。下呼吸道感染主要是按需给予辅助呼吸治疗，包括湿化、清除分泌物、氧疗和抗支气管痉挛。严重缺氧患者，可以行气管插管及辅助通气。在对接受利巴韦林喷雾剂（一种在体外抗 HRSV 有效的核苷类似物）治疗的婴儿中研究发现，其对治疗下呼吸道感染有一定的效果，包括改善血气。美国儿科学会建议病情严重或有合并症高危风险的患儿，包括早产儿、合并支气管肺发育不良、先天性心脏病或免疫抑制的患儿，可以考虑使用利巴韦林喷雾剂。利巴韦林对患 HRSV 肺炎的儿童、成人以及免疫抑制患者的疗效尚不明确。应用标准免疫球蛋白、高滴度抗 HRSV 抗体（RSVIg）或者人鼠嵌合单克隆抗 HRSV IgG 抗体（帕利珠单抗）治疗 HRSV 肺炎患者均不能获益。利巴韦林喷雾剂和帕利珠单抗联合应用于患 HRSV 肺炎的免疫抑制患者的疗效仍在评估中。

（七）预防

2 岁以下早产儿或患支气管肺发育不良、先天性心脏病或免疫抑制的患儿建议每月使用 RSVIg 或帕利珠单抗预防 HRSV 感染。HRSV 疫苗的发展受到极大的关注。灭活的全病毒疫苗效果不佳，有研究显示可以引起婴儿患病。其他方法包括 HRSV 纯化的 F 和 G 表面糖蛋白的免疫或使用稳定的活减毒疫苗。在传染率较高的儿科病房，采用防护手和结膜的方式对减少病毒传播有效。

五、人偏肺病毒感染

（一）病原体

人偏肺病毒（HMPV）是一类呼吸道病原体，属副黏病毒科偏肺病毒属。其基因组和形态学与禽偏肺病毒相近，后者是公认的火鸡呼吸道病原体。HMPV 颗粒可以是球形、丝状或多形性，其直径为 150~600 nm。病毒颗粒表面有 15 nm 的突起，与其他副黏病毒科病毒相似。单链 RNA 基因编码 9 种蛋白，除了缺失非结构蛋白，其他与 HRSV 一致。HMPV 只有一种抗原型，有两个密切相关的基因型（A 和 B），每种分为 2 个亚型，共 4 种亚型。

（二）流行病学

HMPV 感染分布于全球，冬季高发，发生在婴幼儿，因此几乎所有的 5 岁儿童血清抗体呈阳性。HMPV 可以感染年龄较大人群（包括老年人）和免疫缺陷及免疫抑制者。1%~5% 儿童的上呼吸道感染和 10%~15% 的儿童须住院的呼吸道疾病是由 HMPV 引起的。此外，2%~4% 的非卧床成年和老年患者的急性呼吸道疾病是由 HMPV 感染引起。一些 SARS 病例中可以检测到 HMPV，但是 HMPV 的作用尚未可知。

（三）临床表现

HMPV 相关的疾病与 HRSV 相似，包括上呼吸道和下呼吸道疾病，如细支气管炎、格鲁布性喉头炎和肺炎。HMPV 复燃在儿童和成人中常见，可以表现为亚临床症状或普通感冒症状或偶发肺炎，后者主要发生在老年患者和有心肺基础疾病的患者。严重的 HMPV 感染见于免疫功能不全患者，包括肿瘤和造血干细胞移植受者。

（四）诊断

HMPV 可以通过免疫荧光、PCR 或者恒河猴肾细胞（LLC-MK2）组织培养在鼻吸入物和呼吸道分泌物中检测。血清学检查可以通过对 HMPV 感染组织裂解液行 ELISA 方法检测抗原。

（五）治疗

HMPV 感染主要采用对症和支持治疗。利巴韦林在体外抗 HMPV 有效，但体内效果尚不确定。

（六）预防

早期应用 HMPV 疫苗。

六、副流感病毒感染

（一）病原体

副流感病毒属副黏病毒科（呼吸道病毒属和德国麻疹病毒属）。副流感病毒是有包膜的单链 RNA 病毒，直径为 150～200 nm。病毒包膜镶嵌两种糖蛋白刺突：一种有具血凝素和神经氨酸酶活性，另一种有促膜融合作用。病毒 RNA 包在螺旋形的核衣壳内，编码 6 种结构蛋白和几种辅助蛋白。副流感病毒所有的 5 种血清型（1、2、3、4A 和 4B）与副黏病毒科家族其他成员（包括腮腺炎病毒和新城病毒）具有相同的某些抗原。

（二）流行病学

副流感病毒全球普遍，4A 和 4B 血清型感染较少见，可能与其较难在组织培养中生长有关。幼儿期可以感染副流感病毒，到 5 岁时大部分儿童可检出 1、2、3 血清型抗体。1 型和 2 型在秋季流行，常交替进行。3 型每年引起春季流行，但可以全年检出。

副流感病毒感染引起呼吸系统疾病受地域和年份的影响。在美国，4.3%～22% 的儿童呼吸系统疾病由副流感病毒感染引起。少于 10% 的成人呼吸系统疾病由副流感病毒感染引起，且程度较轻。副流感病毒在儿童中作用显著，在下呼吸道疾病病因中排名第二，仅次于 HRSV。1 型副流感病毒是儿童格鲁布性喉头炎（喉气管支气管炎）的最常见原因，而 2 型可引起相似的而程度较轻疾病。3 型是婴儿细支气管炎和肺炎的重要病因，4A 和 4B 相关的疾病通常较轻。与 1 型和 2 型不同，3 型通常在生命的第一个月就引起疾病，此时来自母体的抗体还在。副流感病毒通过受感染的呼吸道分泌物传播，主要是人与人的接触和（或）大颗粒飞沫。实验性感染的潜伏期为 3～6 天，可能比自然感染的儿童潜伏期短。

（三）发病机制

副流感病毒的免疫反应尚未完全阐明，研究显示，1 型和 2 型的免疫反应是通过呼吸道局部 IgA 抗体介导的。被动获得的血清抗体也对抗 1 型、2 型和 3 型（程度较小）病毒感染起一定的保护作用。对实验性动物模型和免疫抑制患者的研究显示，T 细胞介导的免疫反应可能在副流感病毒感染中起重要作用。

（四）临床表现

副流感病毒感染多见于儿童，50%～80% 的 1 型、2 型和 3 型的首次感染引起急性发热性疾病。患儿表现为鼻炎、咽喉痛、声音嘶哑和咳嗽（可以是或不是格鲁布性喉头炎）。发生严重格鲁布性喉头炎时出现持续性发热，伴有日趋加重的鼻炎和喉咙痛。刺耳或犬吠样咳嗽可以进展为喘鸣。大部分患儿在接下来的 1～2 天恢复，有时可发生进行性气道阻塞和缺氧。发生细支气管炎和肺炎时，可以出现进行性加重的咳嗽并伴有喘息、呼吸急促和肋间隙凹陷，痰液分泌轻度增加。体检发现鼻咽部有分泌物和口咽充血，伴有干啰音、喘鸣音或湿啰音。X 线胸片表现为气体滞留，有时可见间质性浸润。

儿童和成人感染副流感病毒程度较轻，通常表现为感冒样症状，或声音嘶哑，伴或不伴咳嗽。病毒较少侵犯下呼吸道，但有报道成人可患气管、支气管炎。儿童和严重免疫抑制的成人（包括造血干细胞和器官移植受者）可发生严重、持久甚至致死性副流感病毒感染。

（五）诊断

只依据副流感病毒的临床症状不足以下诊断，年幼儿童发生格鲁布性喉头炎除外。在呼吸道分泌物、咽拭子或鼻咽冲洗液检出病毒是特异性诊断方法。组织培养病毒可以通过红细胞凝集反应和细胞病变效应检测。快速病毒诊断可以通过免疫荧光或 ELISA 方法检测呼吸道脱落细胞的副流感病毒抗原，此方法比组织培养敏感性差。PCR 方法灵敏度和特异度高。血清学诊断可以通过红细胞凝集抑制、补体结合试验或中和反应等方法检测急性期和恢复期血清。由于副流感病毒血清型之间频发异型反应，仅凭血清学检测无法明确引起疾病的血清型。

格鲁布性喉头炎须与 B 型流血嗜血杆菌引起的急性会厌炎鉴别。在流感流行中，A 型流感病毒也是格鲁布性喉头炎的常见病原体。

（六）治疗

上呼吸道感染副流感病毒可按其他上呼吸道疾病处理方法行对症治疗。发生鼻窦炎、中耳炎或细菌性支气管炎等合并症，可适当给予抗生素治疗。轻度格鲁布性喉头炎患者须卧床休息，湿化空气。病情严重患者须住院治疗，密切观察可能出现的呼吸窘迫。患者发生急性呼吸窘迫，须行氧疗及间断给予消旋肾上腺素。给予吸入性和全身性糖皮质激素治疗有效，后者效果更显著。利巴韦林对体外抗副流感病毒有效，病例报告显示也具有临床疗效，对免疫抑制患者效果更为明显，但迄今尚无特异的抗病毒治疗方法。

（七）预防

副流感病毒的疫苗正在研制中。

七、腺病毒感染

（一）病原体

腺病毒是一种复杂的 DNA 病毒，直径为 70～80 nm。人腺病毒属哺乳动物腺病毒属，现有 51 个血清型。腺病毒具有二十面体的特征性形态结构，由 20 个等边三角形和 12 个顶点组成。衣壳由含组特异性和型特异性抗原的六邻体亚单位和每个顶点含组特异性抗原的五邻体亚单位组成。每个五邻体伸出一根末端有顶球的纤维，后者含有型特异性和组特异性抗原。根据基因同源性和其他特性将人腺病毒分为 6 个亚组（A～F）。病毒基因组为线状双链DNA，编码结构和非结构多肽。腺病毒的扩增导致细胞裂解或潜伏性感染（主要感染淋巴细胞）。某些腺病毒亚型可以引起癌变，啮齿类动物可见肿瘤形成。然而，目前大量研究显示腺病毒与人类肿瘤无关。

（二）流行病学

腺病毒感染常见于婴幼儿。感染可全年发生，秋季到春季常见。约 10% 的儿童急性呼道感染由腺病毒引起，而在成人低于 2%。几乎 100% 的成人血清可检测多种血清型抗体，说明儿童时期腺病毒感染的普遍性。1、2、3 和 5 型病毒是最常见的儿童分离株。某些血清型（尤其是 4 和 7 型及 3、14 和 21 型）与冬春季入伍新兵急性呼吸系统疾病暴发有关。腺病毒感染可以通过气溶胶吸入、自我接种至结膜和粪—口途径传播。病毒感染后机体产生型特异性抗体，虽然是不完全性抗体，但可以抵抗同型病毒的感染。

（三）临床表现

儿童感染腺病毒可有多种临床症状。最常见的是上呼吸道感染，伴严重的鼻窦炎。有时可发生下呼吸道疾病，包括细支气管炎和肺炎。腺病毒（尤其是 3 和 7 型）可以引起咽结膜热，一种典型的儿童急性发热性疾病，最常见于夏令营中。特征性表现为双侧球结膜和睑结膜的滤泡样改变。发病后 3～5 天出现低热、鼻窦炎、咽喉痛和颈部淋巴结肿大，疾病常持续 1～2 周自行缓解。腺病毒感染可以引起发热性咽炎，不伴结膜炎。百日咳病例中可分离出腺病毒，其作用未知。

成人感染腺病毒最常见的是 4 型和 7 型病毒在入伍新兵中引起的急性呼吸道疾病。疾病以明显的喉咙痛和渐进性发热为特征，体温在起病后 2～3 天可高达 39 ℃。患者持续咳嗽，常出现鼻炎和局部淋巴结肿大。体检表现咽部充血水肿、扁桃体肿大，可出现轻微溢脓。患者出现肺炎时，X 线胸片可以提示斑片状浸润影。

腺病毒感染可以引起多种非呼吸系统疾病，包括 40 型和 41 型在幼儿中引起的急性腹泻及 11 型和 21 型引起的出血性膀胱炎。流行性角膜结膜炎（多由 8 型、9 型和 37 型腺病毒引起）常通过滴眼液和擦手毛巾等污染源传播。免疫抑制患者（包括造血干细胞和器官移植受者）感染腺病毒可以出现播散性疾病和肺炎。造血干细胞移植受者常发生肺炎、肝炎、肾炎、结肠炎、脑炎和出血性膀胱炎。在器官移植受者，腺病毒常侵犯移植的器官，例如肝移植受者发生肝炎，肾移植受者发生肾炎，有时也可播散到其他器官。AIDS 患者可感染多种血清型腺病毒，并能出现抗原性介于中间的杂合型，尤其是 $CD4^+T$ 细胞较低患者，然而腺病毒感染与疾病症状之间的关联尚不清楚。在"特发性"心肌病患者的心肌细胞中可以检测出腺病毒核酸，其中某些病例中的腺病毒可能是病原体。

（四）诊断

入伍新兵发生急性呼吸系统疾病和特征性疾病流行时出现某些特定的临床症状（如咽结膜热或流行性角膜结膜炎）可以疑诊腺病毒感染。然而，大部分腺病毒感染无法与其他呼吸道病毒感染和支原体肺炎等相鉴别。腺病毒感染需要通过组织培养和特异性的免疫荧光和其他免疫技术确诊。快速病毒诊断方法常采用免疫荧光和 ELISA 方法检测鼻咽分泌物、结膜或呼吸道分泌物、尿液或粪便。PCR 检测和核酸杂交方法灵敏度和特异度高。可以引起儿童腹泻的 40 型和 41 型需要特殊组织培养细胞以分离，其血清型常通过 ELISA 方法检测粪便获得。血清抗体的升高可以采用补体结合和中和反应、ELISA、放射免疫分析或红细胞凝集抑制试验检测。

（五）治疗

腺病毒感染目前只能采用对症和支持治疗，抗病毒治疗无效。利巴韦林和西多福韦在体外对某些腺病毒有效。回顾性研究和病例报道中有将这些药物应用于播散性腺病毒感染，目前尚无来自对照研究的确定有效性的数据。

（六）预防

目前已有针对 4 型和 7 型腺病毒的活疫苗，在入伍新兵中用来控制疾病。这种疫苗由包裹在肠溶胶囊中的减毒活病毒组成。4 型和 7 型腺病毒感染胃肠道不会引起疾病，反而产生局部和全身抗体，保护下呼吸道免受同型病毒感染。自 1999 年此种疫苗问世后，在入伍新兵中 4 型和 7 型腺病毒再次引起急性呼吸道疾病的暴发，因此，4 型和 7 型腺病毒疫苗的重新研发迫在眉睫。腺病毒还可以作为疫苗抗原和基因治疗的活病毒载体。

（杨 贺）

第三节 急性气管—支气管炎

一、概述

急性气管—支气管炎是一种常见病、多发病，主要由生物性因素如感染和非生物性因素如物理化学刺激、过敏等引起的气管、支气管黏膜的急性炎症反应。临床症状主要为咳嗽和咳痰。常发生于冬春季节、气温突降或季节交替时。

二、病因及发病机制

急性气管—支气管炎可由病毒和细菌直接感染所致，也可由上呼吸道感染病毒（如腺病毒、流感病毒、呼吸道合胞病毒和副流感病毒等）或细菌（如流感嗜血杆菌、肺炎链球菌、葡萄球菌等）蔓延而来。近年来，因支原体和衣原体而导致的急性气管—支气管炎亦趋多见。本病多以受凉、淋雨、过度疲劳等为诱因，导致机体的气管—支气管防御功能受损，并且往往会在病毒感染的基础上继发细菌感染。

非生物因素如冷空气、粉尘、刺激性气体或烟雾吸入，均可刺激气管、支气管黏膜导致急性损伤和炎症反应。

社区中出现急性下呼吸道症状的人群颇多，但就医者仅占 10%。有报道称，西欧近年来初级保健机构中急性气管—支气管炎的发病率从 50 人／（1 000 人·年）下降至 22 人／（1 000 人·年），原因一方面可能是下呼吸道感染就医减少，另一方面是医生对以咳嗽为主要症状的患者诊断为哮喘或 COPD 较过去增多。

三、病理生理

急性气管—支气管炎 85%～95% 是由呼吸道病毒直接损害引起，患者感染呼吸道病毒后，$CD4^+$ 和 $CD8^+$ 淋巴细胞亚群参与和终止病毒的复制过程，以 $CD8^+$ 起主要作用。IL-4 能诱发 IgE 的生成，体内产生 IL-2 和 IFN-γ 的细胞克隆受抑制，而释放 IL-4 的细胞克隆优先激活，使 IL-4 分泌增加，IL-4 能特异性诱导 B 细胞合成 IgE，且通过抑制 IFN-γ 产生而促进 IgE 生成。IL-4 和其他淋巴因子激活中性粒细胞和巨噬细胞脱粒，从而引发 I 型变态反应。血清和支气管分泌液中特异性 IgG 和 IgE 上升，并出现气道反应性增高。

病变主要在细支气管、支气管。受累上皮细胞的纤毛脱落、坏死，继之细胞增生形成无纤毛的扁平或柱状上皮细胞。管壁水肿、黏液分泌，加之管壁内充满脱落的上皮细胞、白细胞、巨噬细胞碎屑及纤维蛋白形成的渗出物，造成细支气管腔部分阻塞。细支气管周围有大量细胞浸润，其中绝大多数为单核细胞。黏膜下层和动脉外膜水肿。炎症和水肿易使患者细支气管腔引流不畅。坏死物质和纤维蛋白形成的栓子可使细支气管部分或完全阻塞。部分阻塞的管腔远端区域出现过度充气。这些病变致气流阻力增加、潮气量下降、通气量降低、肺内的气体分布不均、通气/血流比例异常，最终引起低氧血症。最后因二氧化碳潴留，发生高碳酸血症。气道阻塞、气道阻力显著增加（比正常平均增加 2.7 倍）、肺顺应性降低（为正常的1/3）、潮气量降低、呼吸频率增快，从而引起一系列临床症状。

四、病理

气管、支气管黏膜充血、水肿，有淋巴细胞和中性粒细胞浸润；纤毛细胞损伤、脱落；黏液腺体增生、肥大、分泌物增加。炎症消退后，气道黏膜的结构和功能可恢复正常。

近年来有学者注意到急性支气管炎与气道高反应性之间的关系。在复发性急性支气管炎的患者中，轻度支气管哮喘发作较正常人群为多。反之，急性支气管炎患者既往也多有支气管哮喘史或特异质病史，提示支气管痉挛可能是急性支气管炎患者咳嗽迁延不愈的原因之一。

五、临床表现

咳嗽是急性气管—支气管炎的主要表现。发病初期常表现为上呼吸道感染症状，患者通常有鼻塞、流清涕、咽痛、头痛等临床表现。而全身症状较为轻微，但可出现发热、寒战、周身乏力等，并有刺激性咳嗽及胸骨后疼痛。早期痰量不多，痰液不易咳出，2~3天后痰液可由黏液性转为黏液脓性。受凉、吸入冷空气或刺激性气体往往可使咳嗽加剧或诱发咳嗽。晨起时或夜间咳嗽常常较为显著。咳嗽也可为阵发性，有时呈持久性咳嗽。咳嗽剧烈时常伴有恶心、呕吐及胸部、腹部肌肉疼痛。如伴有支气管痉挛，可有哮鸣和气急。一般而言，急性气管—支气管炎的病程有一定的自限性，全身症状可在 4~5 天内消退，但咳嗽和咳痰可延续 2~3 周才消失。肺部体检可发现两肺呼吸音粗，黏液分泌物在较大支气管时可闻及粗的干、湿啰音，部位不固定，咳嗽后啰音消失。支气管痉挛时可闻及哮鸣音。

六、辅助检查

1. 外周血常规

多数病例的白细胞计数和分类无明显改变，细菌感染时白细胞总数和中性粒细胞百分比可增多。

2. 痰液检查

痰涂片和培养可发现致病菌。

3. 胸部 X 线

多数表现为肺纹理增粗，少数病例无异常表现。

七、诊断

急性气管—支气管炎的诊断主要依靠病史、咳嗽和咳痰等临床症状，两肺闻及散在干、湿啰音，结合外周血常规和胸部 X 线检查结果，可对本病作出临床诊断。对于急性气管—支气管炎的病原微生物，一般采用病毒分离、血清学检测以及痰液分析进行明确，但是鉴于本病的自然转归周期一般不做常规推荐。但是对于疑似流感和百日咳患者，必须行相关病原微生物检测。

八、鉴别诊断

鉴别诊断如表 1-1 所示。

表 1-1　急性气管—支气管炎鉴别诊断

疾病名称	疾病特点
支气管哮喘急性发作	哮喘病史，起病急，有过敏原接触史
慢性阻塞性肺疾病急性发作	慢性阻塞性肺疾病病史，呼吸困难重，中老年抽烟患者多见
流行性感冒	起病急，全身中毒症状重，伴发热，气道症状较轻
充血性心力衰竭急性发作	心脏病史，有劳累、感染等诱因，端坐呼吸、粉红色泡沫痰
胃食管反流性咳嗽	反酸、嗳气、食欲缺乏，夜间熟睡后症状明显
肺炎	胸部影像学异常
鼻后滴漏综合征	鼻部卡他倒流感明显，有鼻部病史
鼻窦炎	鼻部症状明显伴鼻塞、鼻部压痛等

1. 流行性感冒

流行性感冒的症状与急性气管—支气管炎颇相似，但从流感的广泛性流行、急骤起病、全身明显的中毒症状、高热和全身肌肉酸痛等表现鉴别并不困难，病毒分离和补体结合试验可以确诊。

2. 急性上呼吸道感染

鼻咽部症状明显；一般无显著的咳嗽、咳痰；肺部无异常体征；胸部 X 线正常。

3. 小气道的急性炎症哮喘及毛细支气管炎

小气道的急性炎症哮喘及毛细支气管炎常表现为进行性咳嗽并伴有喘息、气急、呼吸窘迫及低氧血症；支气管扩张则表现为慢性咳嗽及支气管的永久扩张；急性支气管炎的病程初期难以同上呼吸道感染鉴别，但常表现为咳嗽时间更长（大于 5 天），且肺功能检测显示异常，即 FEV_1 小于预计值的 80%，气道反应性增高，激发试验呈阳性，但在随后的 5~6 周会恢复正常。大多数情况下，如患者的生命体征正常，体检肺部无干、湿啰音，则患肺炎的可能性较小，不需要做进一步检查，但老年患者除外，因为老年性肺炎患者常缺乏特异的症状及体征。

其他肺部疾病如肺结核、肺癌、肺脓肿、麻疹、百日咳等在发病时均可能出现类似急性气管—支气管炎的临床症状，应根据这些疾病的临床特点逐一鉴别。

九、治疗

一般患者无须住院治疗。有慢性心肺基础疾病者，流感病毒引起的支气管炎导致严重通气不足时，须住院接受呼吸支持和氧疗。

剧烈干咳或少痰者，可适当应用镇咳剂，如右美沙芬、喷托维林。咳嗽有痰或痰不易咳出者可用盐酸氨溴索、桃金娘油提取物化痰。若咳嗽持续不缓解，可考虑应用可待因或吸入糖皮质激素缓解症状。伴有支气管痉挛、气流受限时可用 β_2 受体激动药沙丁胺醇、氨茶碱。

大多数急性气管—支气管炎的患者都接受抗生素治疗。但国外应用抗生素治疗急性气管—支气管炎的 6 项对照研究表明，抗生素并无明显的治疗效果。研究表明，抗生素与支气管扩张剂的疗效是一致的，对缓解症状并无显著性差别。因此，临床医师在治疗急性气管—支气管炎患者时应避免滥用抗生素。盲目应用抗生素会导致耐药菌产生、二重感染等一些严重后果。但如果患者出现发热、脓性痰和重症咳嗽，则是应用抗生素的指征。肺炎支原体、衣原体和百日咳杆菌感染推荐阿奇霉素治疗 5 天（第 1 天 500 mg，每日 1 次，第 2~5 天 250 mg，每日 1 次），流感病毒 A 型感染可予以奥司他韦（75 mg，每日 2 次）治疗 5 天。以全身不适及发热为主要症状者应卧床休息，多饮水，服用阿司匹林、对乙酰氨基酚等解热镇痛药。

在流行性感冒流行期间，如有急性气管—支气管炎的表现应该采用抗流感的治疗措施。

十、预后与预防

多数患者的预后良好，但少数治疗延误或者不当、反复发作的患者，可因病情迁延发展为慢性支气管炎。积极锻炼，增强体质，避免过度劳累。冬季注意保暖，避免上呼吸道感染。戒烟。

（任芳兰）

第二章

支气管哮喘

支气管哮喘是一种世界性疾病，无地域和种族的局限性，也无年龄和性别的明显差异。世界各国或地区所报道的哮喘患病率很不一致，最高患病率（20%）与最低患病率（0.3%）之间相差有 60 多倍。我国所报道的支气管哮喘患病率也有差别，为 0.5%～5.29%。说明不同地区、不同调查者和不同调查对象，其患病率可以有相当大的差异。但总的说来，支气管哮喘的发病率不低，全世界的哮喘患者估计为 1.5 亿，我国估计有 1 000 万～2 000 万，而且近年尚有逐渐增高的趋势。多个国家（如新西兰等）还报道，支气管哮喘的死亡率近年也有增加的趋势。

哮喘不仅直接影响患者的健康，而且成为严重的社会问题，如增加患者及其家庭的经济负担，影响青少年的学习和社会活动，限制了职业选择范围，造成患者心理上的创伤，影响家庭的和睦，甚至婚配，增加社会的离婚率等。由此可见哮喘防治有着极高的社会意义和效益。

第一节　病因及发病机制

支气管哮喘的发病原因极为复杂，至今尚无满意的病因分类法，目前多主张将引起支气管哮喘的诸多因素分为致病因素和诱发因素两大类。致病因素是指支气管哮喘发生的基本因素，是该疾病的基础，无论在支气管哮喘的发生还是在发作中均起重要作用。诱发因素也可称为激发因素，是指患者在已有哮喘病的基础（即气道炎症和气道高反应性）上促使哮喘急性发作的因素，是每次哮喘发病的扳机。

在哮喘的气道炎症学说提出以前，传统上把哮喘分为外源性（过敏性）和内源性（隐源性）哮喘。现在已经普遍意识到这种分类法的明显不足和理论上的不合理性。其实哮喘的内因，更多指作为哮喘的易感者本身的"遗传素质"、免疫状态、内分泌调节等因素，但同时也包含精神心理状态，而后者并不是"哮喘易感者"的决定因素，一般作为激发因素起作用。实际上这些因素对外源性或内源性哮喘患者来说都是存在的。周围环境的因素在哮喘的发病过程中既起致病作用，又起激发作用。

一、遗传因素

众所周知，支气管哮喘有非常明确的家族性，表明哮喘的发生与遗传有密切的关系，但它属于"多基因病"，环境因素也起重要的作用，因此遗传只决定患者的过敏体质，即是否容易对各种环境因素产生变态反应，是否属于哮喘的易感人群。引起哮喘发病还必须有环境因素，如过敏原和激发因素。

哮喘实际上是主要发生在气道的过敏性（即变应性）炎症，而变态反应是因免疫功能异常所造成的。许多有过敏性体质（或称特应性）的患者，其一级亲属发生各种过敏性疾病（包括过敏性哮喘、过敏性鼻炎、花粉症、婴儿湿疹、荨麻疹等）的概率，高于其他无过敏体质的家庭成员。就哮喘病而言，许多哮喘患者祖孙三代甚至四代均有哮喘患者。并非所有具备遗传因素者都会发生哮喘，父亲或母亲患哮喘的同一个家庭中，兄弟姐妹数人，并非每个人都发生哮喘。因此只能认为遗传因素导致"潜在"性发展为哮喘的过敏性或特应性体质。

遗传因素对哮喘发病的影响可能是通过调控免疫球蛋白 E（IgE）的水平及免疫反应基因，两者相互作用、相互影响，导致气道受体处于不稳定状态或呈高反应性。已有文献报道，第 11 对染色体 13q 区存在着与特应症发病有关的基因，此外，还发现了其他的染色体异常。

既然遗传因素在哮喘的发病中起着重要作用，那么是不是出生后很快就发作哮喘呢？不一定，其作用规律目前还不清楚。下一代可以在婴幼儿期即发病，也可以到了成年后才发病，也可以在第三代才出现哮喘患者，即所谓隔代遗传。笔者曾见过一位哮喘患者，其女儿只有过敏性鼻炎症状，毫无哮喘症状，但气道激发和扩张试验显示明显的气道高反应性。大约经过半年以后，因流行性感冒，哮喘即开始发作，肺底可闻哮鸣音。

二、外源性过敏原

引起哮喘的过敏原与引起变态反应的其他过敏原一样，大多是蛋白质或含有蛋白质的物质。它们在变态反应的发病过程中起抗原的作用，可以引起人体内产生对应的抗体。在周围环境中常见的过敏原可分为以下几类。

（一）外源性过敏原的分类

1. 吸入性过敏原

一般为微细的颗粒，包括：①家禽、家畜身上脱落下来的皮屑；②衣着上脱落的纤维，如毛毯、绒衣或羽绒服上脱落的毳毛；③经风媒传播的花粉；④飞扬在空气中的细菌、真菌等微生物和尘螨等昆虫，人因吸入昆虫排泄物诱发哮喘也有报道，以蟑螂为多见，有学者认为它是华东地区主要过敏原之一，有些昆虫例如蜜蜂、黄蜂则经叮刺后诱发 I 型变态反应；⑤尘土或某种化学物质，这些微小物质一旦从鼻孔中吸入，就可能引起过敏性哮喘的发作；⑥油烟；⑦职业性吸入物，例如棉纺厂、皮革厂、羊毛厂、橡胶厂和制药厂的工人吸入致敏性或刺激性气体和灰尘可诱发哮喘。

2. 摄入性过敏原

通常为食品，经口腔进入，如牛奶、鸡蛋、鱼、虾、蟹等，引起过敏反应的药物实际也属这一类。

3. 接触性过敏原

指某些日用化妆品，外用的各种药物。药物涂擦于皮肤，吸收到体内后，即可引起过敏反应，可表现为局部反应，如接触性皮炎，也可导致哮喘发作。

（二）哮喘的常见过敏原

严格意义上讲，除了食盐和葡萄糖外，世界上的许多物质都可能成为过敏原，但什么人发生过敏，这要看他（她）是否是易感者，对什么过敏。

虽然理论上几乎所有东西都可以引起过敏，但至今比较明确的过敏原约有 500 种，能够用特异性免疫球蛋白 E（sIgE）抗体检测出来的过敏原约为 450 种。引起哮喘的过敏原多由特异性 IgE 介导，因此多为速发型过敏反应。

1. 屋尘和粉尘

包括卧室的灰尘和工作环境的灰尘，如图书馆的灰尘。粉尘包括面粉厂粉尘、皮革厂粉尘、纺织厂棉尘、打谷场粉尘等。卧室或某些工厂车间的灰尘含大量的有机物，如人身上脱落的毛发、上皮，微生物，小的昆虫尸体，螨及各种衣物的纤维碎屑等。这些有机物都是引起呼吸系统等过敏的重要致敏原。

2. 花粉

花粉是高等植物雄性花所产生的生殖细胞，可引起花粉症，主要分为风媒花粉和虫媒花粉两大类。风媒花粉经风传播，虫媒花粉是由昆虫或小动物传播。引起过敏者主要是风媒花粉，其体积小，在风媒花粉植物开花的季节，空气中风媒花粉含量高，很容易被患者吸入呼吸道而致病。这类花粉在春天多为树木花粉，如榆、杨、柳、松、杉、柏、白蜡、胡桃、枫杨、桦、法国梧桐、棕榈、构、桑、臭椿树等；在夏秋季多为杂草及农作物花粉，如蒿、豚草、藜、大麻、葎草、蓖麻、向日葵、玉米等。这些花粉的授粉期一般在每年 3 ~ 5 月和 7 ~ 9 月，所以花粉症和花粉过敏的哮喘患者多集中在这两个季节发病。其中蒿和豚草花粉是强过敏原，危害极严重，可引起花粉症的流行。

花粉引起人体过敏，是因为它含有丰富的植物蛋白。由于花粉粒体积很小，大多数直径在 20 ~ 40 μm，加上授粉季节空气中花粉含量很高，极易随着呼吸进入人体。当花粉粒被过敏者吸入后，便和支气管黏膜等组织的相应抗体（特异性 IgE）相结合，产生抗原—抗体反应，引起发病。

3. 真菌

真菌家族庞大，约有 10 万种。它们寄生于植物、动物及人体，或腐生于土壤。但无论是哪种生存方式，在繁殖过程中都会把大量的孢子散发到空气中，在过敏患者的周围形成包围圈。常见的致敏真菌为毛霉、根霉、曲霉、青霉、芽枝菌、交链孢霉、匍柄霉、木霉、镰刀菌、酵母菌等。

真菌的孢子和菌丝碎片均可引起过敏，但以真菌的孢子致敏性最强。真菌和花粉一样，都富含多种生物蛋白，其中某些蛋白质成分可引起过敏。许多患者的哮喘发作有明确的季节性，或在某一季节加重，这除了与季节花粉过敏有关以外，与真菌和气候条件的变化也有关。

4. 昆虫

昆虫过敏的方式可分为叮咬过敏、蜇刺过敏和吸入过敏等。引起叮咬过敏的昆虫如蚊、白蛉、跳蚤等，它们通过口部的吸管排出分泌物进入人体皮肤后引起过敏；引起蜇刺过敏的昆虫主要为蜜蜂、马蜂等，它们通过尾部蜇针（排毒管）蜇刺，并将毒液注入人体而引起过敏；引起吸入过敏的昆虫主要有蟑螂、家蝇、象鼻虫、蛾、螺，而最主要者为尘螨，它是引起哮喘最常见也是最重要的过敏原。此外，一些昆虫的排泄物、分泌物等与人体接触后也可引起皮疹、湿疹等。

螨在分类学上属于蜘蛛纲，目前已知有约 5 万种，但与人类变态反应有关的螨仅是少数几种，如屋尘螨、粉尘螨和宇尘螨等。屋尘螨主要生活在卧室内的被褥、床垫、枕套、枕头、沙发里或躲藏在木门窗或木椅桌的缝隙里，附着在人的衣服上，也可与灰尘混在一起，随灰尘到处飘扬。据统计，1 g 屋尘内最多可有 2 000 只螨。粉尘螨生长在各种粮食（如面粉）内，并以其为食，因此在仓储粮食内，常有大量的螨生长。宇尘螨为肉食螨，以粮食、屋尘等有机物中的真菌孢子为食料。

尘螨的致敏性很强，但引起过敏的原因并不是活螨进入人体内，而是螨的尸体、肢体碎屑、鳞毛、蜕皮、卵及粪便。这些过敏原随着飘浮的灰尘被吸入到人的呼吸道内而致病。

尘螨引起的哮喘发病率极高，据报道，德国 60% 以上的支气管哮喘患者均与尘螨过敏有关。1974 年，国外有学者报道儿童哮喘患者的皮试结果，显示对螨的反应阳性率高达 89.4% 。尘螨过敏的患者一般是全年都可发病，但在尘螨繁殖高峰季节，症状常常加重。

5. 纤维

包括丝、麻、木棉、棉、棕等。这类物品常用于被褥、床垫等的填充物或服装等各种织品。患者因吸入它们的纤维碎屑而发病，其中对丝过敏者最多见。

6. 皮毛

包括家禽和家畜皮毛，如鸡毛、鸭毛、鹅毛、羊毛、驼毛、兔毛、猫毛、马毛等，它们的碎屑可致呼吸道过敏。

7. 食物

米面类、鱼肉类、乳类、蛋类、蔬菜类、水果类、调味食品类、硬壳干果类（如腰果、花生、巧克力等）等食物均可成为过敏原，引起皮肤、胃肠道、呼吸系统等过敏。

食物过敏大都属 Ⅰ 型变态反应，即由过敏原和特异性 IgE 相互作用而发生。临床可见哮喘患者常伴有口腔黏膜溃疡，有些患儿可出现"地图样"舌，或伴有腹痛、腹泻等消化道症状，而食物过敏患儿也常伴有哮喘的发作。

8. 化妆品

化妆品种类很多，成分也较复杂，常用的如唇膏、脂粉、指甲油、描眉物、擦脸油及染发剂等。这些化妆品大部分为化学物质，属于半抗原，不单独引起过敏，但当它们和人体皮肤蛋白质结合后，即可形成全抗原，可引起接触性皮炎，有时也可引起哮喘。

其他可引起过敏者尚有药物、有机溶剂、各种金属饰物等。

三、哮喘发作的主要诱因

哮喘发作的诱因错综复杂，主要是指过敏原以外的各种激发哮喘发作的非特异因素，包括气候、呼吸道感染、运动、药物、食物和精神等。吸入、摄入或接触过敏原虽然也可激发哮喘的发作，但主要是作为特异性（即为特应性）的致病因子参与气道炎症和哮喘的发病过程，有别于非特异（非特应性）的激发因素。

1. 气候

许多哮喘患者对天气的变化非常敏感，气候因素包括气压、气温、风力和风向、湿度、降水量等。气压低往往使哮喘患者感到胸闷、憋气。气压低诱发哮喘发作的原因尚不清楚，可能是低气压使飞扬于空气中的花粉、灰尘及真菌孢子沉积于近地面空气层，增加患者吸入机会。气压突然降低可使气道黏膜小血管扩张、充血、渗出增多，支气管腔内分泌物增加、支气管腔变窄、支气管痉挛而加重哮喘。南方初春的黄梅季节就是气压较低、湿度较大的季节，哮喘发病率也增加。

气温的影响中温差的变化尤其重要。如华东地区的秋季日平均气温从 25 ℃下降到 21 ℃时，哮喘发作的患者明显增多。初冬季节，寒潮到来，温差迅速增大，哮喘发作者猛增。在秋天，空气中的花粉要比春季少得多，这时螨类数量虽增加，但气温和湿度并不适合它的大量繁殖。由此可见，秋季哮喘发作的主要原因可能是由于冷空气刺激具有气道高反应性，这也说明哮喘患者对气温的变化特别敏感。

风力的作用与哮喘发作的关系主要有两方面：风力强，空气流动快常导致气温的下降，若在秋天或初冬则增加气道的冷刺激；强风时增加了气道的阻力，使本来存在呼气性呼吸困难的哮喘患者症状加重。风向常与空气的湿润度有关，初冬时主要是来自西伯利亚的干燥的西北风，对哮喘患者不利，因为哮喘患者的气道比正常人更需要温暖和湿润。

正常人的气道必须有一定的湿润度，降水量和空气的湿度直接影响哮喘患者气道的湿润度。但过于潮湿的空气和环境有利于真菌的繁殖，增加了吸入空气中过敏原的密度，对哮喘患者也不利。

空气离子浓度与哮喘的发作也有一定关系。一般情况下空气中的阳离子多于阴离子。空气中的阳离子可使血液碱化，致支气管平滑肌收缩，对健康人和哮喘患者均不利，而阴离子可使支气管纤毛运动加速，使支气管平滑肌松弛，可缓解哮喘的发作。对于正常人来说，阳离子与阴离子的作用基本处于平衡状态。但当气候变化使空气中阳离子浓度增加时，气道处于高反应性的患者就容易发作哮喘。相反，如果 1 cm³ 空气中含有 10 万~100 万个阴离子时就具有防治疾病的作用。国内外已应用阴离子发生器来改善环境气候，防治哮喘等疾病。

环境污染同哮喘发病有密切的关系，诱发哮喘的有害刺激物中，最常见的是煤气（尤其是煤燃烧产生的二氧化硫）、油烟、被动吸烟、杀虫喷雾剂、蚊香烟等。对处于气道高反应状态的哮喘患者来说，烟雾是一种非特异的刺激，可以使支气管收缩，甚至痉挛，使哮喘发作。烟雾的有害物质在气道沉积下来以后，可导致慢性支气管炎。慢性支气管炎形成后支气管黏膜增厚，分泌物增多等因素不但可增加气道的刺激，而且可进一步造成管腔的狭窄。这些因素都会加重哮喘患者的病情，给治疗造成困难。

2. 运动

由于运动诱发的支气管收缩在哮喘患者中是一种很普遍的问题，学者们在运动与哮喘的关系方面作了大量的研究，但仍有很多问题尚待解决。首先，在哮喘患者的运动耐量问题上，人们普遍认为，重度哮喘患者的运动耐量是减低的，但在轻中度患者中则有不同意见。有报道认为是减低的，也有报道认为是与正常无差异的。在临床上，大多数哮喘或过敏性鼻炎的患者，运动后常有哮喘发作，或出现咳嗽、胸闷。短跑、长跑和登山等运动尤其容易促使轻度哮喘或稳定期哮喘发作。游泳的影响相对比较轻，因此较适合哮喘患者。但最近的研究发现轻中度哮喘患者的运动耐量与相同日常活动量的正常人是没有差异的。哮喘患者在无氧阈水平和最大运动量水平上均显示了与正常人相似的氧耗量、每分通气量和氧脉搏，由此推论他们具有与正常人相等的运动能力，即在哮喘患者中不存在对运动的通气和循环限制。FEV_1 是衡量哮喘严重程度的主要指标之一，但笔者团队研究发现，FEV_1 无论以绝对值形式还是以占预计值的百分比的形式表示，都与运动所能取得的最大氧耗量没有相关关系，表明在轻中度哮喘患者中，疾病的严重程度并不影响其运动耐量。有研究发现，即使是在重度的哮喘患者，下降的运动耐量与控制较差的疾病之间也没有相关性，表明运动能力的下降是多因素的，不能仅仅用疾病本身来解释，在这些因素中，日常活动量起到很重要的作用。然而，运动过程中 FEV_1 可能会有不同程度的下降，对此，也许可以通过预先吸入 β_2 受体激动药得到解决。因此目前大多数研究表明运动锻炼在哮喘患者中是安全而有效的，经过运动锻炼，运动耐量是可以提高的，在完成相同运动时的通气需求是下降的。

3. 呼吸道感染

呼吸道感染一般不作为特应性因子激起哮喘的发作，但各种类型的呼吸道感染，如病毒性感染、支原体感染和细菌性感染都往往诱发哮喘的发作或加重。

呼吸道病毒性感染尤其多见于儿童，好发于冬春季节，以上呼吸道感染为常见，但可向下蔓延引起病毒性肺炎。病毒感染与支气管哮喘的发作之间确实有着密切的关系，尤其是 5 岁以下的儿童。儿童呼吸道病毒感染引起哮喘发作者高达 42%，在婴幼儿甚至可达 90%。成人虽较少，但也有约 3%。在有过敏体质或过敏性疾病家族史患者中，呼吸道病毒感染引起哮喘发作更为多见，尤其男性。引起哮喘发作的病毒种类可因年龄而有所不同。一般来说，成人以流感病毒及副流感病毒多见，而儿童则主要为鼻病毒及呼吸道合胞病毒，婴幼儿主要是呼吸道合胞病毒。病毒可作为过敏原，通过机体 T 细胞、B 细胞的一系列反应，继而刺激浆细胞产生特异性 IgE。特异性 IgE 与肥大细胞上的 IgE 受体结合，长期停留在呼吸道黏膜的肥大细胞上。当相同的病毒再次入侵机体时，即可发生变态反应，损伤呼吸道上皮，增加了炎性递质的释放和趋化性，降低了支气管壁 β 受体的功能，增加了气道胆碱能神经的敏感性，还可产生对吸入抗原的晚相（迟发性）哮喘反应。

病毒的感染大多发生在冬末春初和晚秋温差变化比较大时。一般起病较急，起病初可有发热、咽痛，以后很快出现打喷嚏、流涕、咳嗽、全身酸痛、乏力和食欲减退等症状，继而出现气急、呼气性呼吸困难等哮喘的症状，肺部可闻及明显的哮鸣音。文献还报道，持续和（或）潜伏性腺病毒感染，可能影响皮质激素和支气管扩张剂对哮喘的疗效。

呼吸道病毒感染不但可使哮喘患者的气道反应性进一步增高，引起哮喘发作，而且可引起健康人的气道反应性增高和小气道功能障碍，这种状态一般持续 6 周左右。

气道急性或慢性细菌感染并不引起过敏反应，但由于气道分泌物增多，因此可加重哮喘患者的气道狭窄，使哮喘发作或加重。这时抗生素的使用是必要的，而且有效的抗菌治疗往往可缓解症状。呼吸道细菌性感染虽然也可诱发气道平滑肌痉挛，但较病毒性感染程度轻。

4. 精神和心理因素

精神和心理状态对哮喘的发病有影响，但该因素往往被患者和医务人员所忽视。许多患者受到精神刺激以后哮喘发作或加重，而且很难控制。

据报道，70% 患者的哮喘发作有心理因素参与，而在引起哮喘发作的诸多因素中，单纯以外源性过敏原为主要诱因者占 29%，以呼吸道感染为主要诱因者占 40%，心理因素为主的占 30%。还有报道，在哮喘发作的诱因中过敏反应并发精神因素占 50%。与哮喘有关的精神心理状态涉及非常广泛的因素，包括社会因素、性格因素和情绪因素，社会因素常常是通过对心理和情绪的影响而起作用的。哮喘患者在出现躯体痛苦的同时，伴有多种情绪、心理异常表现，主要为焦虑、抑郁和过度的躯体关注。因此，往往形成依赖性强、较被动、懦弱而敏感、情绪不稳和自我中心等性格特征，是比较典型的呼吸系统的心身疾病。哮喘儿童的母亲也常呈"神经质性"个性，母亲的焦虑、紧张、唠叨、烦恼的表现影响儿童哮喘的治疗和康复。

精神因素诱发哮喘的机制目前还不明确，有学者认为在可接受大量感觉刺激的人脑海马回部位，可能存在与基因有关的异常。遗传素质或早年环境的影响，造成某些哮喘患者精神心理的不稳定状态。同时精神忧虑或紧张的哮喘患者，生理上气道的敏感性升高，可能与迷走神经兴奋性增强有关。长期的情绪低落、心理压抑可使神经—内分泌—免疫网状调节系统功能紊乱，引起一系列身心疾病。

精神和心理因素也属于内因，但它有别于遗传背景。精神和心理因素不决定一个人是否成为哮喘的易感者，然而可明显地影响哮喘的发作及其严重程度，对于哮喘常年反复发作的患者来说，这种影响尤其显著。因此许多学者强调哮喘的防治必须采用包括心与身两方面的综合性治疗措施。

5. 微量元素缺乏

以缺铁、缺锌较为常见，这些微量元素缺少可致免疫功能下降。

6. 药物

药物引起哮喘发作有特异性过敏和非特异性过敏两种，前者以生物制品过敏最为常见，因为生物制品本身即可作为完全抗原或半抗原引起哮喘发作。以往认为阿司匹林引起哮喘发作的机制是过敏，现在普遍认为是由于患者对阿司匹林的不耐受性。非特异性过敏常发生于交感神经阻断药，例如，普萘洛尔和增强副交感神经作用的药，如乙酰胆碱和新斯的明。

四、发病机制

支气管哮喘发作是气道综合性的病理生理变化的结果，包括炎症基础和气流阻塞两方面的因素。气道炎症引起气道高反应性，并通过释放细胞因子而导致支气管痉挛、气流受阻。气流受阻的主要机制是小支气管平滑肌收缩、小支气管黏膜水肿、以嗜酸性粒细胞为主的黏膜下炎性细胞浸润、黏膜腺体的分泌功能亢进，造成分泌物阻塞，黏膜结缔组织、腺体及上皮层的增生与肥厚（气道重建）等。由此可见，支气管哮喘的发病机制是极为复杂的，许多环节仍然不清楚，有待深入研究。

（一）IgE 的合成

支气管哮喘的气道炎症是由 IgE 介导的变应性炎症，是指变应原进入致敏机体后所诱发的局部组织以嗜酸性粒细胞浸润为主的炎症反应。IgE 是在 T 淋巴细胞的控制和调节下，由 B 淋巴细胞合成的，肺泡巨噬细胞也参与 IgE 合成。其中 T 淋巴细胞是 IgE 合成调节的主要效应细胞，T 抑制细胞（Ts）在调节 IgE 合成中起重要作用，其功能下降、数目减少或功能缺陷可造成体内 IgE 合成增加，这可能是变应性炎症发病的主要因素。IgE 是目前已知人体血清中含量最低的一种免疫球蛋白，其含量仅占人体血清免疫球蛋白总量的十万分之一，个体差异也很大。

在病理情况下，当变应原进入机体以后，肺泡巨噬细胞作为抗原递呈细胞将抗原信息传递给 T 淋巴细胞。Stannegard 等已证实，体内 IgE 水平与 T 抑制细胞的功能成负相关。Geha 等采用单克隆抗体技术也证明血清总 IgE 水平增高的同时伴随着 T 抑制细胞数目减少和 T 辅助细胞（Th）数目增多。近年来许多文献均报道，白介素 4（IL-4）、IL-13、变态反应增强因子（AEF）可促进 IgE 合成，而干扰素 γ（IFN-γ）、IgE 抑制因子（IgE-SF）可抑制 IgE

合成。其中以 IL-4 和 IFN-γ 在 IgE 合成调节中的作用最为重要，因此，IL-4 被誉为 IgE 增强因子（IgE-PF）。IL-4 是由 T 辅助细胞 2（Th2）产生的，它不仅可以促进 T 细胞与 B 细胞的相互作用，还可使 B 淋巴细胞的抗体应答向 IgE 种型转化，但 IL-4 不能单独诱导 B 淋巴细胞产生 IgE，它需要 IL-5、IL-6 的参与和单核细胞的配合。

近年来还发现 IgG_4 在变应性炎症的发生过程中也起一定的作用。

（二）气道变态反应在支气管哮喘发病中的作用

哮喘大多与吸入周围环境的过敏原有关，因为气道是一个高度开放的器官，终日不停地进行呼吸，因而飘浮在空气中的过敏原得以随时侵入呼吸道，引起一系列的变态反应。这个过程大概分为致敏期、反应期和发作期。

1. 致敏期

也称感应期，当过敏原被吸入后，可为气道黏膜所黏附、溶解或吸收，也可为肺泡巨噬细胞所吞噬，有些可溶性成分为淋巴细胞所"胞饮"，并递呈给局部淋巴结或全身淋巴组织，其中的抗原特异性递呈给特异性的 IgE 型浆细胞，促其产生过敏性抗体（或称反应素）。此类反应素实际上就是特异性的 IgE。每个 IgE 分子经酶的作用而分解成 Fab 片段和 Fc 片段。所有的 IgE 均属亲细胞性抗体，与肥大细胞和嗜碱性粒细胞的亲和性尤其明显。支气管哮喘患者的气道肥大细胞表面有大量高度亲 IgE 的 Fc 受体（FcR-1），其中包括分子量为 45 000 的 R 受体、分子量为 55 000 的 H 受体和分子量为 71 000 的 71K 受体。嗜碱性粒细胞主要分布于周围血循环中，它在形态和花生四烯酸代谢方面虽然与肥大细胞有所不同，但其分化来源、异染性、IgE 受体特性及其功能方面很相似，在变应性炎症的发生过程中发挥协同又互相补充的作用。一旦 IgE 形成，即有选择地迅速将其 Fc 端与支气管黏膜下毛细血管周围或固有层的肥大细胞的表面，或血中嗜碱性粒细胞的表面 Fc 受体结合。它们都是 IgE 的靶细胞，可以接受大量的 IgE 分子。当 IgE 分子与气道黏膜下的肥大细胞牢固结合以后，机体即完成了致敏过程，处于特异性的致敏状态。

2. 反应期

即攻击期，当引起机体产生某种特应性 IgE 的相同过敏原再次进入人体，接触已致敏的肥大细胞或嗜碱性粒细胞时，每一个致敏抗原分子与两个或两个以上的肥大细胞膜上的 IgE 的 Fab 端相结合，产生立体异构现象，构成 IgE 的激发机制，使细胞外的钙、镁离子进入细胞内，激活一系列的酶原活性，使肥大细胞或嗜碱性粒细胞发生脱颗粒，释放到细胞外。此类颗粒中含有多种化学活性递质，包括组胺、白三烯（慢反应物质）、缓激肽、5-羟色胺、嗜酸性粒细胞趋化因子、血小板激活因子、肝素等。

3. 发作期

或称效应期，即各种化学活性递质从靶细胞内释出时所引起的支气管反应。这些活性递质具有很强的化学活性，当它们达到一定浓度时，即可使支气管的平滑肌收缩、痉挛，毛细血管扩张，通透性增高，血浆渗漏，腺体分泌增多，嗜酸性粒细胞等炎性细胞向病灶区募集等，使小气道狭窄，气流受限，通气功能下降，出现哮鸣和呼吸困难。

临床上要确定气道的变应性炎症是比较困难的，但进入 20 世纪 80 年代，随着哮喘患者痰液细胞学检查、支气管镜检查和支气管肺泡灌洗术、肺组织活检的逐步广泛应用和哮喘病死者的尸体检查的研究，才得以明确支气管哮喘的最主要的病理学变化是气道的炎症性反应，主要特点如下。

（1）在支气管黏膜的上皮组织中、黏膜下及气管腔内有大量的以嗜酸性粒细胞为主的炎症细胞浸润，同时伴随淋巴细胞、巨噬细胞、肥大细胞、浆细胞和中性粒细胞，但与以中性粒细胞浸润为主的化脓性炎症，或以淋巴细胞浸润为主的慢性炎症截然不同，称为气道变应性炎症（AAI）。

（2）在变应性炎症的作用下支气管上皮细胞坏死、脱落，上皮纤毛功能损害，上皮下或黏膜下神经末梢裸露，黏膜下腺体增生，杯状细胞增生，分泌亢进，基底膜增厚。

（3）黏膜下组织血管充血扩张，通透性增高，大量血浆及炎性细胞渗出。

（4）由于炎性细胞及血浆渗出导致支气管黏膜水肿，气管腔内分泌物积聚，甚至形成黏液栓，黏液栓中有大量嗜酸性粒细胞聚集。

以上各种由变应性炎症造成的小支气管病理改变导致持久而弥漫的支气管通气障碍，构成支气管哮喘最主要的病理基础。这一理论和观念上的改变，必将导致哮喘病预防和治疗上的大变革。

由此可见，支气管哮喘的性质属于变态反应，而小支气管是主要的效应器官及组织。不过，这种机制是否就是变应性支气管哮喘发作的唯一机制，目前尚有很多争议。如 Ricci 等认为过敏性支气管哮喘也可见于Ⅲ型变态反应。在支气管哮喘患者的血清中可以发现大量的自身抗平滑肌抗体，用荧光免疫法可以显示这种抗体集中分布在增厚的支气管基底膜及上皮层下。然而，若用外源性特异性抗原做皮肤试验，这些患者一般为阴性。

（三）炎症免疫细胞在支气管哮喘发病中的作用

1. 肥大细胞和嗜碱性粒细胞的激活和递质释放

肥大细胞和嗜碱性粒细胞是变应性炎症中释放炎性递质的主要效应细胞。肥大细胞主要分布于易发生变应性炎症的部位，如哮喘患者的支气管黏膜、肺泡等。嗜碱性粒细胞主要分布于周围血循环中。肥大细胞和嗜碱性粒细胞在变应性炎症中的激活和释放炎性递质过程是非常复杂的，其机制包含了 IgE 介导的机制和非 IgE 介导的机制两种形式，但近年来通过对纯化肥大细胞的研究发现肥大细胞与嗜碱性粒细胞释放炎性递质的方式和种类均有较多差异。

由 IgE 介导的肥大细胞释放介质的机制主要为：①过敏原进入机体使肥大细胞膜表面 IgE 受体分子间的搭桥交联；②搭桥交联后使细胞膜发生磷脂甲基化；③细胞膜磷脂甲基化导致的 Ca^{2+} 内流和传递激活信息，以及 Ca^{2+} 内流前后的一系列酶的激活；④cAMP 的参与。

非 IgE 介导的肥大细胞和嗜碱性粒细胞释放递质须借助 48-80 化合物、抗 IgE、钙离子载体 A23187、P 物质、刀豆素 A 和右旋糖酐等诱发，这些非特异性的递质促发剂在探讨肥大细胞释放炎性递质机制的试验中起重要作用。48-80 化合物诱发的介质释放过程与 IgE 介导的介质释放有许多相似之处，如作用潜伏期短、有钙离子内流过程等。48-80 化合物可以诱发迟发性的肥大细胞递质释放，其作用部位可能在细胞膜上，而不在细胞内。

近年的研究表明，肥大细胞表面存在着 IgG_4 受体，它们与 IgE 受体相似。变应原进入机体时，IgG_4 可以介导肥大细胞释放递质。同时还表明，在由 IgE 介导的迟发性递质释放中，IgG_4 可能担任重要角色。此外，C_{3a}、C_{5a} 等补体碎片、某些白细胞介素也可以引起肥大细胞的免疫性激活。

2. 嗜酸性粒细胞

变应性炎症是Ⅰ型变态反应的主要病理学特征。传统认为，Ⅰ型变态反应是由肥大细胞脱颗粒引起的，但近年来发现，嗜酸性粒细胞、巨噬细胞或单核细胞、淋巴细胞、中性粒细胞甚至血小板均在变应性炎症中起一定的作用，而且相继在嗜酸性粒细胞、巨噬细胞等细胞表面发现了低亲和力的 IgE 受体（FcR Ⅱ），提示 IgE 在 Ⅰ 型变态反应中不仅激活肥大细胞，还能激活其他炎性细胞。

以嗜酸性粒细胞为主的炎性细胞浸润是变应性炎症的特征，它具有炎性损伤作用，是一种重要的炎症效应细胞。嗜酸性粒细胞可释放多种活性物质参与变应性炎症的调节，而且其表面有大量的低亲和力 IgE 受体，在变应性炎症的维持和发展中起重要作用。

嗜酸性粒细胞活化后可以释放多种炎性递质，如白三烯（LT）B_4、LTC_4 和血小板激活因子（PAF）。现已知嗜酸性粒细胞是所有参与变应性炎症的细胞中合成 LTC_4 和 D_4 能力最强的细胞。在某些刺激下低密度嗜酸性粒细胞可比正常密度嗜酸性粒细胞产生更多的 LTC_4 和 D_4，但人类嗜酸性粒细胞仅产生少量 LTB_4。嗜酸性粒细胞活化后还可产生大量 PAF，后者具有强烈的嗜酸性粒细胞趋化活性，又可吸引大量嗜酸性粒细胞在炎症区域浸润，以致产生更多的 PAF，这种恶性循环是造成持续性变应性炎症的重要因素之一。

嗜酸性粒细胞还可合成多种上皮毒性物质如主要碱性蛋白（MBP）、嗜酸细胞阳离子蛋白（ECP）、嗜酸细胞过氧化物（EPO）和嗜酸细胞衍生的神经毒素（EDN）等，这些物质对气道上皮、鼻黏膜上皮以及其他炎区组织均有较强的损伤作用。

3. 单核细胞或巨噬细胞

研究表明，单核细胞或巨噬细胞在变应性炎症中起主要效应细胞的作用，而且在支气管哮喘的发病机制中属于较为早期的效应细胞。它们的主要免疫功能是递呈抗原信息给 T 淋巴细胞，促其分泌多种细胞因子和炎性递质前体。

研究还证实在单核细胞或巨噬细胞表面有大量低亲和力 IgE 受体，激活这些受体（尤其是巨噬细胞的受体）可以产生数十种细胞因子和炎性递质，参与支气管哮喘的发病。巨噬细胞激活后可以释放 LTB_4、LTC_4、前列腺素和血小板激活因子等直接参与气道炎症的调节。还可通过合成组胺释放因子、IL-1、IL-8 和颗粒细胞单核细胞集落刺激因子（GM-CSF）等作用于其他细胞，间接参与变应性炎症的调节。总之，单核细胞或巨噬细胞以多种效应参与了变应性炎症的调节，它与 T 淋巴细胞、嗜酸性粒细胞、肥大细胞和中性粒细胞等相互作用以及巨噬细胞对变应性炎症的直接参与均对变应性炎症的形成有较复杂的影响。

4. 淋巴细胞

T 淋巴细胞和 B 淋巴细胞是变应性炎症中的重要调节细胞。IgE 是在 T 淋巴细胞的控制和调节下，由 B 淋巴细胞合成的。如果能从 T 淋巴细胞调控 B 淋巴细胞的各种细胞因子中寻找出抑制 IgE 合成的因子，无疑将使变应性疾病的治疗从目前的拮抗炎性递质来控制症状的水平大幅提高。通常认为 T 辅助细胞（Th）可以促进 B 淋巴细胞合成 IgE，而 T 抑制细胞（Ts）则可抑制 IgE 的合成。近年的研究发现，特应性患者周围血中 Th 细胞数目增多、功能增强，而 Ts 细胞数目减少或功能缺陷，Th/Ts 比例失调。

Th 可分 Th1 和 Th2 两种亚型。Th1 可以产生干扰素 γ 和 IL-2，而 Th2 则主要产生 IL-4、IL-5、IL-6 等。Th1/Th2 失衡在哮喘发病机制中起着非常重要的作用，通过不同的细胞因子作用于不同的效应细胞，引起一系列的病理生理反应，但 Th1/Th2 失衡并不能解释所有的病理生理现象。

T 淋巴细胞主要借助 IL-4 来促进 B 淋巴细胞合成 IgE。另外，T 淋巴细胞分泌的干扰素

γ 又可抑制 B 淋巴细胞合成 IgE。由此推测 IL-4 和干扰素 γ 的比例失调可能是 IgE 增高的主要原因，但从目前的临床研究来看，干扰素 γ 并不能有效地控制变应性炎症的发生和发展，这主要可能与干扰素 γ 是一种多功能淋巴因子有关，值得进一步研究以得到更有效的抑制 IgE 合成的物质。

5. 中性粒细胞

动物实验表明，多形核白细胞在变应性炎症的发生和发展中也起一定作用。在变应性炎症发生前、发生过程中和发生后的炎区组织中均有不同程度的中性粒细胞增高，提示变应性炎症与多形核白细胞有一定关系。初步研究表明，多形核白细胞在变应性炎症中也可释放白三烯、前列腺素和血小板激活因子等，还可以产生引起皮肤肥大细胞再次释放炎性递质的组胺，在迟发相皮肤反应中起重要作用。

6. 血小板

近年的研究已逐渐证实，血小板可能是变应性炎症中的效应细胞之一，血小板表面有低亲和力的 IgE 受体。在特应性患者的周围血中，具有 IgE 受体的血小板数目增加，并发现在变应性炎症发生过程中有血小板激活的证据。血小板激活因子作为变应性炎症中的重要炎性递质而引起广泛重视，它可在变应性炎症中激活血小板，并使血小板释放血小板激活因子和组胺释放因子。近年还证实血小板对迟发相哮喘反应也有一定作用。

（四）介质的致炎效应

随着肥大细胞、嗜酸性粒细胞、巨噬细胞等炎性细胞的激活，大量原发性炎性递质如组胺和大量继发性递质如白三烯、血小板激活因子、前列腺素等被释放到炎症局部区域组织中。根据释放炎性递质的种类、浓度和炎区的部位不同而引起相应的变应性炎症，导致不同的临床症状。但是不论原发性递质还是继发性递质，其致炎效应过程都依赖以下三种作用。

1. 促炎作用

这些介质可以使炎症区毛细血管扩张充血、渗漏增加、水肿形成甚至微血栓形成，这就是组织的炎性损伤。除支气管黏膜以外，皮肤、鼻黏膜、消化道黏膜也易发生变应性炎症。其特征因发生的组织不同而有所区别，但其共同特征是在炎症早期以渗出性炎症为主，而长期反复发作可导致增生性炎症，并可形成不可逆转的炎性损伤。

2. 炎性细胞趋化作用

这些递质多具有对炎性细胞的趋化作用，吸引嗜酸性粒细胞、巨噬细胞、中性粒细胞和淋巴细胞聚集在炎症部位。某些递质还可激活这些炎性细胞，从而加重局部的炎症反应。炎性细胞的趋化与多种细胞膜上的糖蛋白黏附分子的激活有密切关系。

3. 致痉作用

这些递质多对支气管平滑肌、肠道平滑肌具有致痉作用，这可以导致管腔狭窄从而引发哮喘和肠痉挛，使气道的气流受限。

（五）白细胞介素在哮喘发病中的作用

白细胞介素（简称白介素，IL）是一组与哮喘发病有密切关系的细胞因子，1979 年在瑞士召开的第二届国际淋巴因子会议上，将白细胞间相互作用的一类细胞因子统一命名为白细胞介素，当时主要为白细胞介素 1~8，其后又发现许多白细胞介素，如 IL-1α、IL-1β 及 IL-9~14。目前已知与哮喘发病关系比较密切的白细胞介素为以下数种。

1. 白介素 4（IL-4）

1982 年发现，由活化的 T 细胞产生，是一种促进白细胞增殖的因子，也称为 B 细胞生长因子（BCGF-Ⅰ）或 B 细胞刺激因子（BSF-Ⅰ）。不同浓度的 IL-4 可使 B 细胞合成不同类型的免疫球蛋白（Ig），例如产生 IgE 及部分 IgG。IL-4 促进肥大细胞增殖并使 CD23 表达 IgE 受体。IL-4 和 IL-3 共同作用时可进一步促进肥大细胞增殖，因此 IL-4 与 IgE 的产生和其受体表达，即Ⅰ型变态反应的发病有关。哮喘属 IgE 介导的Ⅰ型变应性疾病现已有文章报道，哮喘发作期和缓解期外周血中 IL-4 水平升高、分泌 IL-4 的细胞增加，IL-4 和分泌 IL-4 细胞阳性率与血清中 IgE 水平有显著相关性。IFN-γ 对 IL-4 有拮抗作用，它不仅可抑制 IL-4 刺激 IgE 的生成，也可抑制 IgE 受体的产生。哮喘的发病可能与 IL-4/IFN-γ 平衡失调有关；临床应用 IFN-γ 来抑制 IL-4 的产生，减少 IgE 合成，从而达到抗哮喘的作用。

2. 白介素 5（IL-5）

又称 B 细胞生长因子-Ⅱ（BCGF-Ⅱ）、嗜酸性粒细胞集落刺激因子（E-CSF）或嗜酸性粒细胞分化因子（EDF），可促进抗原刺激 B 细胞分化成为产生抗体的浆细胞，有调节抗体水平及激活、增殖和分化吸引嗜酸性粒细胞的作用。这些作用都可能参与哮喘过敏性炎症的发生。

3. 白介素 8（IL-8）

1986 年发现，1989 年命名为白细胞介素 8（IL-8）。它主要为单核细胞产生的一种中性粒细胞趋化因子。内皮细胞、成纤维细胞和表皮细胞等也能产生 IL-8。白介素 8 能吸引中性粒细胞、T 细胞和嗜碱性粒细胞，尤其使中性粒细胞黏附在上皮细胞上，使之激活并释放溶菌酶。它还能刺激中性粒细胞产生白三烯 B_4（LTB_4）。LTB_4 进一步吸引多形核白细胞到气道，参与气道炎症反应。IL-8 还可刺激嗜碱性粒细胞释放组胺，参与哮喘的发病。

4. 白介素 3（IL-3）

1981 年发现，它与其他细胞因子共同促进巨噬细胞、中性粒细胞、嗜酸性粒细胞、嗜碱性粒细胞、肥大细胞、巨核细胞的产生和分化，还可促进嗜酸性粒细胞与血管内皮细胞的粘连，加强它们之间的作用，从而加重气道过敏性炎症。

5. 白介素 10（IL-10）和白介素 12（IL-12）

哮喘是以 Th2 亚型的 T 辅助细胞（Th）反应为特征的气道炎症性疾病。许多实验证明哮喘可能受 IL-10 和 IL-12 调节，IL-10 使 T 细胞去活化进而造成过敏性哮喘时 Th2 的耐受性，而 IL-12 可使反应适于 Th1 类型。肺泡巨噬细胞（AM）可分泌这两种细胞因子，因而具有调节哮喘时 T 细胞的作用。IL-10 和转移生长因子 β（TGF-β）可以抑制 B 细胞和 T 细胞、IgE 产生、肥大细胞增生，还可引起嗜酸性粒细胞的凋亡。因此调节这些细胞因子的基因是与哮喘和过敏有关的候选基因。流行性感冒 A 病毒感染可使 IL-10 产生减少，而甲泼尼龙却可以上调单核细胞产生 IL-10。

（六）白细胞三烯在哮喘发病中的作用

白细胞三烯（简称白三烯，LT）是由普遍存在的花生四烯酸（AA）合成的重要递质，在哮喘发病中起重要的作用。目前有足够的根据说明哮喘患者体内的白三烯增加，实验结果表明，哮喘和特应性体质患者血中白细胞的 LTB_4 和 LTC_4 要比正常人高 3～5 倍。哮喘稳定期患者血浆的 LTC_4 和 LTD_4 的含量也高于健康人。白三烯参与哮喘发病的各种病理生理过程，如支气管痉挛、支气管黏膜的微血管渗漏、黏液分泌增加和富含嗜酸性粒细胞的炎症细胞浸润。

1. 收缩支气管

半胱氨酰白三烯有强力收缩气道平滑肌的功能，LTC_4、LTD_4 收缩人平滑肌的能力相当，比组胺至少强 1 000 倍，因此以往称为过敏性慢反应物质（SRS-A）。LTE_4 收缩平滑肌效应的有关报道不一，有报道认为与其他半胱氨酰白三烯相当，但也有报道 LTE_4 收缩平滑肌的活性只有其他半胱氨酰白三烯的 1/1 000～1/100。

半胱氨酰白三烯对健康人和哮喘患者的支气管均有收缩作用，但哮喘患者吸入白三烯后的反应比健康人更强烈。其中 LTC_4 和 LTD_4 的作用相当，而 LTE_4 则只有 LTC_4 和 LTD_4 作用的 1/100～1/30。就起效时间而言，LTD_4 和 LTE_4 在服药后 4～6 分钟即开始发挥作用，而 LTC_4 须服后 10～20 分钟才起作用。豚鼠与人类不同，豚鼠有 LTC_4 和 LTD_4 的对应受体，而人只有 LTD_4 受体，而无 LTC_4 受体。LTC_4 必须首先转化为 LTD_4 方能起作用，因此它对支气管的收缩是"迟到"的作用。白三烯受体的分子结构目前还不清楚。

有些学者还报道，雾化吸入半胱氨酰白三烯时，药物对支气管的激发效果与呼吸状态有关，深呼吸可减弱激发效应。通常认为深呼吸使外周气道打开，深呼吸激发效应减弱表明半胱氨酰白三烯对外周气道也有作用。因此可见，半胱氨酰白三烯对气道具有外周和中心双重效应。

2. 增加血管通透性

在炎症反应中，血管通透性增加发生于毛细血管后静脉，由于血管内皮裂隙形成或扩大，使大分子物质外漏，继而水分渗出，水肿即形成。前列腺素、缓激肽和血小板激活因子（PAF）等递质参与这一过程。实验证明半胱氨酰白三烯可明显增加血管渗漏。

3. 促进黏液分泌

哮喘发作的病理特征之一是黏液分泌增多，并进而引起气道阻塞。严重哮喘时可形成黏液栓塞，其栓子是黏膜下腺分泌的黏液与富含嗜酸性粒细胞及中性粒细胞的炎性渗出液的混合物。组胺、前列腺素、血栓素及血小板激活因子等递质参与这个过程。现已证明半胱氨酰白三烯是所研究的促黏液分泌素中最活跃者之一。针对狗的实验也证明 LTC_4 的存在使气管黏膜下腺分泌的黏液增加。

4. 细胞浸润

LTB_4 是中性白细胞的强趋化剂，但其他半胱氨酰白三烯似无趋化作用。

5. 提高气道高反应性

半胱氨酰白三烯可提高气道反应性，但较组胺或醋甲胆碱的作用弱。然而，吸入半胱氨酰白三烯能够增加哮喘患者的气道对组胺的敏感性，这种作用可持续 7 天。这些效应说明白三烯在哮喘患者气道高反应的发生机制中起着重要作用。

半胱氨酰白三烯至少须与两种不同的高亲和性立体选择性膜结合受体，即与 cys LT_1 和 cys LT_2 相互作用。cys LT_1 受体（其性质目前已比较了解）存在于包括人在内的多种动物的肺。半胱氨酰白三烯与哮喘有关的病理生理学基础均由受体的刺激所介导。根据上述原理，白三烯受体阻滞剂（如"安可来"和"顺尔宁"），经临床实践证明对于控制哮喘的临床症状有较好的疗效。

（七）气道炎症与气道高反应性

通过大量动物实验和哮喘患者的支气管激发试验，包括醋甲胆碱及组胺等非特异性激发试验和各种变应原的特异性激发试验，均证明支气管哮喘患者有程度不等的气道高反应性（AHR）。所谓 AHR 实际上就是气道的易收缩性和易舒张性，它基于气道的变应性炎症，可能的机制如下。

（1）炎症导致的气道上皮损伤，使黏膜屏障功能下降。

（2）炎症使气道神经末梢受损或裸露，使对各种刺激的敏感性提高。

（3）炎症使气道黏膜纤毛黏液毡的清除功能下降，利于变应原或刺激物的沉积，激发特异性抗原—抗体反应。

（4）炎症导致嗜酸性粒细胞释放各种毒性蛋白，包括主要碱性蛋白、嗜酸性粒细胞阳离子蛋白、嗜酸性粒细胞神经毒素、嗜酸性粒细胞过氧化物等。此类生物活性物质均可提高气道上皮对外界刺激的敏感性。

（5）变应性炎症细胞激活后释放芳基硫酸酶、透明质酸酶、溶酶体酶等激动气道平滑肌受体，使平滑肌应激功能降低。

（6）变应性炎症使毛细血管扩张血流变慢，导致各种血管内细胞的黏附分子表达向血管外转移，加重局部的炎症反应，使气道反应性呈持续而循环反复地增高。

实际上气道高反应性的形成机制十分复杂，少数慢性支气管炎患者，甚至有些正常人，气道激发试验也可显示气道高反应性。据文献报道，无哮喘病、无 COPD、不吸烟的正常成人作气道反应性测定时，约 20% 的受试者可有不同程度反应性升高，说明除变应性炎症以外，还有一些体质性因素可以影响气道高反应性的发生。这些人日后可能成为支气管哮喘的潜在发病者。

（朴铁花）

第二节　临床表现及诊断

一、临床表现

几乎所有哮喘患者都有长期性和发作性（周期性）的特点，因此，近年认为典型哮喘发作 3 次以上，有重要诊断意义。哮喘的发病大多与季节、周围环境、饮食、职业、精神心理因素、运动或服用某种药物有密切关系。过敏性疾病的病史和家族性的哮喘病史对哮喘的诊断也很有参考意义。此外，还应注意有无并存呼吸道感染及局部慢性病灶。

（一）主要症状

自觉胸闷、气急，即为呼吸困难，以呼气期为明显，但可以自行缓解或经用平喘药治疗而缓解。典型的哮喘发作症状易于识别，但哮喘病因复杂，其发作与机体的反应性，即遗传因素和特应性素质的个体差异相关，过敏原和刺激物质及量的不同均可导致哮喘发作症状的千变万化。有些患者表现为咳嗽，称为咳嗽变异性哮喘或过敏性咳嗽，其诊断标准（小儿不分年龄）是：①咳嗽持续或反复发作 >1 个月，常在夜间（或清晨）发作，痰少，运动后加重；②没有发热和其他感染表现或经较长期抗生素治疗无效；③用支气管扩张剂可使咳嗽发作缓解；④肺功能检查确认有气道高反应性；⑤个人过敏史或家族过敏史和（或）过敏原皮试阳性等可作辅助诊断。

（二）体征

发作时两肺（呼气期为主）可听到如笛声的高音调，而且呼气期延长的声音，称为哮鸣音，是诊断哮喘的主要依据之一。一般哮鸣音的强弱和气道狭窄及气流受阻的程度相一致，因此哮鸣音越强，往往说明支气管痉挛越严重。哮喘逐步缓解时，哮鸣音也随之逐渐减弱或消失。但应特别注意，不能仅靠哮鸣音的强弱和范围来估计哮喘的严重度，当气道极度收缩加上黏痰阻塞时，气流反而减弱或完全受阻，这时哮鸣音反而减弱，甚至完全消失，这不是好现象，而是病情危笃的表现，应当积极抢救。

（三）哮喘严重发作

1. 哮喘持续状态

哮喘严重发作通常称为哮喘持续状态，这是指一次发作的情况而言，并不代表该患者的基本病情，但往往发生于重症的哮喘患者，而且与预后有关，可威胁患者的生命。因此哮喘严重发作是哮喘病本身的一种最常见的急症。

以往给哮喘持续状态所下的定义是："哮喘严重持续发作达 24 小时以上，经用常规药物治疗无效。"现在认为这样的定义是不全面的。事实上，许多危重哮喘病例的病情发展常在一段时间内逐渐加剧，因此所有重症哮喘的患者在某种因素的激发下都有随时发生严重的致命性急性发作的可能，而无特定的时间因素。其中一部分患者可能在哮喘急性发作过程中，虽经数小时以至数天的治疗，但病情仍然逐渐加重。也有一些患者在间歇一段相对缓解的时期后，突然出现严重急性发作，甚至因得不到及时和有效治疗而在数分钟到数小时内死亡，这就是所谓的哮喘猝死。哮喘猝死的定义通常为：哮喘突然急性严重发作，患者在 2 小时内死亡。其原因可能为哮喘突然发作或加剧，引起气道严重阻塞或其他心肺并发症导致心跳和呼吸骤停。重症哮喘患者出现生命危险的临床状态称为潜在性致死性哮喘。这些因素包括：①必须长期使用口服糖皮质激素类药物治疗；②以往曾因严重哮喘发作住院抢救治疗；③曾因哮喘严重发作而行气管切开，机械通气治疗；④既往曾有气胸或纵隔气肿病史；⑤本次发病过程中须不断超常规剂量使用支气管扩张剂，但效果仍不明显。除此以外，在本次哮喘发作的过程中，还有一些征象值得高度警惕，如喘息症状频发、持续甚至迅速加剧，气促（呼吸超过 30 次/分），心率超过 140 次/分，体力活动和说话受限，夜间呼吸困难显著，取前倾位，极度焦虑、烦躁、大汗淋漓，甚至出现嗜睡和意识障碍，口唇、指甲发绀等。患者的肺部一般可以听到广泛哮鸣音，但若哮鸣音减弱甚至消失，而全身情况不见好转，呼吸浅快，甚至神志淡漠和嗜睡，则意味着病情危笃，随时可能发生心跳和呼吸骤停。此时其他有关的肺功能检查很难实施，唯一的检查是血液气体分析。如果患者呼吸空气（即尚未吸氧），那么若其动脉血氧分压 < 8 kPa（60 mmHg），和（或）动脉血二氧化碳分压 > 6 kPa（45 mmHg），动脉血氧饱和度 < 90%，则意味着患者处于危险状态，应马上进行抢救，以挽救患者生命。

2. 脆性哮喘

正常人的支气管舒缩状态呈现轻度生理性波动，第一秒用力呼气容积（FEV_1）和最大呼气流速（PEF）在晨间降至最低（波谷），而午后达最大值（波峰），哮喘患者的这种变化尤其明显。1977 年 Turner-Warwich 报道将哮喘患者的肺功能改变分为 3 种主要类型：①治疗后 PEF 始终不能恢复正常，但有一定程度的可逆；②用力呼气肺活量（FVC）改变可逆，而 FEV_1 和 PEF 的降低不可逆；③FEV_1 和 PEF 在治疗前后或一段时间内大幅度地波动，即为"飘移者"，有学者将这一类型哮喘称为脆性哮喘（BA）。其后关于 BA 的定义争论不休。如美国胸科协会（AST）用此概念描述那些突发、严重、危及生命的哮喘发作。最近 Ayres 在综合各种观点的基础上提出 BA 的定义和分型如下。

Ⅰ型 BA：尽管采取了正规、有力的治疗措施，包括吸入皮质激素（如吸入二丙酸倍氯米松 1 500 μg/d 以上），或口服相当剂量的皮质激素，同时联合吸入支气管扩张剂，连续观察至少 150 天，半数以上观察日的 PEF 变异率仍 >40%。

Ⅱ型 BA：特征为在基础肺功能正常或良好控制的背景下，无明显诱因突然急性发作的支气道痉挛，3 小时内哮喘严重发作伴高碳酸血症，可危及生命，常须机械通气治疗。经期前哮喘发作往往属于此种类型。

（四）特殊类型的哮喘

1. 运动性哮喘

运动性哮喘也称运动诱发性哮喘，是指达到一定的运动量后引起支气管痉挛而发生的哮喘，因此其发作都是急性的、短暂的，而且大多数能自行缓解。运动性哮喘均由运动引起，运动的种类、运动持续时间、运动量和运动强度均与哮喘的发作有直接关系。运动性哮喘并非说明运动即可引起哮喘，实际上短暂的运动不但不会引起哮喘，而且还可兴奋呼吸，使支气管有短暂的扩张，肺通气功能改善，FEV_1 和 PEF 有短暂的升高。其后随着运动时间的延长、强度的增加，支气管转而发生收缩。虽然运动性哮喘常常兼发于支气管哮喘患者，但与过敏性哮喘不同，其特点为：①发病均在运动后；②有明显的自限性，发作后只须经过一定时间的安静休息即可逐渐自然恢复正常；③无外源性或内源性过敏因素参与，特异性变应原皮试阴性；④一般血清 IgE 水平不高。但有些学者认为，运动性哮喘常与过敏性哮喘共存，因此认为运动性哮喘与变态反应（过敏反应）存在着一些间接的关系。

临床表现疑为运动性哮喘者，应进一步做运动前后的肺功能检查，根据运动前后的肺功能变化来判断是否存在运动性哮喘，这种方法也称为运动诱发试验。常用的运动方式有跑步、自行车功率试验和平板车运动试验。如果运动后 FEV_1 下降 20%~40%，即可诊断轻度运动性哮喘，如果 FEV_1 下降 40%~65%，即为中度运动性哮喘，FEV_1 下降 65% 以上，则属重度运动性哮喘。受检者患有严重心肺疾病或其他影响运动的疾病则不能进行运动试验，试验时要备有适当抢救措施，应在专业医务人员指导下进行。

2. 药物性哮喘

哮喘的发作是由使用某些药物引起（诱发）的，这类哮喘称为药物性哮喘。可能引起哮喘发作的药物很多，常见者为阿司匹林，β 受体阻滞剂（包括非选择性 β 受体阻滞剂普萘洛尔、噻吗洛尔和选择性 β 受体阻滞剂），局部麻醉剂，添加剂（如酒石黄，是一种黄色染料，广泛用作许多食品、饮料以及药物制剂的着色剂），医用气雾剂中的杀菌复合物（如用作定量气雾剂的防腐剂例如氯化苯甲烃铵抗氧化剂），用于饮用酒、果汁、饮料和药物的防腐保藏剂（如亚硫酸盐）和抗生素或磺胺药（包括青霉素、磺胺药、呋喃类药）等。个别患者吸入定量的扩张支气管的气雾剂时，偶尔也可引起支气管收缩，这可能与其中的氟利昂或表面活性剂有关。免疫血清、含碘造影剂等除了可引起皮疹、发热、血管炎性反应、嗜酸性粒细胞增多和过敏性休克等全身过敏表现外，也可引起哮喘发作，但往往被忽略。

药物性哮喘的发生机制与哮喘本身极为相似，首先决定于患者的体质因素，即对某种药物的敏感性。因为这些药物通常是以抗原（如免疫血清）、半抗原或佐剂的身份参与机体的变态反应过程的，没有机体的易感性就不容易发生过敏反应。但并非所有的药物性哮喘都是机体直接对药物产生过敏反应而引起的，β 受体阻滞剂通过阻断 β 受体，使 β_2 受体激动剂不能在支气管平滑肌的效应器上起作用，导致支气管痉挛，哮喘发作。

3. 阿司匹林性哮喘

阿司匹林是诱发药物性哮喘中最常见的药物，某些哮喘患者于服用阿司匹林或其他解热镇痛药及非甾体抗炎药后数分钟或数小时内即可诱发剧烈的哮喘，其表现颇似速发型变态反应，因此以往许多人从药物过敏的角度理解阿司匹林性哮喘，但迄今尚未发现阿司匹林的特异性 IgE，也未发现其他的免疫机制参与，变应原皮肤试验阴性。所以近年来普遍认为可能不是由过敏所致，而是对阿司匹林的不耐受性。除阿司匹林以外，吲哚美辛、安乃近、氨基比林、非那西丁、保泰松、布洛芬等解热镇痛药也可引起类似的哮喘发作。这种对以阿司匹林为代表的解热镇痛药的不耐受现象就称为阿司匹林性哮喘。其中约半数并发鼻息肉和鼻窦炎，对于这种现象，过去称为阿司匹林哮喘三联征或阿司匹林三联征。对于这些提法各家意见不一，最近有些学者建议称为阿司匹林综合征。

阿司匹林性哮喘多发生于中年人，也可见于少数儿童患者。在临床上可分为两个时相，即药物作用相和非药物作用相。药物作用相指服用阿司匹林等解热镇痛药后引起哮喘持续发作的一段时间，其临床表现为：服这类药 5 分钟至 2 小时，或稍长时间之后出现剧烈的哮喘。绝大多数患者的哮喘发作潜伏期为 30 分钟左右。患者的症状一般都很重，常可见明显的呼吸困难和发绀，甚至出现意识丧失、血压下降、休克。药物作用相的持续时间不一，可短至 2 小时，也可 1~2 天。非药物作用相阿司匹林性哮喘是指药物作用时间之外的时间。患者可因各种不同的原因而发作哮喘。

阿司匹林性哮喘发病率各家报道不一，国外报道它在哮喘人群中的发病率为 1.7%~5.6%，但如果用口服阿司匹林做激发试验，则它的发病率可占成人哮喘的 8%~22%。国内目前尚无系统流行病学资料。北京协和医院变态反应科于 1984 年对 3 000 例初诊的哮喘患者进行调查，其结果为：阿司匹林哮喘在哮喘人群中的发病率为 2.2%。

由于阿司匹林性哮喘的发病很可能通过抑制气道花生四烯酸的环氧酶途径，使花生四烯酸的脂氧酶代谢途径增强，因而产生炎性介质，即白三烯。后者具有很强的收缩支气管平滑肌作用所致。因此近年研制的白三烯受体拮抗剂，如扎鲁司特（安可来）和孟鲁司特钠（顺尔宁）可以完全抑制口服阿司匹林引起的支气管收缩。

4. 职业性哮喘

随着工农业的发展，各种有机物或无机物以尘埃、蒸汽或烟雾 3 种形式进入生产者的工作环境。如果这些有害物质被劳动者吸入而引起哮喘发作，那么这些有害物质就称为"职业性致喘物"（过敏原）。从广义来说，凡是由职业性致喘物引起的哮喘就称为职业性哮喘，但从职业病学的角度，职业性哮喘应有严格的定义和范围。然而，不同国家，甚至同一个国家的不同时期，职业性哮喘的法定含义不同。我国在 20 世纪 80 年代末制定了职业性哮喘的诊断标准，致喘物规定为：异氰酸酯类（如甲苯二异氰酸盐等）、苯酐类、多胺类固化剂（如乙烯二胺、二乙烯三胺、三乙烯四胺等）、铂复合盐、剑麻和青霉素。

职业性哮喘的发生率往往与工业发展水平有关，工业越发达的国家，职业性哮喘发生率越高，估计美国职业性哮喘的发病率为 15%。1988 年美国公共卫生署估计职业性哮喘占整个职业性呼吸系统疾病的 26%。

职业性哮喘的病史有如下特点：①有明确的职业史，因此本病的诊断只限于与致喘物直接接触的劳动者；②既往（从事该职业前）无哮喘史；③自开始从事该职业至哮喘首次发作的"哮喘潜伏期"最少半年以上；④哮喘发作与致喘物的接触关系非常密切，接触则发病，脱离则缓解，甚至终止。典型的职业性哮喘往往是在工作期间或工作后数小时发生气促、胸闷、咳嗽、喘鸣，常伴鼻炎和（或）结膜炎，工作日的第一天（如星期一）症状最明显，周末、节假日或离开工作场所后，上述症状缓解，因此，有学者称它为"星期一综合征"。还有一些患者在吸入氯气、二氧化硫及氟化氢等刺激性气体时，出现急性刺激性剧咳、咳黏液痰、气急等症状，称为反应性气道功能不全综合征，气道反应性增高可持续至少3 个月。

二、辅助检查

支气管哮喘的诊断可以分为非特异性诊断与特异性诊断两类。非特异性诊断即不要求明确病因的一般病种诊断，最主要是通过肺功能检查结合临床表现确定，而支气管哮喘的特异性诊断则是属于病因性诊断，最主要是通过变态反检查确定。

（一）胸部 X 线检查

哮喘患者常常需要进行胸部 X 线检查，特别是初诊时。检查除一般的胸部 X 线以外，有时还需要进行胸部 CT 检查，这些检查对哮喘的诊断、鉴别诊断和估计哮喘病情的严重度有帮助。

哮喘患者的胸部 X 线表现并没有更多的特异性，常见为肺纹理增多、紊乱和肺气肿（或肺通气过度）征，有些患者可见肺大疱，有时可见气胸、纵隔气肿或肺动脉高压等并发症。但胸部 X 线检查在哮喘的鉴别诊断方面应为基本，而且重要。胸部 X 线检查也是长期皮质激素治疗安全性的重要保障之一，特别对患有肺结核的患者，因此皮质激素治疗前和治疗过程的定期胸部 X 线检查极为重要。

（二）肺功能检查

哮喘患者的气道处于不稳定状态，气道平滑肌的收缩性增加、黏膜和黏膜下层增厚、管腔分泌液增多都可能使气道的功能状态恶化，引起气流阻塞。支气管有效通气管径的缩小可使患者出现喘鸣和呼吸困难，而反映在肺功能上的改变就是通气功能的损害。因此哮喘患者的肺功能检查对于哮喘的诊断和治疗都很重要：①气道激发试验和（或）支气管扩张试验（气道可逆试验）有助于确立哮喘的诊断并与单纯慢性支气管炎鉴别；②支气管扩张试验还有助于估计 β_2 受体激动剂的可能疗效，为药物选择提供参考；③以第一秒用力呼气容积（FEV_1）和最大呼气流速（PEF，也称呼气峰流速）为主要指标结合肺总量和残气量，以及临床症状，特别是夜间哮喘的发作情况等估计哮喘患者病情的严重程度，结合血气分析的结果，尤其是动脉血氧分压（PaO_2）、血氧饱和度（SaO_2）和二氧化碳分压（$PaCO_2$）等参数估计哮喘急性发作期病情的严重程度；④客观评价药物的临床疗效。

哮喘患者的肺功能测定通常包括通气功能、肺动力学和血液气体分析。

1. 通气功能的测定

（1）哮喘患者呼气流速、气道阻力和静态肺容量测定：喘息症状发作时累及大、小气道，但最主要的病变部位在小支气管，而且是弥漫性的。小支气管的横截面积远大于大气道，再加上吸气过程是主动的而呼气过程是被动的，因此呼气阻力一般大于吸气阻力，FEV_1、最大呼气流速（PEF）、用力肺活量（FVC）均明显下降。最大呼气流速—容积曲线（F-V 环）测定是哮喘肺功能检查中极为常用也是最重要的部分，因为呼出的气量和相应的瞬间流量形成用力呼气流速—容积曲线，它能反映气流在气道里通过的情况和小气道功能状态。

正常人第 1 秒用力呼气容积和用力肺活量之比（FEV_1/FVC）应大于 75%，而哮喘患者在哮喘发作时一般小于 70%。这些参数的检测较为简易，无创伤性，如果操作正确，重复性也比较好，基本设备容易满足，因此在许多医院，包括基层医院都可以进行检查。通过这些检查可以帮助判断急性哮喘发作的严重程度，了解哮喘病情的"可逆性"（实际为处于收缩状态的支气管的可扩张性），以及平喘药物的治疗效果。采用袖珍的呼气流速仪，在家庭中和工作岗位上进行连续多日的昼夜检查，记录最大呼气流速变异的动态变化，对于发现哮喘急性发作的早期征兆和及时治疗有很大的帮助。

哮喘发作时呼吸阻力明显增加，有过多的气体潴留在肺内，所以肺残气量和肺总量增加。闭合气量在哮喘发作时不易测量，但在缓解期仍高于正常。静态肺容量测定有助于鉴别阻塞性通气功能障碍抑或限制性通气功能障碍，而且可从肺功能的角度了解肺气肿的程度，因此它对中重度哮喘的肺功能评价尤其重要。

近年来又根据脉冲振荡（IOS）原理研制、开发和生产出新一代肺功能机。脉冲振荡技术也称强迫振荡技术，其主要意义在于比较精确地测定气道阻力，与传统的肺功能机比较，脉冲振荡技术能够更全面、确实地反映呼吸力学的变化，更符合生理，而且不需患者的合作，可用于儿童、老年人和呼吸功能较差的患者。运动心肺功能测定也可有助于早期哮喘的诊断，而且可了解哮喘患者对运动的耐受性，指导患者的运动耐量训练，提高健康水平。

（2）肺动态顺应性测定：顺应性是弹性物体的共同属性，是一个物理学概念。用一句通俗的话来说，肺顺应性就是肺组织顺应呼吸活动而变化的特性，即吸气时肺泡充气，体积增大，呼气时肺泡排气，肺体积出现适度的回缩，这种功能活动与肺组织的弹性关系非常密切，因此肺顺应性实际反映了肺的弹性。在吸气末高肺容积（肺总量位）时肺顺应性最低，而当呼气末肺容积接近残气量位时肺顺应性最高。肺顺应性即为单位压力改变时所引起的容积改变，通常包含肺顺应性、胸壁顺应性和总顺应性，例如：

$$顺应性（C）= \frac{容积改变（\Delta V）}{压力改变（\Delta P）} L/ kPa$$

$$肺顺应性（CL）= \frac{肺容积改变（\Delta V）}{经肺压} L/ kPa$$

肺顺应性可分为静态肺顺应性和动态肺顺应性两种。静态肺顺应性是指在呼吸周期中，气流暂时阻断（1~2 秒）时所测得的肺顺应性，相当于肺组织的弹力（实际还包含肺泡表面张力）。动态肺顺应性系指在呼吸周期中气流未阻塞时所测得的肺顺应性，受肺组织弹力和气道阻力的双重影响。当哮喘患者作快速呼吸时，与已狭窄的各级支气管相连的肺泡不能及时充气，肺容积相对减少，故动态顺应性下降，而静态顺应性仍可正常。

（3）通气分布不均匀：哮喘发作时吸入的气体在肺部的分布极不均匀，存在着明显的呼气延缓和减低区。这种情况在哮喘缓解期和慢性阻塞性肺疾病患者也同样存在。通气不均的现象对于吸入疗法的影响比较大，因为临床医师让患者进行吸入治疗时总是希望有比较多的药物能到达病变部位，结果适得其反，药物到达通气功能正常部位反而多于通气差的部位，通气越差，药物分布越少。

综上所述，哮喘患者肺功能检查时的常用指标是肺活量（VC；实际临床上更多测量用力呼吸肺活量，即 FVC）、FEV_1 和 PEF。FEV_1 和 PEF 是用于观测用力呼气流量的两个最常用的参数。每日不同时间测定的 PEF 之间的变异率提供了一个评价哮喘稳定性和（或）严重度的合理指数，其测定设备简单、方便，患者可自行操作，而且与 FEV_1 有良好的相关性，测定结果的重复性较好，因此使用广泛。但评判气流阻塞严重度的最佳单一指标是 FEV_1。FEV_1/VC 的比值是一个观测早期气流阻塞的敏感指标，由于该比值能区别限制性和阻塞性气道疾病，因此更多用于诊断。

PEF 测定最好每日 2~3 次定时测定，其意义为：①根据最大呼气流速的绝对值评估气流阻塞的程度，其值越低，气流阻塞就越严重；②根据每日监测并计算出的最大呼气流速的变异率估计哮喘病情的稳定性，一般来说，变异率越小，病情越稳定；③根据使用某种药（如吸入药）前后最大呼气流速绝对值和变异率的变化，评估该药的疗效。因此实际测定时应计算最大呼气流速占预计值的百分率和最大呼气流速的变异率，其计算公式如下：

$$\frac{正常（预计）值 - 实测值}{正常预计值} \times 100$$

即为实测值相当正常（预计）值的百分数。

每日最大呼气流速变异率由下列公式计算：

$$\frac{每日最高值 - 最低值}{最高值} \times 100$$

即为当天最大呼气流速变异率。

2. 弥散功能

常用一氧化碳弥散量来表示。单纯哮喘且无并发症患者的肺弥散功能一般是正常的，但严重哮喘患者可降低。

3. 动脉血气分析

哮喘发作后，通过动脉血气分析可对哮喘急性发作的严重程度进行判断。在轻度或中度发作时，动脉血二氧化碳分压接近正常或略有下降，甚至表现呼吸性碱中毒，而氧分压则下降，此主要由肺内通气/血流比例异常所致。当病情继续加重时，缺氧更严重，而且可出现动脉血二氧化碳分压升高，这时就需要采用急救措施以挽救生命。

4. 气道激发试验

气道激发试验是检验气道对某种外加刺激因素引起收缩反应的敏感性，并根据其敏感性间接判断是否存在气道高反应性。气道激发试验分特异性气道激发试验和非特异性气道激发试验两类，特异性气道激发试验时吸入的是不同浓度的过敏原溶液，非特异性气道激发试验则吸入不同浓度的气道收缩剂。它们的共同特点都是在吸入前后做肺通气功能检查或观察气道阻力的变化，以寻找或确定过敏原，并评估气道（主要为支气管）对某种特异性变应原或非特异性刺激物的反应性（即敏感程度）。其中，主要观察指标仍然为表示肺通气功能状态的 FEV_1 或 PEF。

（1）特异性气道激发试验：可根据需要选择过敏原，但过敏原溶液必须新鲜配制。在临床上可采用鼻黏膜激发试验和气管内激发试验两种方法。鼻黏膜激发试验又有鼻吸入试验，即将抗原经由鼻内吸入以激发呼吸道过敏症状；鼻内抗原滴入法和抗原滤纸片鼻黏膜敷贴的激发试验，后者约有60%的反应阳性。气管内激发试验分气管内抗原滴入及气管内抗原吸入两种。气管内滴入法因操作不便且抗原分布不均匀目前已很少用。临床主要采用抗原气雾吸入法，即每次试验时让患者吸入定量抗原，然后定时检查肺哮鸣音出现，同时进行 FEV_1 测定，如激发后 FEV_1 下降15%以上，即可认为有阳性反应。目前常用的激发抗原有蒿属花粉、屋内尘土、尘螨等。大约有70%的哮喘患者有阳性反应，其中约有2/3与皮试结果相符，而且皮试反应越强，激发的阳性率越高，症状越明显。痰中有时还可出现大量的嗜酸性粒细胞。

特异性气道激发试验可能引起较明显的哮喘发作，甚至严重发作，因此必须在严密监护下进行，而且适应证必须严格限制。因此，特异性气道激发试验目前只用于研究以前不认识的职业性哮喘，或用于确定工作环境中的过敏原，即特定环境的过敏性疾病的病因物质，或作医学鉴定。一般认为吸入特异性过敏原溶液后，患者的 FEV_1 或 PEF 下降20%以上，才能作出基本肯定的诊断；但阴性结果，并不排除职业性哮喘的存在。此外，应该注意有些过敏原在特定的工作环境中有致敏作用，而在实验室里却不一定能够引出相似的反应，因为特异性气道激发试验的结果可受吸入过敏原的特异性、吸入浓度、吸入量、试验场所以及检测指标等的影响。此外还应指出，特异性气道激发试验可表现早期（速发）、晚期（迟发）和双相哮喘反应。因此试验时应严密观察比较长的时间，以免由于晚期（迟发）反应而引起严重哮喘的发作。

（2）非特异性气道激发试验：常用的气道收缩剂有组胺和醋甲胆碱，也有学者用高张盐水、蒸馏水、普萘洛尔。运动激发试验或过度通气激发试验也属于非特异性气道激发试验。但目前临床上应用最多的非特异性气道激发试验仍然为吸入组胺或醋甲胆碱，试验时所用的吸入气道收缩剂浓度从低浓度开始，由低至高，倍数级递增，例如由每 1 mL 含 0.25 mg，0.5 mg，1 mg 起逐渐增加。

目前国际上所用的药物吸入非特异性气道激发试验有两种不同的方法，一种为平静吸入经雾化器产生的雾化液，其浓度从最低起逐步提高，以使 FEV_1 或 PEF 比试验前降低20%时为止，所用药液的累积量即表示气道对该刺激物的反应性。累积量越少，表明气道对该刺激物的敏感性越高、反应性越强。累积量越大，表示气道对该刺激物的刺激越不敏感、反应性越弱。试验时每次吸入某浓度的雾化液 2 分钟，若吸入后测定的 FEV_1 或 PEF 的减少不足试验前的20%，则再吸入浓度大 1 倍的溶液，进行同样的试验，直至 FEV_1 或 PEF 降至基础值（试验前的测定值）的20%为止。另一种方法在日本及澳大利亚较广泛应用，即将不同浓度的气道收缩剂放入一种由电脑控制的容器里，该仪器能全自动地转换浓度并记录气道阻力。受检者含住接口器做平静呼吸，当气道阻力成角上升时即可终止，从记录曲线即可计算出气道反应性。这种方法患者操作较为方便和省力，但曲线稳定性稍差、仪器费用较贵。非特异性气道激发试验诱发哮喘发作的程度较轻、持续时间较短，但仍须严密监护。用日本气道高反应仪进行气道激发试验时，最后一管装有支气管扩张剂，在试验结束后，让患者吸入即可解除支气管痉挛状态。

组胺或醋甲胆碱吸入激发试验时的气道反应性阳性的判断指标是：使 FEV_1 或 PEF 降低20%时，组胺的累积量为小于 7.8 mol，醋甲胆碱累积量为小于 12.8 mol。

（3）运动激发试验：对于运动性哮喘的患者可采用运动激发试验，如登梯试验、原地跑步试验、蹲起试验、蹬自行车试验、仰卧起坐试验等。只要达到一定的运动量，患者即可有喘息。同时肺功能试验显示 FEV_1、最大呼气中期流速（MMEF）、PEF、气道阻力（Raw）、功能残气量（FRC）及用力肺活量（FVC）等均有一定的变化。

5. 支气管舒张试验

支气管舒张试验也称支气管扩张试验或气道阻塞可逆性试验，是哮喘的重要诊断手段之一，因此在临床上得到广泛的应用。但应该指出，支气管舒张试验阴性不能作为否定哮喘诊断的依据，特别是重症哮喘患者或哮喘并发慢性支气管炎的患者。另外，10%的慢性阻塞性肺疾病（COPD）患者的支气管舒张试验也可为阳性。由于支气管舒张试验所用的是 β_2 受体激动剂，因此从另一角度来说，支气管舒张试验也是检验收缩或痉挛的支气管对 β_2 受体激动剂的效应，如果吸入 β_2 受体激动剂以后，FEV_1 明显增加，这就表明患者的支气管平滑肌对 β_2 受体激动剂有着良好的效应，在治疗过程中可比较重用这类药物。

支气管舒张试验的适应证是 FEV_1 的基础值小于70%的预计值。试验时先测定基础的 FEV_1 或 PEF，然后用定量雾化吸入器（MDI）吸入 β_2 受体激动剂（如沙丁胺醇的制剂喘乐宁、喘宁碟）$200 \sim 400\ \mu g$，吸入 $15 \sim 20$ 分钟后，再次测定 FEV_1 或 PEF（北京协和医院呼吸科通常以吸入喘宁碟 $400\ \mu g$，20分钟后再测定 FEV_1），其后按下列公式计算 FEV_1 或 PEF 的改善率：

$$FEV_1（或 PEF）改善率 = \frac{吸药后\ FEV_1（或\ PEF）-吸药前\ FEV_1（或\ PEF）}{吸药前\ FEV_1（或\ PEF）} \times 100\%$$

如果改善率≥15%，则为试验阳性，即表明原来处于收缩状态的支气管可能重新舒张。

对于 FEV_1 的基础值大于预计值70%者，一般先进行支气管激发试验，阳性者再进行支气管舒张试验，如果均为阳性，则表明气道处于高反应状态。

对于支气管舒张试验阴性者，有时为了进一步确定气道阻塞是否真的是不可逆的，可进一步进行口服泼尼松试验，即每日口服泼尼松 $20 \sim 30\ mg$，连服1周，其后复查 FEV_1 或 PEF，如1周后它们的改善率为15%，仍可认为支气管舒张试验阳性。对于基础 FEV_1 过低者，吸入 β_2 受体激动剂后，除计算其改善率外，还应考虑 FEV_1 改善的绝对值，当改善率为15%，FEV_1 的绝对值增加超过 $200\ mL$ 时，支气管舒张试验才是真正的阳性，如果只有改善率达到15%，而增加的绝对值不足 $200\ mL$，这时的支气管舒张试验可能为假阳性。因为肺通气功能差的患者，只要 FEV_1 稍微有所增加，其改善率就可达到15%。这时 FEV_1 的轻微增加对改善通气功能并无太大的帮助。

（三）过敏原检查

1. 特异性过敏原的体内诊断

鉴于大部分支气管哮喘是抗原、抗体作用的结果，而 IgE 对于皮肤及黏膜下组织的肥大细胞有极强的亲和力，故可利用患者的皮肤或黏膜进行特异性过敏原的检查以明确病因。

皮肤试验包括斑贴试验、抓伤试验、点刺或挑刺试验、皮内试验等。目前在国外多用点刺试验，其优点为疼痛比皮内试验轻，方法较简便，容易得到儿童的合作，结果也可靠，但所用抗原的浓度要比皮内试验者高出100倍。各种试验均应用生理盐水或抗原的溶媒做阴性对照，同时用 $0.1\ mg/mL$ 的磷酸组胺做阳性对照。但部分患者仍然可以出现假阴性或假阳性。

2. 阿司匹林耐受性试验

对高度怀疑但一时不能确诊的阿司匹林不耐受性哮喘的患者，可以在备好必要的急救条件的情况下进行口服激发试验：即口服阿司匹林从 15 mg 开始，依次逐渐增加口服剂量，如 37.5 mg、75 mg、150 mg、225 mg 等，各剂量间隔 3 小时。如果肺功能检查 FEV_1 下降 20%~25%，其结果即可判定为试验阳性，对阿司匹林性哮喘的诊断有价值。一般敏感者常在口服阿司匹林 30 mg 以下即表现为阳性。

3. 食物激发试验

由食物过敏引起哮喘者较少，但部分患者食物诱因与吸入性诱因同时并存。在致敏食物中容易引起哮喘者有牛奶、葱、蒜、香菜、韭菜、酒、醋、鱼、虾、螃蟹、蛤蚌、牛肉、羊肉、辣椒、胡椒等。此类食物往往带有一定的异味，故它的致敏可能兼有食入和吸入双重性质。由于食物抗原的皮肤试验灵敏度较差，必要时也可进行食物激发试验。即令患者空腹 4 小时以上，而且试验前 48 小时停用一切可疑致敏的食物及各种平喘药、激素、抗组胺药物等。激发前先为患者测量脉搏、呼吸，肺部听诊及肺功能测定，然后令患者食用激发性食物，例如生蒜 2~3 瓣，或饮酒 20~30 mL。然后定时观测患者呼吸、脉搏、肺部体征及肺功能，对比激发前后的变化以作出判断。一般食物激发的阳性症状出现较慢，维持时间则较长。

4. 职业性激发试验

适用于职业性哮喘患者，根据患者工作中可疑的致敏诱因，采用不同的职业性变应原，让患者模拟职业性操作进行试验。常用的职业性致敏原有甲苯二异氰酸酯（TDI）、特弗隆、粮食粉尘、鱼粉、脱粒机粉尘、洗涤剂粉尘、油漆涂料等。也可令患者进入工作现场，操作一段时间然后观察患者的临床表现及肺功能变化。

5. 特异性变应原的体外诊断

由于特异性变应原的体内诊断受许多因素的影响，故近年来趋于将体内试验改为体外试验，以期一次采血即可完成多种微量的特异性体外试验。既能节省患者时间，又能减少患者痛苦及危险性，也不受抗原品种的限制。现有的特异性体外诊断方法有：①特异性免疫沉淀反应，琼脂单相或双相扩散试验；②肥大细胞脱颗粒试验；③特异性荧光免疫反应；④特异性酶标免疫吸附试验；⑤特异性体外白细胞组胺释放试验；⑥特异性淋巴细胞转化试验；⑦特异性放射变应原吸附试验等。上述诸法需要有特殊的仪器设备和技术，且其灵敏度、特异性、重复性未必完善，有医院近年引进了瑞典 Pharmacia Diagnostics 的变态反应体外诊断仪器，即用酶标荧光免疫方法检测总 IgE、Phadiatop（可用于常见变应原的筛选）、嗜酸性粒细胞阳离子蛋白（ECP）和各种特异性 IgE。经 400 多例的检测，认为确有较好的灵敏度与特异性，器械的自动化性能也较高。

三、诊断

（一）诊断标准

（1）反复发作喘息、气急、胸闷或咳嗽，多与接触变应原、冷空气、物理或化学性刺激、病毒性上呼吸道感染、运动等有关。

（2）发作时在双肺可闻及散在或弥漫性、以呼气相为主的哮鸣音，呼气相延长。

（3）上述症状可以经治疗缓解或自行缓解。

（4）症状不典型者（如无明显喘息或体征）应至少具备以下一项试验阳性。①支气管激发试验或运动试验阳性。②支气管舒张试验阳性（FEV_1 增加 15% 以上，且 FEV_1 增加绝对值 >200 mL）。③最大呼气流量（PEF）日内变异率或昼夜波动率≥20%。

（5）除外其他疾病所引起的喘息、气急、胸闷和咳嗽。

（二）分期

根据临床表现，支气管哮喘可分为急性发作期和缓解期。急性发作期指咳嗽、喘息、胸闷或以上症状的组合进行性地加重，以峰值呼气流速值降低为特征，常因接触变应原等刺激物或治疗不当所致。缓解期指经过治疗或未经治疗症状、体征消失，肺功能恢复到急性发作前水平，并维持 4 周以上。

四、哮喘病情严重度的评估

许多哮喘患者即使没有急性发作，但在相当长的时间内总是不同频度和（或）不同程度地出现症状（喘息、咳嗽、胸闷），因此需要依据就诊前临床表现、肺功能对其病情进行估价，见表 2-1。在治疗过程中还应根据症状和肺功能变化重新进行严重度的评估，以便及时调整治疗方案（表 2-2）。

表 2-1　治疗前哮喘病情严重程度评估

病情	临床特点
间歇发作	症状 < 每周 1 次
	短暂发作
	夜间哮喘症状≤每月 2 次
	FEV_1 或 PEF≥80% 预计值
	PEF 或 FEV_1 变异率 <20%
轻度持续	症状≥每周 1 次，但 < 每日 1 次
	发作可能影响活动和睡眠
	夜间哮喘症状每月 2 次以上
	FEV_1 或 PEF≥80% 预计值
	PEF 或 FEV_1 变异率在 20%~30%
中度持续	每日有症状
	发作可能影响活动和睡眠
	夜间哮喘症状 > 每周 1 次
	FEV_1 或 PEF 为 60%~80% 预计值
	PEF 或 FEV_1 变异率 >30%
重度持续	每日有症状
	频繁发作
	经常出现夜间哮喘症状
	体力活动受限
	FEV_1 或 PEF≤60% 预计值
	PEF 或 FEV_1 变异率 >30%

注：一名患者只要具备某级严重度的一个特点则可将其列入该级之中。

表 2-2　治疗中哮喘严重度的分类

治疗中患者的症状和肺功能	原设定治疗用药级别		
	间歇发作用药	轻度持续用药	中度持续用药
一级：间歇发作	间歇发作	轻度持续	中度持续
症状少于每周 1 次			
短暂急性发作			
夜间症状不多于每月 2 次			
二级：轻度持续	轻度持续	中度持续	重度持续
症状多于每周 1 次，但少于每日 1 次			
夜间哮喘多于每月 2 次，但少于每周 1 次			
两次发作之间肺功能正常			
三级：中度持续	中度持续	重度持续	重度持续
每日均有症状			
急性发作可能影响活动和睡眠			
夜间症状至少每周 1 次			
60% < FEV$_1$ < 80% 预计值，或 60% < PEF < 80%			
平素最高值			
四级：重度持续	重度持续	重度持续	重度持续
每日均有症状			
经常发生急性发作			
经常出现夜间症状			
FEV$_1$≤60% 预计值，或 PEF≤80% 平素最高值			

（一）哮喘急性发作时严重程度的评价

哮喘急性发作是指气促、咳嗽、胸闷等症状突然发生，常有呼吸困难，以呼气流量降低为其特征，常因接触变应原等刺激物或治疗不当所致。其程度轻重不一，病情加重可在数小时或数天内出现，偶尔可在数分钟内即危及生命，故应对病情作出正确评估，以便给予及时有效的紧急治疗。哮喘急性发作时严重程度的评估，见表 2-3。

表 2-3　哮喘急性发作时严重程度的评估

临床特点	轻度	中度	重度	危重
气短	步行、上楼时	稍事活动	休息时	
体位	可平卧	喜坐位	端坐呼吸	
讲话方式	连续成句	常有中断	单字	不能讲话
精神状态	可有焦虑，尚安静	时有焦虑或烦躁	常有焦虑、烦躁	嗜睡或意识模糊
出汗	无	有	大汗淋漓	
呼吸频率	轻度增加	增加	常 >30 次/分	
辅助呼吸肌活动及三凹征	常无	可有	常有	胸腹矛盾运动
哮鸣音	散在，呼吸末期	响亮、弥漫	响亮、弥漫	减弱乃至无
脉率	<100 次/分	100~120 次/分	>120 次/分	脉率变慢或不规则

续表

临床特点	轻度	中度	重度	危重
奇脉	无，<10 mmHg	可有，10~25 mmHg	常有，>25 mmHg	无，提示呼吸肌疲劳
使用 β_2 受体激动剂后 PEF 占正常预计值或本人平素最高值%	>80%	60%~80%	<60%，或<100 L/min 或作用时间<2 小时	
PaO_2（吸空气）	正常	>60 mmHg	<60 mmHg	
$PaCO_2$	<45 mmHg	≤45 mmHg	>45 mmHg	
SaO_2（吸空气）	>95%	91%~95%	≤90%	
pH	不变	不变	不变	降低

（二）控制水平的分级

这种分级方法更容易被临床医师掌握，有助于指导临床治疗，以更好地控制哮喘。控制水平的分级，见表2-4。

表2-4 控制水平分级

项目	完全控制（满足以下所有条件）	部分控制（在任何1周内出现以下1~2项特征）	未控制（在任何1周内）
白天症状	无（或≤2次/周）	>2次/周	出现≥3项部分控制特征
活动受限	无	有	
夜间症状/憋醒	无	有	
需要使用缓解药的次数	无（或≤2次/周）	>2次/周	
肺功能（PEF 或 FEV_1）	正常或≥正常预计值/本人最佳值的80%	<正常预计值（或本人最佳值）的80%	
急性发作	无	≥每年1次	在任何1周内出现1次

五、鉴别诊断

哮喘急性发作时，患者都会有不同程度的呼吸困难。呼吸困难的第一个症状就是气促，患者的主诉是胸闷、憋气、胸部压迫感。出现症状常与接触过敏原或激发因素（如冷空气、异味等）有关，也常发生于劳作后，或继发于呼吸道感染（如气管炎）后。但任何原因引起的缺氧也可出现类似症状。由此可见，胸闷、憋气不是哮喘所特有，应该注意区别，以免导致误诊和误治。非哮喘所致的呼吸困难可见于下列几种情况。

1. 慢性支气管炎和COPD

慢性支气管炎常发生于吸烟或接触粉尘及其他刺激性烟雾的人，其中尤以长期吸烟为最常见的病因。因此患者多为中老年人，大多有长期咳嗽、咳痰史，每在寒冷季节时症状加剧。一个人如果每年持续咳嗽3个月以上，连续2年，并排除其他可引起咳嗽、咳痰的原因，即可诊断为慢性支气管炎。病程较长的慢性支气管炎患者的气道也可造成气流的受限，可并发肺气肿，发生通气功能障碍，而且常易发生急性呼吸道细菌或病毒感染。慢性阻塞性肺疾病（COPD）的患者与哮喘患者一样，运动常引起发作，但两者有区别。COPD患者一般是在运动或劳作后发生喘息和呼吸困难，而哮喘患者通常是在运动过程中症状发作或加重。

2. 心源性哮喘

大多数发生于老年人，特别是原有高血压、冠心病患者，也常见于风湿性心脏病、心肌病的患者。这类患者的心功能极差，存在肺循环淤血。这时，即使肺通气功能正常，也会因肺循环障碍、肺泡与其周围的毛细血管的气体交换不足而缺氧。急性左心功能不全（常见于急性广泛心肌梗死）还可出现喘息症状（医学上称为心源性哮喘），特点为夜间阵发性呼吸困难、不能平卧、咳嗽频数，且有多量血性泡沫痰，与哮喘有别。心源性哮喘是非常严重的病症，如治疗延误，往往危及患者的生命，应紧急诊治。

3. 肺癌

大部分肺癌发生于支气管腔内，肿瘤的生长增大必将导致支气管腔的狭窄，造成通气功能障碍。位于气管腔内的癌症，对气流的影响更为严重，可以引起缺氧，使患者喘息，甚至误诊为哮喘。发生于大气道的肺癌常引起阻塞性肺炎。当感染或肺炎形成以后，患者的气促、咳嗽、喘鸣等症状更加明显，有时还会造成混淆。但是肺癌引起的咳嗽、喘息症状往往是逐渐形成，进行性加重，常有咳血丝痰或少量血痰的现象，平喘药物治疗无效。此外，发生于气管内的正气管癌也可引起呼吸困难，但这时的呼吸困难为吸气性呼吸困难，即空气吸不进肺，而哮喘的呼吸困难是呼气性呼吸困难，即肺里的气体不容易排出。

4. 胸腔积液

胸腔积液常由结核病引起，液体积存于肺外一侧或双侧的胸膜腔内。少量的积液不会引起呼吸困难，但如果积液量较多，就可能使肺受压迫，因而出现通气和换气障碍。患者得不到足够的氧气，从而出现胸闷、气短、憋气等症状。胸腔积液与哮喘的鉴别诊断比较容易，胸部透视或摄胸部X线片就可区分。当然，两者的症状也不同。结核性胸膜炎的患者一般有发热、胸痛的症状，而哮喘患者除非并发感染，通常无发热，除非并发气胸，否则无胸痛。由胸腔积液引起的呼吸困难经胸腔穿刺积液引流以后症状很快缓解，而平喘药无效。

5. 自发性气胸

病程长的哮喘患者，由于肺气肿和肺大疱的形成，偶可在哮喘急性发作时并发气胸，使呼吸困难的症状突然加重。患者和医务人员如果忽略了并发气胸的可能性，误认为是哮喘发作加剧，而反复使用平喘药物，必将延误治疗。并发气胸时的特征是出现胸部重压感，大多为单侧性，吸气性呼吸困难，且平喘药物治疗无效。通过医师仔细的检查，或者胸部X线检查即可及时作出诊断，关键在于不失时机地治疗。

6. 肺栓塞

肺栓塞是肺动脉被某种栓子堵住，以致血流不通的严重病症。肺栓塞的早期症状是显著的胸闷、憋气、呼吸困难，这些症状可使患者坐卧不安，极为难忍。血气分析显示明显的低氧血症，但一般肺部听不到哮鸣音，平喘药无效，这些都是与哮喘明显不同之处。进一步的确诊须借助于核素的肺通气/血流扫描和肺动脉造影等。

7. 弥漫性肺间质纤维化

这是一组病因极其复杂的疾病综合征，大部分患者病因不清楚，如所谓特发性肺间质纤维化，少数患者的病因较清楚，最常见为系统性红斑狼疮、类风湿关节炎、系统性进行性硬皮病、皮肌炎和干燥综合征等。弥漫性肺间质纤维化患者的病情变化可急可缓，突出症状是进行性呼吸困难，因此多数患者主诉胸闷、憋气，也可表现刺激性干咳。但这些症状一般无季节性，其发作性的特点也不突出，除非并发感染。肺无哮鸣音，但有时肺可听到爆裂音。肺功能检查显示限制性通气功能障碍。这些特点均与哮喘不同。

8. 高通气综合征

这是一组由于通气过度，超过生理代谢所需要的病症，通常可由焦虑和某种应激反应引起，因此过度通气激发试验也可引起同样的临床症状。过度通气的结果是呼吸性碱中毒，从而表现呼吸深或快、呼吸困难、气短、胸闷、憋气、心悸、头晕、视物模糊和手指麻木等症状。严重者可出现手指甚至上肢强直、口周麻木发紧、晕厥、精神紧张、焦虑和恐惧等症状。这组综合征不同于哮喘，它并不由器质性疾病引起，因此各种内脏的功能检查一般都正常，也无变应原。症状的发作无季节性，肺无哮鸣音。只有过度通气激发试验才能作出本病的诊断，醋甲胆碱或组胺吸入均不能诱发本病。吸入皮质激素和支气管扩张剂均不是本综合征的适应证。

六、并发症

多数哮喘患者的病程是可逆的，但有少数患者由于气道慢性过敏性炎症持续存在，反复发作，造成不可逆的病理变化，肺功能损害严重，或者由于急性严重发作，气道阻塞严重，抢救不及时，或者由于某些药物使用不当等情况，均可引起急性、慢性或治疗性的并发症。

1. 肺气肿和肺心病

哮喘患者因气道过敏性炎症持续存在，并对外界的各种特异或非特异的刺激产生高反应性。这种患者的支气管系统极容易发生收缩，以致痉挛，造成气道阻塞。气流阻塞如果长期得不到控制，肺残气越来越多，结果使肺体积不断增大，肺泡结构受破坏，这就形成肺气肿。其后随着肺气肿的加重，肺泡里聚积的气体造成的肺泡内压力也不断增加，肺泡周围的血管受到压迫，血液流通障碍，从而造成肺循环阻力增高，压力增大，形成慢性肺动脉高压。肺动脉高压的形成使从周围血管来的静脉血回到心脏发生困难，同时使心脏（主要是右心室）负担加重，结果右心室壁肥厚、心室增大。由于长期的超负荷工作，慢慢发生右心功能不全、慢性肺源性心脏病（简称肺心病）。

2. 呼吸衰竭

哮喘并发呼吸衰竭时，与慢性阻塞性肺疾病（COPD）没有区别，一般都属于Ⅱ型呼吸衰竭（有缺氧，而且有动脉血二氧化碳分压的增高）。但哮喘严重发作时的呼吸衰竭一般为Ⅰ型呼吸衰竭（即只有缺氧，没有动脉血二氧化碳分压的升高），而且往往并发过度通气。

3. 呼吸骤停

指哮喘患者的呼吸突然停止的严重并发症。发生这样的并发症前，病情一般并不太重，也没有预兆，大半发生于患者咳嗽或进食时，也可在轻微活动后。大多数在家中发生，因此家属应及时救治。如果没有及时进行人工呼吸，常导致在送往医院前就继发心跳停止而死亡。呼吸骤停的原因可能和发病时的神经反射有关。这种并发症发生的机会非常少见，但应警惕再次发生的可能。

4. 气胸和纵隔气肿

这两种情况都是肺结构受到严重的破坏，肺气肿进一步发展为肺大疱的结果。气胸有多种类型，如张力性气胸、交通性气胸和闭合性气胸等。其中最危险者为张力性气胸。因为这时胸膜的破口形成活瓣样，当患者吸气时，由于外界的大气压高于胸腔内的负压，因此外界的空气很容易进入胸腔。而当患者呼气时，胸膜的活瓣将破口关闭，胸腔里的气体不能排出，因此胸腔内的压力猛增，不但很快将同侧肺完全压瘪，而且可把纵隔向对侧推移，引起纵隔摆动，甚至可压迫对侧肺，因此患者可以突然死亡。对于这种情况，应当马上抢救，刻不容缓。对于其他两种类型的气胸和纵隔气肿也应积极治疗，以尽快使肺复张，恢复其肺功能。不管哪一类型的气胸，如果没有及时处理，肺受压的时间过长，都可能使肺复张困难。这就等于进行了没有开胸的"肺切除"。

5. 过敏性支气管肺曲菌病（ABPA）

少数支气管哮喘病例可以并发过敏性支气管肺曲菌病，表现为乏力、消瘦、咳嗽、盗汗、杵状指、痰中出现褐色小块状，真菌培养有烟曲菌生长，胸片显示游走性肺浸润。患者血中对烟曲菌的特异性 IgE 滴度增高，用烟曲菌抗原给患者做皮肤试验可出现双相反应，即先在 15 分钟时出现速发反应，继而在 6～8 小时后出现延迟反应。此并发症在支气管哮喘患者中虽然症状典型的不多，但报道支气管哮喘患者的痰液中出现曲菌菌丝的病例不少，约有10%的患者痰中可找到菌丝。

6. 心律失常和休克

严重哮喘发作本身可因缺氧等而引起心律失常和休克，但平喘药物，尤其是氨茶碱和异丙肾上腺素如果用量过多或注射速度过快也可引起上述不良反应。即使当前应用的选择性 β_2 受体激动剂大量静脉给药时也可发生。氨茶碱静脉注射速度太快、量过大会产生血管扩张。哮喘患者发作比较严重时，往往丢失较多的水分，造成一定程度的脱水，其血容量相对不足，如果血管明显扩张就容易造成低血容量休克，甚至引起死亡，必须引起高度警惕。为此必须注意：①平喘药物不能过量，尤其老年人或原有心脏病的患者，注射时更要小心，最好先采用吸入疗法；②静脉注射氨茶碱剂量首次应用不超过每千克体重 5 mg，注射速度要慢，不少于 15 分钟，如果已有脱水表现，宜改用静脉滴注；③患者应该吸氧。

7. 闭锁肺综合征

β_2 受体激动剂本来是扩张支气管的平喘药，但如果哮喘患者用药过多、过于频繁，可能起不到平喘作用，好像呼吸道和外界隔绝，被"关闭"或"锁"起来一样。发生闭锁肺综合征主要因素是应用异丙肾上腺素过量或在治疗中因心跳过快而不适当地使用了普萘洛尔引起。普萘洛尔是一种 β_2 受体阻滞剂，阻断 β_2 受体激动剂的作用，本身又可使支气管痉挛加剧，造成"闭锁状态"。异丙肾上腺素应用过量，它的代谢产物在体内积聚，也会发生普萘洛尔样的 β_2 受体阻断作用，发生类似的后果。此外，应用利舍平或大量普拉洛尔（心得宁）后也有类似作用。因此哮喘并发冠心病、高血压者应当慎重使用这类药物。

8. 胸廓畸形

哮喘患者尤其是年幼时起病或反复发作者，往往引起胸廓畸形，最常见是桶状胸、鸡胸和肋骨外翻等胸廓畸形。严重者可能对呼吸功能有影响。

9. 生长发育迟缓

有学者认为哮喘病儿长期口服皮质激素者可以出现生长迟缓，但吸入糖皮质激素是否引起生长迟缓，目前看法不一。多数学者认为规范使用适量的吸入皮质激素不会引起发育障碍。

如上所述，哮喘本来是一种可逆的气道疾病，但如果诊断不及时、治疗不恰当，可逆的病变就可能转变为不可逆的病变，而且可以产生各种各样的并发症，甚至导致患者死亡。由此可见哮喘的规范化治疗是极为重要的。

（解　超）

第三节　治疗

一、治疗原则

从理论上讲，支气管哮喘的预防比治疗更重要，但由于哮喘的致病因素和诱发因素都非常复杂，再加上绝大多数患者还没有建立"预防为主"的坚定信念，导致预防措施难以起到主导的地位，在这种情况下，哮喘的治疗就显得尤为重要。但笔者认为应当坚持"防中有治，治中有防"的基本原则。

（1）哮喘的治疗必须规范化，任何哮喘治疗方案都应把预防工作放在首位，为此应当尽可能让患者了解"自己"，了解病因，了解药物。

（2）所有患者应尽最大可能地避免接触致病因素和诱发因素，对于特应性哮喘患者，采用脱敏疗法来提高患者对变应原的耐受性，也应作为预防措施来看待。

（3）以吸入肾上腺皮质激素（简称激素）为主的抗感染治疗应是哮喘缓解期的首要治疗原则，以达到控制气道的慢性炎症、预防哮喘急性发作的目的。

（4）哮喘急性发作时，治疗的关键是迅速控制症状，改善通气，纠正低氧血症。

（5）强化对基层医师的培训，对哮喘患者的医学教育是哮喘防治工作的主要环节。

二、治疗目标

哮喘是一种对患者及其家庭和社会都有明显影响的慢性疾病。气道炎症是所有类型哮喘的共同病理、症状和气道高反应性的基础，它存在于哮喘的所有阶段。虽然目前尚无根治办法，但以抑制气道炎症为主的适当治疗通常可以使病情得到控制。哮喘治疗的目标为：①有效控制急性发作症状并维持最轻的症状，甚至无任何症状；②防止哮喘加重；③尽可能使肺功能维持在接近正常水平；④保持正常活动（包括运动）的能力；⑤避免哮喘药物治疗过程发生不良反应；⑥防止发生不可逆的气流受限；⑦防止哮喘死亡，降低哮喘死亡率。

哮喘控制的标准如下：①最少（最好没有）慢性症状，包括夜间症状；②最少（不常）发生哮喘加重；③无须因哮喘而急诊；④基本不需要使用 β_2 受体激动剂；⑤没有活动（包括运动）限制；⑥PEF昼夜变异率低于20%；⑦PEF正常或接近正常；⑧药物不良反应最少或没有。

三、治疗方案的组成

哮喘的治疗可以根据采用不同治疗类型的可能性、文化背景，不同的医疗保健系统通过不同途径进行。一般应包括6个部分。

（1）患者教育，并使哮喘患者在治疗中与医师建立伙伴关系。

（2）根据临床症状和尽可能的肺功能测定评估和监测哮喘的严重度。

（3）脱离与危险因素的接触。

（4）建立个体化的儿童或成人长期的治疗计划。

（5）建立个体化的控制哮喘加重的治疗计划。

（6）进行定期的随访监护。

四、长期治疗方案

1. 以哮喘的严重程度选择治疗药物

哮喘治疗方案的抉择基于其在治疗人群中的疗效及其安全性。药物治疗可以酌情采取不同的给药途径，包括吸入、口服和肠道外途径（皮下、肌内或静脉注射）。吸入给药的主要优点是可以将高浓度的药物送入气道以提高疗效，而避免或使全身不良反应减少到最低程度。哮喘治疗应以患者的严重程度为基础，并根据病情控制变化增减（升级或降级）的阶梯治疗原则选择治疗药物（表2-5）。

表2-5 哮喘患者长期治疗方案的选择

严重度	每日治疗药物	其他治疗选择
一级 间歇发作哮喘	不必	
二级 轻度持续哮喘	吸入糖皮质激素〔≤500 μg 二丙酸氯地米松（BDP）或相当剂量〕	缓释茶碱，或色甘酸钠，或白三烯调节剂
三级 中度持续哮喘	吸入糖皮质激素（200~1 000 μg BDP 或相当剂量），加上长效吸入 β₂ 受体激动剂	吸入糖皮质激素（500~1 000 μg BDP 或相当剂量），加上缓释茶碱；或吸入糖皮质激素（500~1 000 μg BDP 或相当剂量），加上长效吸入 β₂ 受体激动剂；或吸入大剂量糖皮质激素（＞1 000 μg BDP 或相当剂量）；或吸入糖皮质激素（200~1 000 μg BDP 或相当剂量），加上白三烯调节剂
四级 重度持续哮喘	吸入糖皮质激素（＞1 000 μg BDP 或相当剂量），加上吸入长效 β₂ 受体激动剂，需要时可再加上一种或一种以上下列药物： 缓释茶碱 白三烯调节剂 长效口服 β₂ 受体激动剂 口服糖皮质激素	

注：各级治疗中除了规则的每日控制治疗以外，需要时可快速吸入 β₂ 受体激动剂以缓解症状，但每日吸入次数不应多于 3 次。

其他选择的缓解药包括吸入抗胆碱能药物、短作用口服 β₂ 受体激动剂、短作用茶碱。

间歇发作哮喘，但发生严重急性加重者，应按中度持续患者处理。

2. 以患者的病情严重程度为基础选择治疗方案

哮喘患者长期治疗方案可分为 5 级（表2-6）。对以往未经规范治疗的初诊哮喘患者可选择第 2 级治疗方案，哮喘患者症状明显，应直接选择第 3 级治疗方案。从第 2 级到第 5 级的治疗方案中都有不同的哮喘控制药物可供选择。而在每一级中都应按需使用缓解药物，以迅速缓解哮喘症状。如果使用含有福莫特罗和布地奈德单一吸入装置进行联合治疗时，可作为控制和缓解药物应用。如果使用该分级治疗方案不能够使哮喘得到控制，治疗方案应升级直至达到哮喘控制为止。当哮喘控制并维持至少 3 个月后，治疗方案可考虑降级。建议减量方案：①单独使用中至高剂量吸入激素的患者，将吸入激素剂量减少 50%；②单独使用低剂量激素的患者，可改为每日 1 次用药；③联合吸入激素和长效 β_2 受体激动剂（LABA）的患者，按 2010 年 2 月 1 日美国 FDA 在长效 β_2 受体激动剂治疗哮喘的安全通告中的建议：LABA 应该短期应用，一旦哮喘得到有效控制，则应该停止使用 LABA。也就是说，如果哮喘患者应用吸入性糖皮质激素（ICS）和 LABA 联合治疗哮喘，哮喘达到完全控制后，就需要降阶梯治疗，应用单一的 ICS 吸入治疗，而不再继续使用 LABA 吸入治疗。

表 2-6 根据哮喘病情分级治疗方案

	第 1 级	第 2 级	第 3 级	第 4 级	第 5 级
控制性药物		选用 1 种 低剂量 ICS 白三烯调节剂	选用 1 种 低剂量 ICS 加 LABA 中高剂量 ICS 低剂量 ICS 加白三烯调节剂 低剂量 ICS 加缓释茶碱	加用 1 种或以上 中高剂量 ICS 加 LABA 白三烯调节剂 缓释茶碱	加用 1 种或 2 种 口服最小剂量的糖皮质激素 抗 IgE 治疗

若患者使用最低剂量控制药物达到哮喘控制 1 年，并且哮喘症状不再发作，可考虑停用药物治疗。上述减量方案尚待进一步验证。通常情况下，患者在初诊后 2～4 周回访，以后每 1～3 个月随访 1 次。出现哮喘发作时应及时就诊，哮喘发作后 2 周至 1 个月内进行回访。

五、急性发作期的治疗

哮喘急性发作的严重性决定其治疗方案，根据检查时所确定的哮喘急性发作严重度而制定治疗指南，各类别中的所有特征并不要求齐备。如果患者对起始治疗不满意，或症状恶化很快，或患者存在可能发生死亡的高危因素，应按下一个更为严重的级别治疗。

（一）急性发作的一般治疗

一般来说，如果患者突然咳嗽、胸闷、气促，而且进行性加重，平时所用的常规平喘药效果不明显时就应该到医院进一步检查，包括肺功能和血气分析等。及时进行治疗，以尽快缓解症状，纠正低氧血症，保护肺功能。

哮喘轻度急性发作者，可用沙丁胺醇或间羟舒喘宁气雾剂做吸入治疗，每次吸 200 μg（2 揿），通常可在数分钟内起作用，也可口服 β_2 受体激动剂，如特布他林每次 2.5 mg，每日 3 次；通常在服药 15～30 分钟起效，疗效维持 4～6 小时，但心悸、震颤稍多见。如果急性发作或每日用药次数、剂量增加，表示病情加重，就需要合用其他药物，如舒弗美等。此外，在轻度急性发作时禁忌使用镇静药。

中度哮喘急性发作者，气促明显，稍活动即气促加重，喜坐位，有时焦虑或烦躁，出汗，呼吸快，脉率达 120 次/分，喘鸣音响亮。吸支气管舒张剂后，仅部分改善症状，因此往往需要联合使用丙酸倍氯松或布地奈德气雾剂吸入，每次 250 μg（每揿 250 μg），每 12 小时或 8 小时 1 次，有较强的局部抗炎作用。吸入皮质激素的疗效仍不满意者，须改用口服泼尼松每次 10 mg，每日 3 次，一般用 3～4 天，然后停用口服泼尼松改用吸入皮质激素

（在完全停用口服泼尼松以前即应开始辅以吸入皮质激素）。

中度哮喘急性发作者常有夜间哮喘发作或症状加剧，因此常需要使用长效缓释型茶碱，如茶碱缓释片 200 mg（1 片），每 12 小时 1 次。也可用控释型 β_2 受体激动剂如全特宁每次 4~8 mg，每 12 小时 1 次。此外，长效 β_2 受体激动剂，如丙卡特罗每次 25 μg（小儿每次每千克体重 1.25 μg），沙美特罗每次吸入 50 μg，也可口服班布特罗，每晚 10 mg，能有效防治夜间哮喘发作和清晨加剧。有时可吸入可必特治疗，尤其是使用压缩空气吸入该药时效果更明显，优于单纯吸入 β_2 受体激动剂。

重度急性发作或危重患者，气促更严重，静息时气促也很明显，焦虑烦躁，或嗜睡，大汗淋漓，呼吸困难，呼吸 > 30 次/分，脉率 > 120 次/分，发绀，用支气管扩张剂效果不明显。此时必须立即送医院。这时吸入 β_2 受体激动剂或糖皮质激素的效果均不明显，往往须在医院急诊室观察，并静脉滴注皮质激素和氨茶碱，一般还必须吸氧等。危重患者伴呼吸衰竭还应酌情进行插管，并进行机械通气。

（二）机械通气的适应证

哮喘患者急性重度发作，经支气管扩张剂、激素、碱剂和补液等积极治疗，大部分可得到缓解，但仍有 1%~3% 病情继续恶化，发生危重急性呼吸衰竭。动脉血气分析提示严重缺氧和二氧化碳潴留伴呼吸性酸中毒，如不及时抢救，会危及生命。这时由于气道阻力很高，胸廓过度膨胀，呼吸肌处于疲劳状态。因此，若注射呼吸兴奋剂（可拉明等），通气量的增加很有限，相反呼吸肌兴奋可能加重呼吸肌疲劳，氧消耗量和二氧化碳的产生也随之增多，不但效果极差，而且会适得其反，加重病情，故只有及时采用机械通气，方能取得满意疗效。

机械通气的指针是：①呼吸心跳停止；②严重低氧血症，PaO_2 < 7.98 kPa（60 mmHg）；③ $PaCO_2$ > 6.67 kPa（50 mmHg）；④重度呼吸性酸中毒，动脉血 pH < 7.25；⑤严重意识障碍、谵妄或昏迷；⑥呼吸浅而快，每分钟超过 30 次，哮鸣音由强变弱或消失，呼吸肌疲劳明显。

危重哮喘患者在机械通气时仍应当强化抗气道炎症的治疗，静脉滴入糖皮质激素是必不可少的，甚至常常需要较大剂量。在这种严重的状态下吸入支气管扩张药往往是无效的，有时还会增加气道阻力，加重呼吸困难。静脉使用氨茶碱是否有效，一直有争议。辅助机械通气的方式应根据患者的反应和血气分析的跟踪监测，及时调整。因为这时患者的气道阻力和气道内压和肺泡压显著增高，因此采用控制性低潮气量辅助呼吸（MCHV）或压力支持（PSAV）较为合理。用 MCHV 时呼吸机参数为：通气频率 6~12 次/分，潮气量 8~12 mL/kg，这些参数约为常规预计量的 2/3。也有报道，在机械通气时让患者吸入氦（80%）—氧（20%）混合气，可使气道内压降低，肺泡通气量增加，改善低氧血症，降低 $PaCO_2$。呼气末正压（PEEP）的治疗是否合适尚有许多争论。因为严重哮喘发作时已存在内源性呼气末正压（PEEPi），肺泡充气过度，呼气末胸内压增高，小气道陷闭，气道阻力增加，呼气流速减慢，肺泡压增高，呼气末肺泡压可高于大气压。此时若进行气道正压通气（CPAP）或 PEEP 通气，虽可提高气道内压力，使之超过肺泡压，部分克服气道阻力，减少呼吸功，从而改善通气，但内源性压力和外源性压力的相加必使肺泡进一步膨胀，导致气胸等气压性损伤，因此应用时必须非常慎重。同时，正压通气可能影响静脉血回心，使心排血量减少，血压下降，组织灌注不足，因此在正压通气前应充分补液，扩充血容量。机械通气过程注意气道湿化，防止气道内黏液栓的形成。

（三）防止特异性和非特异性因素的触发

这是一个要时刻注意的问题，即使在哮喘急性发作时也应该让患者脱离过敏原的接触，如治疗药物的选择、病室环境的布置和消毒都应当在详细了解患者的过敏史和哮喘发作诱发因素后周密地安排。除了避免和清除患者所提供的明确的触发因素以外，一般来说，含酒精的药物（如普通的氢化可的松）、来苏消毒液、挥发性杀虫剂均不宜使用。急性发作的哮喘患者更不宜安排在新装修的病室内，也不宜在其病室内摆设花草。

六、脱敏疗法

脱敏疗法是特异性脱敏疗法的简称，是针对引起病变的过敏物质的一种治疗方法，即用过敏原制成的提取液（即为浸出液），定期给对相应过敏原皮肤试验阳性的患者进行注射，以刺激体内产生"封闭"抗体（又名阻断抗体）。"封闭"抗体和特异性IgE抗体一样，也具有识别过敏原的功能。当相同过敏原再次进入体内，"封闭"抗体与肥大细胞表面的IgE竞争和过敏原结合，然后变成复合物而被网状内皮系统清除掉，过敏原和附着于肥大细胞表面的IgE结合少了，哮喘的发作也就得以避免或减轻，但有些患者的病情改善和"封闭"抗体形成没有关系。脱敏疗法的"封闭"抗体学说近年来已发生动摇，有些学者发现"封闭"抗体（主要是IgG）在体外虽证实能和特异性过敏原相结合，但在体内却不能和进入黏膜的过敏原相结合，且血清中"封闭"抗体并不确切反映是来源于局部的"封闭"抗体，而仅提示免疫刺激（注射过敏原）的结果，只是一种免疫伴随现象，与病情改善程度缺乏相关性。因此有人认为脱敏疗法能使患者血清中的IgE生成受到抑制，IgE量减少，肥大细胞不再继续致敏，病情也就减轻。脱敏疗法还可使释放炎性递质细胞的反应性减弱等，从而减少或阻止过敏性疾病的发作，而这种专门配制的脱敏液即为"特异性脱敏抗原"。这种疗法目前主要用于呼吸道疾患，诸如过敏性鼻炎、支气管哮喘等。

脱敏疗法的适应证主要为：①哮喘患者对某些吸入过敏原的皮肤试验阳性和（或）血清特异性IgE升高；②皮肤试验虽呈阴性，但病史中强烈提示由某过敏原诱发哮喘，或经抗原激发试验证实，或血清中查到该特异性IgE，或者特异性嗜碱性粒细胞脱颗粒试验和组胺释放试验均呈阳性；③经一般平喘药物治疗后效果不理想，而当地已证实用某种过敏原提取物作脱敏疗法有效；④对药物、食物过敏的患者，一般用避免方法而不用脱敏疗法，无法避免或不能替代者可考虑用脱敏疗法。

脱敏疗法应用于防治哮喘已历时半个世纪，既往国内外多数学者持肯定态度，认为可减轻再次接触过敏原后的过敏反应，甚至可长期控制哮喘发作。小儿的效果较成人显著，外源性哮喘效果更好。根据国内报道，用脱敏疗法2~4年，成人哮喘总有效率达79.8%，小儿哮喘总有效率为95%，2年治愈率为61.3%。一般经脱敏疗法后，哮喘病情减轻，发作次数减少、平喘药物用量也减少，皮肤敏感性下降，部分患者过敏原的皮肤试验由阳性转变为阴性或反应性降低，引起休克器官的耐受性也提高。特异性IgE抗体先上升，以后下降到低于原来水平，特异性IgG升高而嗜碱性粒细胞敏感性下降。但脱敏疗法有一定的局限性，因此各国学者的评价不尽相同。有学者认为，如果哮喘全年发作，表明气道过敏性炎症持续存在，脱敏疗法不能使之恢复，这时宜选用吸入抗过敏性炎症药物来替代本法。

（张真真）

第三章

严重心律失常

心律失常临床极为常见，其临床意义依其发生原因、伴随临床情况、有无器质性心脏病和血流动力学障碍等因素而异。严重心律失常通常指可引起严重血流动力学障碍、短暂意识丧失或猝死等危急状态的心律失常。因此，如何早期识别和及时处理严重心律失常有十分重要的临床意义。

第一节　快速型心律失常

一、阵发性室上性心动过速

阵发性室上性心动过速（PSVT）简称室上速，指希氏束分叉以上的心脏组织参与和由不同机制引起的一组心动过速。通常包括窦房结折返性心动过速（SNRT）、房内折返性心动过速（IART）、房室结折返性心动过速（AVNRT）、房室折返性心动过速（AVRT），其中房室结折返性心动过速和房室折返性心动过速约占全部室上速的 90% 以上。其他类型包括自律性房性心动过速（AAT）、紊乱性房性心动过速（CAT）以及房内折返性心动过速。

（一）临床表现

器质性心脏病和全身性疾病均可发生室上速，但大多数患者无肯定的器质性心脏病。表现为心动过速突然发作、突然终止，持续时间长短不一，短则数秒，长则数小时，甚至数天。发作时患者有心悸、焦虑、恐惧、乏力、眩晕，甚至昏厥，并可诱发心绞痛、心功能不全或休克等。症状的轻重与发作时患者的心室率、持续时间和是否有器质性心脏病等有关。

（二）心电图特征

（1）连续 3 个以上快速 QRS 波，频率 150～250 次/分，节律规则。

（2）QRS 波形态和时限正常，当伴室内差异性传导时，QRS 波增宽。

（3）若可见 P′波，P′波呈逆传型，可位于 QRS 波前，QRS 波中或 QRS 波后，P′波与 QRS 波有恒定关系。AVNRT 时 R-P′间期 <60 毫秒，AVRT 时 R-P′间期 >120 毫秒。由于心室率极快，P′波常重叠于 QRS-T 波群中而不易被识别。

（4）ST-T 有继发性改变。心电生理检查证实有房室结双径路或房室旁路，心房、心室程序刺激可诱发或终止心动过速。

（三）治疗

1. 迷走神经刺激法

适用于无明显血流动力学障碍的年轻患者，可作为室上速急诊治疗的第一步，常用的方法有颈动脉窦按摩（患者仰卧位，先按摩右侧，无效时再按摩左侧，切莫双侧同时按摩）、Valsalva 动作（深吸气后屏息，再用力作呼气动作）、刺激咽喉部诱导恶心等，刺激过程中应监测心音或脉搏，一旦心动过速终止即停止刺激。

2. 药物治疗

减慢房室结和旁路传导和延长不应期的药物因能阻断折返激动通常都能终止室上速。其中洋地黄类、钙通道阻滞剂、β-受体阻滞剂和腺苷主要抑制房室结慢通道的前向传导，而 IA 和 IC 类药物可抑制快通道的逆向传导（表3-1）。

表 3-1　减慢房室结及旁道传导和延长不应期的药物

影响部位	药物
旁道	IA 类（普鲁卡因胺）
	II 类（艾司洛尔，普萘洛尔）
	IV 类（维拉帕米，地尔硫䓬）
房室结	腺苷类
	洋地黄类
旁道和房室结	IC 类（普罗帕酮）
	III 类（胺碘酮）

（1）维拉帕米：适用于无严重血流动力学障碍和无窦房结功能不全者，对正常 QRS 波型室上速效果较好。首剂 5 mg，稀释后缓慢静脉注射，15 分钟后仍未转复者可重复 5 mg。静脉注射剂量过大或速度过快时可引起血压骤降、心搏骤停等严重后果。

（2）三磷酸腺苷：为强迷走神经激动剂，对窦房结、房室结均有明显的抑制作用，起效快，半衰期短。首剂 10～20 mg，在 3～5 秒内快速静脉注射，3～5 分钟后未能转复者可重复 20～30 mg。注射时，患者一般都有一过性胸闷、脸红、头昏等反应，偶可有较长时间的窦性停搏、房室传导阻滞、室性心律失常等。故应在心电图监视下用药，并保留静脉通道。禁用于冠心病、病窦综合征、传导系统病变、支气管哮喘或老年患者。

（3）普罗帕酮：可抑制房室结及房室旁道的传导，故对室上速有较好的转复作用。首剂 70 mg，缓慢（5～10 分钟）静脉推注，如无效，30 分钟后再给 35～70 mg。心功能不全和室内传导障碍者相对禁忌或慎用。

（4）毛花苷 C：仅用于房室结折返性心动过速合并心功能不全者，首剂 0.4～0.8 mg，稀释后静脉注射，无效者 2～4 小时可再给 0.2～0.4 mg，24 小时总量可达 1.2～1.4 mg。但起效慢，转复有效率仅 50% 左右。

逆向型房室折返性心动过速其折返环路经旁道顺传，经房室结逆传，故呈宽 QRS 波型心动过速，部分患者易演变为经旁道前传的房颤。洋地黄、维拉帕米因缩短房室旁道不应期、加快旁道前传而加快心室率，从而导致严重血流动力学障碍和诱发致命性心律失常，故应禁用。而宜选用延长旁道不应期的药物如普罗帕酮、普鲁卡因胺或胺碘酮等。

3. 电复律

药物治疗无效或有严重血流动力学障碍（合并心绞痛、低血压、心力衰竭）表现者应立即行电复律治疗，能量为 50～100J。由洋地黄中毒引起的室上速或已用洋地黄者，则不宜行电复律治疗。可选用经食管心房调搏或体外无创起搏或经静脉心腔起搏。

4. 经导管射频消融

对反复发作或药物难以奏效或不能长期服药的房室结折返性心动过速或房室折返性心动过速宜做射频消融术，以期根治。

二、房性心动过速

房性心动过速简称房速。按发生机制分为自律性房速、房内折返性心动过速和紊乱性房性心动过速 3 种。

（一）临床表现

常发生于有明显器质性心脏病的患者，如冠心病（伴或不伴心肌梗死）、心肌病、慢性阻塞性肺疾病、心脏瓣膜性病变、急性感染、饮酒过度、低钾血症、低氧血症及洋地黄中毒。主要症状是心悸不适和相应的心脏病症状，可呈阵发性或持续性发作。无休止发作者可致心动过速性心肌病。

（二）心电图特征

1. 自律性房性心动过速

①P′波电轴和形态与窦性 P 波不同；②P′波频率 100～180 次/分，发作起始时 P′波频率逐渐加速（温醒现象）；③P′-R 间期受心动过速频率的影响，发生房室传导阻滞时不能终止发作；④心动过速不能被房性期前刺激诱发或终止。

2. 房内折返性心动过速

①P′波电轴和形态与窦性 P 波不同；②P′波频率 100～240 次/分，节律匀齐；③P′-R 间期受心动过速频率的影响，发生房室传导阻滞时不能终止发作；④心动过速能被房性期前刺激诱发或终止。

3. 紊乱性房性心动过速

①3 种或 3 种以上不同形态的 P 波，P′-P′间期和P′-R 间期不规则。②P′波频率 100～130 次/分；③P′-P′之间有等电位线，大部分 P′波能下传心室，部分 P′波有下传受阻。

（三）治疗

房性心动过速的治疗主要是针对基础疾病和诱发因素的治疗，短暂房速通常不引起严重血流动力学障碍，如患者有不能耐受的症状时则需治疗。正在接受洋地黄治疗的患者如发生房性心动过速，首先应排除洋地黄中毒。非洋地黄引起者，则可选用洋地黄、β-受体阻滞剂、维拉帕米、胺碘酮、普罗帕酮等治疗。

三、心房扑动

心房扑动简称房扑，是一种由快速而规则的心房电活动引起快而协调的心房收缩，并以不同比例传入心室。阵发性房扑可发生于无器质性心脏病者，持续性房扑几乎均发生于器质性心脏病者。

（一）临床表现

症状与患者的基础心脏病和心室率有关，心室率不快者可无症状，伴极快心室率时可有黑蒙、昏厥、低血压并可诱发心绞痛或充血性心力衰竭。体格检查时可见快速的颈静脉扑动，心尖冲动规则或不规则，第一心音强度随房室传导比例不同而改变。

（二）心电图特征

以房扑的房率和扑动波方向分为Ⅰ型和Ⅱ型。Ⅰ型较常见，约占95%。

1. Ⅰ型房扑

①P波消失，代之以 250～350 次/分波形和振幅相同、间隔匀齐的锯齿样心房扑动波（F波），F波间无等电位线；②F波在Ⅱ、Ⅲ、aVF 导联呈负向，V_1 导联呈正向；③房室传导比例（2～4）:1，以 2:1 传导最常见，心室率 150 次/分左右；④QRS 波形态与窦性相同，如发生室内差异性传导时，QRS 波增宽。

2. Ⅱ型房扑

①F波频率 340～430 次/分，F波间无等电位线；②Ⅱ、Ⅲ、aVF 导联 F 波正向，V_1 导联 F 波负向；③QRS 波呈室上性。

（三）治疗

心房扑动的急诊治疗包括减慢心室率和复律治疗，Ⅱ型房扑的治疗同心房纤颤。房扑伴血流动力学障碍者宜选择低电能（10～50J）同步电复律或快速心房起搏。药物治疗用于血流动力学尚稳定的患者。钙通道阻滞剂和β受体阻滞剂能有效减慢心室率，快作用洋地黄制剂则用于心功能不全者，但房扑患者对洋地黄的耐量较大，可能需要较大剂量才能达到减慢心室率目的。

ⅠA 类、ⅠC 类和Ⅲ类抗心律失常药物有恢复窦性心律和预防复发的作用。但须在洋地黄、β受体阻滞剂、钙通道阻滞剂减慢心室率的基础上应用。因Ⅰ类药物能减慢房扑波的频率，使房室传导加快，可造成扑动波 1:1 下传心室的严重后果。

四、心房纤颤

心房纤颤简称房颤，是临床常见的心律失常。阵发性房颤可见于正常人，持续性房颤多见于器质性心脏病患者。

（一）临床表现

房颤的主要危害是：①引起心悸不适；②引起或加重心功能不全；③血栓栓塞。房颤初始，患者恐惧不安、心悸不适，心室率极快时可出现心绞痛、昏厥或心功能不全的表现。慢性持续性房颤的症状因心室率、有无器质性心脏病和血栓栓塞并发症而异，心音强弱不等，心律极不规则和脉搏短绌是房颤的主要体征。

（二）心电图特征

①P波消失，代之以形态、振幅、间距不规则的心房颤动波（f波），频率 350～600 次/分；②QRS 波形态与窦性相同，R-R 间期绝对不匀齐，心室率一般为 100～160 次/分。心房纤颤合并有房室旁道前传、束支阻滞、室内差异性传导时 QRS 波增宽，应与室性心动过速鉴别。

（三）治疗

心房纤颤的急诊治疗包括治疗基础心脏病和纠正诱发因素、控制心室率、恢复窦性心律和预防血栓栓塞。各类房颤的治疗选择略有不同（表3-2）。

表3-2　心房纤颤的分类和治疗

类型	临床特点	治疗
阵发性房颤	持续通常＜48小时（2～7天）能自行转回窦性心律＞2～7天，不能自行转回	应用ⅠC类或Ⅲ类抗心律失常药转复和/或在发作期采用控制心室率的方法
持续性房颤	窦性心律，药物或其他复律术能转回窦性心律	抗心律失常药＋电复律术＋华法林
永久性房颤	不能转复为窦性心律	控制心室率＋华法林或阿司匹林

阵发性房颤发作时常有心室率过快而致血流动力学不稳定，每须紧急处理，因房颤持续时间越长，越容易导致心房电重构而致不易转复为窦性节律。如房颤伴快速心室率引起低血压、心功能不全、心绞痛或预激综合征经旁道前传的房颤，宜紧急施行电复律。

药物转复常用ⅠA、ⅠC、Ⅲ类抗心律失常药，有器质性心脏病、心功能不全的患者首选胺碘酮，无器质性心脏病者可首选Ⅰ类抗心律失常药。依布利特、多非利特及阿米利特终止持续性房颤也有一定效果，必要时可供选用。

控制房颤的心室率常用洋地黄、钙通道阻滞剂及β受体阻滞剂静脉注射。其中洋地黄主要用于慢性房颤。具有预激综合征的房颤患者则禁用洋地黄和钙通道阻滞剂。

慢性持续性房颤有较高的栓塞并发症，故超过48小时未自行复律的持续性房颤，应使用华法林等抗凝药物，并使凝血酶原时间国际标准化比值维持在2.0～3.0。不适宜用华法林或属血栓栓塞事件的极低危人群如较为年轻，无高血压、糖尿病、脑血管疾病、瓣膜病或充血性心力衰竭病史者，则选用阿司匹林。

五、室性心动过速

室性心动过速简称室速，是指发生于希氏束分叉以下的快速连续性室性异位激动。可由自律性异常、折返激动或触发活动等不同机制所引起。按心动过速持续时间分为持续性（＞30秒）和非持续性（30秒内自行终止）。按心电图表现分为单形性、多形性、双向性、并行心律性、分支阻滞性、自主性和尖端扭转性室速等，其中以单形性室速最为常见。

90％以上室性心动过速患者有器质性心脏病或明确诱因。主要见于冠心病、心肌病，其他原因包括电解质紊乱、二尖瓣脱垂、药物中毒、Q-T间期延长。少数室速无器质性心脏病证据，称为特发性室性心动过速。

（一）临床表现

室性心动过速因发作时心脏基础病变、心功能状态、室速的频率和持续时间不同，其临床表现和预后迥异。非持续性室速患者症状轻微，持续性室速者则常有血流动力学障碍的表现，常见的有心慌、胸闷、气促、眩晕和低血压等，严重者可出现昏厥、休克、急性左心衰竭或心室纤颤而猝死。

室性心动过速时由于房室分离，第一心音强弱不等，有时可闻及大炮音，颈静脉搏动强弱不一，间歇出现较强的颈静脉搏动波——a 波。

（二）心电图特征

（1）连续出现 3 个或 3 个以上宽大畸形 QRS 波，频率≥100 次/分，节律基本规则，T 波与 QRS 主波方向相反。

（2）P 波与宽大畸形的 QRS 波无固定关系，形成房室分离，房率小于室率。但因 P 波常融于畸形的 QRS 波中，故难以辨认。

（3）完全或部分心室夺获：室性心动过速时，有时窦性激动可下传完全夺获心脏，表现为窄 QRS 波，其前有 P 波，P-R 间期>0.12 秒。窦性激动与异位激动同时兴奋心肌时表现为部分夺获，图形介于窦性和室性之间，称为室性融合波。

（三）治疗

大多数室性心动过速发作时症状较重，持续性室性心动过速，特别是心室率极快的无脉性室速，临床表现凶险，常可转为心室纤颤而发生猝死，故必须及时有效地终止。室性心动过速的急诊治疗包括：立即中止室速发作、寻找并消除诱发因素、积极治疗原发病、预防室速复发和心脏性猝死。

直流电复律是终止室性心动过速安全和有效的治疗措施。持续性室速伴严重的血流动力学障碍而出现低血压、休克、心绞痛、心力衰竭、脑血流灌注不足等症状时，电复律可作为首选的治疗措施。复律电能 50～100J。洋地黄中毒引起的室性心动过速则不宜电复律。

室性心动过速如无显著血流动力学障碍或伴有昏厥的非持续性室性心动过速可选药物治疗。常用利多卡因、普罗帕酮、普鲁卡因胺，无效可选用胺碘酮。

利多卡因首剂 50～100 mg，静脉注射，必要时 5～10 分钟后可重复静脉注射 50～100 mg，但 1 小时总量不超过 300 mg，有效后可用 1～3 mg/min 静脉滴注维持。

普罗帕酮一般用 1.0～1.5 mg/kg（多用 35～70 mg），稀释后缓慢静脉注射，无效时可在 10～20 分钟后重复一次；必要时以 0.5～1.0 mg/min 静脉滴注维持，总量不超过 280 mg。

普鲁卡因胺稀释后静脉滴注，每 5 分钟静脉注射 100 mg，直至有效或总量达 1 000 mg。有效后继以 1～4 mg/min 静脉维持。

胺碘酮负荷量 2.5～5 mg/kg，常用 150 mg 稀释于 5% 葡萄糖注射液 100 mL 中缓慢静脉注射 10 分钟或以 15 mg/min 由输液泵注入，有效后 0.5～1 mg/min 静脉滴注维持 24 小时，总量不宜超过 1 000 mg。

对各种抗心律失常治疗无效的持续性单形性室性心动过速，可采用导管射频消融治疗或植入心律复律除颤器（ICD）。

六、心室扑动和心室纤颤

心室扑动和心室纤颤，简称室扑和室颤。室扑时，心室率极快但收缩无效；室颤时，心室律更快且不规则。因此，室扑、室颤时，心脏已丧失了射血功能，体内血液循环已中断。各种严重器质性心脏病及其他全身性疾病的晚期都可以出现室扑和室颤，也可见于心脏手术、麻醉、触电、雷击及药物中毒时。

（一）临床表现

室扑和室颤时，患者意识丧失、抽搐，呼吸缓慢不规则或停止，心音和大血管搏动消失，血压无法测出以及瞳孔散大、对光反射消失。如不及时抢救，迅即死亡。

（二）心电图特征

（1）心室扑动：P波消失，出现连续宽大和比较规则的正弦波状的心室扑动波，QRS波与T波难以分辨；心室扑动波频率150～300次/分，通常为200次/分。

（2）心室纤颤：P-QRS-T波消失，代之以形态、振幅和间隔完全不规则的小波，波幅常<0.2 mV；纤颤波频率250～500次/分。

（三）治疗

室扑和室颤的诊断一旦确立，应立即按心肺脑复苏的原则建立有效呼吸和人工循环，并尽快行非同步直流电除颤，必要时可连续3次，依次电能为200J、300J、360J。无效者可在持续胸外按压和人工通气的同时静脉推注肾上腺素1 mg，每3～5分钟一次，每次给药后30～60秒内再次电除颤（360J），必要时辅以利多卡因、溴苄胺等。

（段小芬）

第二节　缓慢型心律失常

缓慢型心律失常主要发生部位是窦房结、房室结和心室内。发生于窦房结的缓慢型心律失常包括窦性心动过缓、窦性停搏和窦房传导阻滞。发生于房室结者则为房室传导阻滞；室内传导阻滞包括右束支、左束支、左前分支和左后分支阻滞。

一、窦性停搏

窦房结在一段时间内不发放冲动被称为窦性停搏，又称窦性静止。

（一）临床特征

窦性停搏可见于迷走神经张力突然升高，如按摩颈动脉窦、按压眼球、刺激咽喉引起呕吐时，但多数是由病态窦房结综合征、冠心病及抗心律失常药等引起。停搏时间较长者可致眩晕、黑蒙或短暂意识丧失，严重者甚至抽搐。

（二）心电图特征

（1）在正常窦性心律突然出现显著的长间歇。

（2）长间歇中无P-QRS-T波。

（3）长间歇与基本的P-P间期无倍数关系。

（4）长间歇中可见房室交界性或室性逸搏。

（三）治疗

有症状的窦性停搏治疗主要针对病因，如纠正高钾血症、停用可能引起窦性停搏相关药物。症状明显者在病因治疗的同时可短暂应用阿托品、异丙肾上腺素等药物治疗。有昏厥发作者，则应予心脏起搏治疗。

二、房室传导阻滞

房室传导阻滞是指激动从心房传至心室过程中发生传导延迟或阻断。按阻滞程度，可分为一度、二度和三度房室传导阻滞。

（一）临床表现

房室传导阻滞多由器质性心脏病引起，如冠心病、心肌病、心肌炎、结缔组织病和原发性传导束纤维化或退行性变等，也可由风湿热、电解质紊乱和药物中毒引起。一度或二度Ⅰ型房室传导阻滞偶见于迷走神经张力增高的健康人。临床症状和严重度因房室传导阻滞的程度和原发病而异。一度房室传导阻滞常无症状；二度房室传导阻滞常有心悸、疲乏；二度Ⅱ型或三度房室传导阻滞心室率缓慢者则常有眩晕、黑蒙、昏厥、心绞痛，甚至发生阿—斯综合征或猝死。第一心音减弱常是一度房室传导阻滞的体征；二度房室传导阻滞则有间歇性心搏脱漏；三度房室传导阻滞时，第一心音强弱不等，可闻及"大炮音"，并见颈静脉间歇性巨大搏动波。

（二）心电图特征

1. 一度房室传导阻滞

P-R 间期 >0.20 秒，无 QRS 波脱落。

2. 二度Ⅰ型房室传导阻滞

又称莫氏Ⅰ型或文氏型。①P-R 间期逐渐延长，直至 P 波后脱落 QRS 波。②R-R 间期逐渐缩短，直至 P 波受阻。③包含受阻 P 波在内的长 R-R 间期小于正常窦性 P-P 间期的两倍。

3. 二度Ⅱ型房室传导阻滞

又称莫氏Ⅱ型房室阻滞。①P-R 间期恒定（可正常也可延长）。②间断或周期性出现 P 波后 QRS 波脱落，可呈 2:1、3:1 脱落。③含未下传 P 波的长 R-R 间期为短 R-R 间期的两倍。④发生在希氏束内的Ⅱ型阻滞 QRS 波大多正常，发生于希氏束远端和束支的Ⅱ型阻滞，则 ORS 波宽大、畸形，呈束支传导阻滞型。

4. 三度房室传导阻滞

又称完全性房室传导阻滞，即心房的激动完全不能下传至心室，心室由阻滞部位以下的起搏点控制。心电图表现为：①房室分离，P-P 间期和 R-R 间期有各自规律，P 波与 QRS 波无关；②P 波频率 > QRS 波频率；③QRS 波缓慢，若阻滞水平高，心室起搏点位于希氏束分叉以上，QRS 波不增宽，频率 40~60 次/分；若心室起搏点位于希氏束分叉以下，则 QRS 波宽大、频率 <40 次/分。

（三）治疗

1. 病因治疗

急性发生的房室传导阻滞，最常见于急性心肌梗死、心肌炎、药物（β-受体阻滞剂、钙通道阻滞剂、洋地黄和抗心律失常药中毒）毒性作用、电解质紊乱（高钾血症和高钙血症）等，应针对原发病作相应治疗。

2. 增快心室律，促进房室传导

一度房室传导阻滞和二度Ⅰ型房室传导阻滞心室率不太慢和无症状者，通常无须应用抗心律失常药物，必要时可选用阿托品口服或肌内注射。二度Ⅱ型以上房室传导阻滞心室率缓慢，可选用异丙肾上腺素 1~2 mg 加入 5% 葡萄糖液 500 mL 中缓慢静脉滴注，或 1~2 μg/min 由输液泵注入，依治疗反应调整剂量，以使心室率提高至 50~60 次/分，剂量过大可诱发室性心动过速，甚至室颤。

阿托品适用于阻滞部位在房室结的房室传导阻滞，能增加高部位心室起搏点的自律性，从而增加心室传导阻滞的心室率，常用 0.5~2.0 mg 静脉注射，若能终止传导阻滞或将心室率提高至 50 次/分，可继续给药，但不宜超过 48 小时，以免发生阿托品毒性反应。二度Ⅱ型房室传导阻滞伴 QRS 波增宽者，则不宜用阿托品。

肾上腺皮质激素通过减轻传导系统的炎症和水肿，常用于治疗手术、急性心肌炎和其他感染所引起的急性三度房室传导阻滞，临床常用氢化可的松 100~200 mg 或地塞米松 10~20 mg 加入葡萄糖液中短期静脉滴注。

3. 心脏起搏

三度房室传导阻滞或二度Ⅱ型房室传导阻滞药物治疗无效，或有血流动力障碍及晕厥者，应立即进行临时性或永久性心脏起搏治疗。

（胡善亮）

第四章

胃肠道感染

第一节　概述

胃肠道感染与食物中毒是一组主要累及胃肠道，通常以腹泻、腹痛、恶心、呕吐或发热为主要临床表现的感染性疾病。引起胃肠道感染的病原体可以是病毒、细菌、真菌或寄生虫，以病毒和细菌最常见。食物中毒则是指由食入被细菌或细菌毒素、病毒、寄生虫等污染的食物或水所致，临床大多起病急骤，以剧烈呕吐症状较为突出，可表现为胃肠炎型或神经型食物中毒，易多人或集体发病。依据起病的缓急及腹泻的病程长短，临床上将感染性腹泻分为急性、持续性与慢性。前者通常急性起病，病程≤2周，称急性腹泻，也称急性胃肠炎，为主要的临床类型。慢性感染性腹泻的病程则一般≥1个月。持续性腹泻通常介于这两者之间。后两者主要病因可能为肠寄生虫感染（如贾第虫病、阿米巴痢疾等）、急性感染后转变为慢性者（如细菌性痢疾等）及与艾滋病等免疫缺陷相关的巨细胞病毒性胃肠炎或隐孢子虫病等。

一、感染因素

（一）病原体

病原体感染后是否发病与患者机体防御能力、病原体的种类、毒力、数量等密切相关。不同病原体有其不同的感染量，感染量是指病原体入侵正常机体而使机体出现疾病症状所需的病原体量，此直接影响疾病的传播方式和易感性。

（二）机体

这里机体防御能力包括胃肠道的天然防御屏障能力（表4-1）和机体免疫力。免疫力低下宿主如艾滋病（AIDS）患者等易感染各种病原体，与正常免疫宿主感染有区别。

表4-1　胃肠道的天然防御屏障作用

天然屏障	作用
胃酸	可杀灭多数病毒、病原菌、原虫和寄生虫虫卵，提高感染所需的病原体数量阈值
胆盐	主要在十二指肠和空肠上段起杀灭病原体或抑制其生长的作用
淋巴组织	可传递病原体刺激信息，介导抗病原体免疫应答或超敏反应性损害的发生

天然屏障	作用
分泌性 IgA	是肠道抗病原体局部免疫的重要承担者
肠道正常菌群	可抑制病原微生物在肠道的定植和生长
肠道菌素	可抑制或杀灭病原微生物
胃肠道运动性	有助于及时排出病原体、代谢产物和毒素
肝脏解毒	可清除来自肠道的大量内毒素等毒性物质

病毒感染被认为是急性胃肠炎最常见的病原体，尤其在暴发性腹泻事件中，约 90% 为诺如病毒感染引起，社区散发性感染性腹泻中成人多见诺如病毒，儿童多见轮状病毒。还有其他常见病原体包括志贺菌、大肠杆菌、空肠弯曲杆菌、沙门菌、耶尔森菌、原虫，但约半数感染性腹泻患者的病原未明。

（三）环境

自然环境（如温度、湿度等）、社会环境（经济水平、卫生条件和习惯等）对病原体有相当大的影响，故宿主在不同环境下感染的病原体会不同，如旅行者腹泻、院内感染性腹泻等与社区获得性感染性腹泻病原体有一定的差别（表 4-2）。

表 4-2　特殊宿主免疫状态、环境暴露与腹泻病原体的关系

免疫状态、环境暴露	病原体
旅行者腹泻（去发展中国家）	70% 的细菌（肠产毒素性大肠杆菌、志贺菌、弯曲菌、产类志贺毒素大肠杆菌、沙门菌、肠集聚性大肠杆菌、气单胞菌、类志贺邻单胞菌等）、诺如病毒、轮状病毒、甲型肝炎病毒、贾第虫、溶组织阿米巴、隐孢子虫等
AIDS 患者	最常见：隐孢子虫、巨细胞病毒；常见：溶组织阿米巴、贾第虫、结核分枝杆菌、沙门菌（肠炎沙门菌、鼠伤寒沙门菌）、气单胞菌、微孢子虫、星状病毒、艰难梭菌、弯曲菌；稍常见：病毒（单纯疱疹病毒、轮状病毒、诺如病毒、腺病毒）、环孢子虫、人肠滴虫、粪类圆线虫、志贺菌、耶尔森菌
抗生素相关性腹泻（一般用药后 5～10 天发病）	艰难梭菌（占 20%～30%）、产肠毒素的产气荚膜梭菌、金黄色葡萄球菌、克雷伯菌、白念珠菌等
医院获得性腹泻	大肠埃希菌、金黄色葡萄球菌、肠球菌和铜绿假单胞菌，其次为白念珠菌、变形杆菌、克雷伯菌、沙门菌、诺如病毒等

二、流行病学

（一）传染源

患者、隐性感染者和病原携带者为传染源，后两者作为传染源的意义更大。

（二）传播途径

主要为消化道传播，即"粪—口"传播，少数可由个体间接触传播（较常见为志贺菌和诺如病毒感染）、呼吸道飞沫传播（主要为病毒，如诺如病毒等）及经皮肤或黏膜传播

（见于某些蠕虫，如钩虫、粪类圆线虫等），但目前仍然有些病例病原体的实际传播途径不明了。

（三）易感人群

人群普遍易感。多数胃肠道感染痊愈后不能获得持久保护性免疫，但伤寒沙门菌感染后常可获得较持久的保护性免疫；霍乱痊愈后也可获得对同型菌相对牢固的免疫力，尽管部分患者仍可再感染。

（四）流行特征

胃肠道感染全年均可发病，但某些病原体感染有一定的季节性高峰，如轮状病毒、诺如病毒和耶尔森菌感染在较寒冷的秋冬季节高发；大肠埃希菌、志贺菌和伤寒沙门菌等于炎热的夏秋季高发。卫生状况越好，越利于胃肠道感染防控。但对于轮状病毒、诺如病毒感染，即便在卫生状况良好的国家目前仍难以充分预防。

三、发病机制

病原体感染后其主要发病机制为毒素和（或）病原体直接侵犯胃肠道黏膜而致病。细菌、病毒、真菌和寄生虫具体发病机制见表 4-3。根据临床特点和不同病原体的发病机制将感染性腹泻分为炎症性腹泻（黏液脓血便）和非炎症性腹泻（分泌性腹泻，水样便）（表 4-4）。前者主要指病原体和（或）毒素直接侵袭肠上皮细胞引起炎症坏死而导致的腹泻；后者主要指病原体刺激肠上皮细胞或分泌肠毒素，引起肠液分泌增多和（或）吸收障碍而导致的腹泻。

表 4-3   四种病原体引起腹泻的发病机制及粪便性质

病原体	发病机制	粪便性质
细菌	细菌主要直接侵袭肠黏膜和（或）产生毒素 内毒素（全身症状有关） 外毒素（与腹泻相关） 肠毒素、不耐热毒素、耐热毒素使细胞内 cAMP、cGMP 增加促肠分泌增加 志贺毒素、志贺样毒素（具有肠毒素、细胞毒、神经毒活性） 艰难梭菌 A/B 毒素（兼具肠毒素和细胞毒活性） 细菌直接侵袭引起肠黏膜上皮细胞炎症坏死	水样便（分泌性腹泻） 肠出血、HUS 等 水样、黏液脓血 黏液脓血（炎性腹泻）
病毒	直接损害小肠黏膜上皮细胞引起肠道吸收功能障碍；乳糖酶等消化酶活性减弱引起渗透性腹泻；少数病毒能产生病毒肠毒素引起分泌性腹泻 毒素及炎症介质的刺激使肠黏膜通透性增加	水样便 少量黏液或血便
真菌	芽管及菌丝等可直接插入肠黏膜上皮细胞，与产生醋酶等多种有毒性物质共同参与致肠道黏膜损害	黏液脓血
寄生虫	寄生虫机械运动性摩擦和对肠壁的吸附或咬附等的机械性损伤；破坏、溶解和吞噬肠壁组织，如阿米巴和钩虫等 乳糖酶等消化酶缺乏导致渗透性腹泻；肠黏膜隐窝内增生的不成熟上皮对水和电解质的吸收能力较差；隐孢子虫等感染时，炎性细胞因子可诱导肠上皮细胞内 cAMP 升高，引起分泌性腹泻	黏液脓血 水样便

表4-4　腹泻临床特点及常见病原体

腹泻分型	病因	主要发病机制	常见病原体
非炎症性（也称分泌性）腹泻：（水样便）	病毒（多见）	累及小肠绒毛等	最常见为轮状病毒、诺如病毒，其次为星状病毒、肠腺病毒、冠状病毒、肠道病毒等
稀水样便，少数可低热及腹痛；粪镜检正常或偶见红白细胞；常累及小肠；补液为主，需抗感染治疗少	细菌（多见）	肠毒素	产毒素性大肠杆菌、霍乱弧菌、肠聚集性大肠杆菌、金黄色葡萄球菌、蜡样芽孢杆菌、产气荚膜梭状芽孢杆菌、"非霍乱"弧菌、气单胞菌等
	原虫	累及小肠黏膜	蓝氏贾第虫、隐孢子虫、等孢子球虫、圆孢子球虫、微孢子球虫
炎症性腹泻：（黏液脓血便）	病毒	免疫缺陷相关	巨细胞病毒、疱疹病毒等
发热、腹痛、黏液和（或）脓血便、里急后重；粪镜检有白细胞和（或）红细胞；常累及结肠；需抗感染治疗多	真菌	免疫缺陷相关侵袭	念珠菌、放线菌、毛霉菌、曲菌、隐珠菌
	细菌（多见）	细胞毒素侵袭	出血性大肠杆菌（O157：H7、O104：H4 等）、副溶血性弧菌、艰难梭状芽孢杆菌
			志贺菌、空肠弯曲菌、肠炎沙门菌、肠侵袭性大肠杆菌、小肠结肠炎耶尔森菌、肠分枝杆菌、爱德华菌
	原虫	侵袭结肠	溶组织阿米巴、血吸虫、小袋纤毛虫、粪类圆线虫

四、临床表现

潜伏期多数在数日内，食物中毒更短，数小时即可发病。

（一）症状

1. 发热

炎症性腹泻多见，且往往热度较高。分泌性腹泻一般无发热，病毒性腹泻偶有，一般热度不高。

2. 腹泻特征

粪便性状［分泌性腹泻：水样便；炎症性腹泻：黏液和（或）脓血便；暗红色果酱样便提示溶组织内阿米巴感染；血水便提示出血性大肠杆菌感染可能］；颜色［轮状病毒和腺病毒感染，一般为水样陶土色和（或）黄色；霍乱为米泔水样便；贾第虫病经常是水样、绿色伴少量未消化食物粪便］；气味（志贺菌感染几乎无味；霍乱和致病性大肠杆菌感染呈鱼腥味；贾第虫病呈恶臭；沙门菌感染呈"臭鸡蛋"味）；量（量大时提示轮状病毒、产毒素大肠杆菌、霍乱、隐孢子虫或条件致病菌所致）；频率（志贺菌感染量少而频率高）；艰难梭菌感染可排血水样便，可见假膜，并可伴恶臭。大多数感染性腹泻无明确特征。

3. 呕吐

持续呕吐多见于轮状病毒、诺如病毒、肠腺病毒感染等。霍乱呕吐则多出现于腹泻后。金黄色葡萄球群和蜡样芽孢杆菌食物中毒时呕吐剧烈，呕吐物可呈胆汁性。

4. 腹痛

大多数腹泻均伴有一定程度的腹部痉挛性疼痛，因此对鉴别哪一种病原体意义不很大。

病毒性腹泻一般腹痛不明显，霍乱一般无明显腹痛，O139 群可有腹痛。

5. 里急后重、左下腹痉挛性痛或压痛

是乙状结肠和直肠炎症的特征，也是志贺菌和溶组织阿米巴等病原体感染的重要线索。

（二）并发症

1. 水电解质失衡

严重吐泻者可出现显著水电解质紊乱和酸中毒，甚至休克及多器官功能障碍，不及时治疗少数患者可致死。

2. 溶血尿毒症综合征（HUS）

主要见于出血性大肠杆菌（EHEC）、志贺菌感染等，表现为数日血便后，出现微血管性溶血性贫血、外周血小板减少、溶血性黄疸及肾衰竭。

3. 免疫介导的肠外表现

症状和体征常常出现在腹泻缓解后，见表 4-5。

表 4-5　免疫介导的肠外表现与相关的病原体

肠外表现	相关病原体
结节性红斑	耶尔森菌、弯曲菌、沙门菌
肾小球肾炎	志贺菌、弯曲菌、耶尔森菌
吉兰—巴雷综合征	弯曲菌
溶血性贫血	弯曲菌、耶尔森菌
溶血尿毒症综合征	产志贺样毒素大肠杆菌
IgA 肾病	弯曲菌
反应性关节炎	沙门菌、志贺菌、耶尔森菌、弯曲菌、隐孢子虫
赖特综合征	志贺菌、沙门菌、弯曲菌、耶尔森菌

4. 胃肠外感染

包括菌血症和脓毒症，细菌迁徙引起呼吸道感染、肝炎、胆管炎和胆囊炎、胰腺炎、心内膜炎及血栓性静脉炎等各种胃肠外组织器官的炎症或脓肿等。肠阿米巴病可并发阿米巴肝脓肿、肺脓肿、脑脓肿及会阴部皮肤脓肿。

5. 幼虫移行症

蛔虫幼虫可移行至肺引起蛔虫性肺炎、哮喘和嗜酸性粒细胞增多症等。钩虫、粪类圆线虫幼虫移行可引起皮炎、阵发性咳嗽、血痰和哮喘等。

五、辅助检查

（一）粪便检查

收集粪便标本时应取粪便液体及黏液脓血部分，其含病原体多，同时应迅速送检，因部分病原体外界抵抗力弱。

1. 大便常规

肉眼外观：见黏液和血便，提示炎症性。显微镜镜检见红、白细胞提示炎症性；如见大量白细胞和部分红细胞须考虑细菌性痢疾可能；暗视野下见"鱼群样运动"提示弧菌，并须进行制动试验以甄别霍乱弧菌；如腹泻为血便，尤其粪便中不含白细胞，提示可能为 EHEC（O157：H7/O104：H4 等）或溶组织阿米巴、艰难梭菌感染（后两种病原体可破坏粪便中的白细胞）。

2. 粪便细菌培养

炎症性腹泻大部分病原体为细菌，粪便细菌培养仍然是"金标准"。近几十年来为了防控霍乱，中国 CDC 要求腹泻患者在肠道门诊开诊期间霍乱培养率达 100%。目前临床散发的轻型霍乱往往通过粪便培养被确诊。

3. 抗原检查

怀疑诺如病毒或轮状病毒等病毒性腹泻可用 ELISA 法检测粪便中抗原或 RT-PCR 检测其核酸。

4. 寄生虫

如怀疑寄生虫感染可选择粪便涂片找虫卵（蠕虫）、滋养体、包囊（肠阿米巴、贾第虫）或卵囊（隐孢子虫）。ELISA 方法检测相应的寄生虫抗原。

5. 真菌

大量假菌丝表明白色假丝酵母菌处于活跃增殖状态，故只有镜下同时观察到出芽的孢子和假菌丝，才能确定其感染。也可进行粪便真菌培养。

6. 粪便钙卫蛋白检测

钙卫蛋白是中性粒细胞和巨噬细胞中的一种含钙蛋白，因此粪便钙卫蛋白含量与粪便中白细胞数成正比，提示肠道炎性反应的重要指标。

（二）血常规

炎症性腹泻及霍乱患者外周血白细胞总数和中性分类可以增高，因为霍乱患者血液浓缩。合并 HUS 患者时可见贫血及血小板减少。寄生虫感染时，外周血嗜酸性粒细胞计数及比例常有不同程度增高。大量蛔虫移行时，外周血白细胞总数可显著升高。钩虫病患者可有明显小细胞低色素性贫血。

（三）其他

部分患者可见尿常规、肝肾功能、肌酸激酶、乳酸脱氢酶、电解质、C 反应蛋白等指标异常。对某些高热、免疫低下腹泻患者应进行血培养，但血培养阳性一般多见于沙门菌感染等。

六、诊断及鉴别诊断

根据发病的季节性、患者职业和年龄特点、疫区旅游史、不洁饮食史、用药史、集体发病情况等流行病学资料，结合呕吐和腹泻的性质及其伴随表现，可对胃肠道感染的性质进行初步判断。确诊依赖必要的病原学相关检查。

胃肠道感染既要注意不同病原体感染之间的鉴别，也要注意与非肠道感染性疾病相鉴别，如炎症性肠病、肠易激综合征、药物不良反应（胃肠道反应）、憩室炎、缺血性肠炎、消化不良、肠道肿瘤、腹腔内其他脏器感染、宫外孕和恶性心律失常等。

七、病情评估

水电解质和酸碱平衡的评估是急性感染性腹泻病诊断的重要组成部分，其中脱水的评估尤为重要。脱水程度主要通过皮肤是否干燥及皮肤弹性试验，是否无泪、眼球凹陷，脉搏次数，是否有直立性低血压或低血压，体重下降程度，以及意识状况将脱水分为无脱水型、轻度脱水型、严重脱水型。

八、治疗

治疗原则：纠正水电解质紊乱、继续饮食、合理用药、预防传播。

（一）饮食

一般不需要禁食。理想饮食以含盐的淀粉类熟食为主，补充能量和电解质。饼干、酸奶、汤、熟制蔬菜也是较好的选择。部分患者因腹泻可能发生一过性乳糖酶缺乏，最好避免牛奶摄入。避免进食罐装果汁等高渗性液体，以防腹泻加重。

（二）补液

补液是急性感染性腹泻病的重要治疗措施，根据患者脱水程度，轻度脱水选择口服补液，中重度脱水须口服和静脉联合补液，同时须注意电解质和酸碱平衡。近年来 WHO 推荐一种更加有效的低渗透压口服补液盐（ORS），较标准 ORS 安全性好。对于口服利尿剂患者，提醒其在腹泻期间应停用利尿剂。

（三）止泻治疗

1. **益生菌**

一些益生菌对预防和治疗各种腹泻均有益，可缩短病程。

2. **肠黏膜保护剂和吸附剂**

对病原菌及其毒素有吸附作用，对消化道黏膜有覆盖保护作用，如蒙脱石、果胶和活性炭等，前者已被明确证实可缩短腹泻病程，降低腹泻频度。

3. **抑制肠道分泌**

（1）次水杨酸铋可抑制肠道分泌，能减轻腹泻患者的腹泻、恶心、腹痛等症状。

（2）脑啡肽酶抑制剂（如消旋卡多曲）可延长消化道内源性脑啡肽的生理活性，减少水和电解质的过度分泌。

4. **肠动力抑制剂**

多用于非炎症性腹泻症状轻、中度的旅行者腹泻。疑似炎症性腹泻以及血性腹泻患者应避免使用。

5. **其他**

如盐酸小檗碱（盐酸黄连素）具有收敛和止泻作用。

（四）抗感染治疗

急性水样泻患者，排除霍乱后，多为病毒性或产肠毒素性细菌感染，不应常规使用抗感染药物；轻、中度腹泻患者一般不用抗生素。抗感染治疗适应证：①发热伴有黏液脓血便的急性腹泻；②持续的志贺菌、沙门菌、弯曲菌感染或原虫感染；③感染发生在老年人、免疫功能低下者、败血症或有假体患者；④中、重度的旅行者腹泻患者；⑤疑似艰难梭菌感染患者；⑥疑似霍乱并重度脱水者。可先根据患者病情及当地药物敏感情况经验性地选用抗感染方案，见表 4-6。EHEC 引起的腹泻不主张使用抗生素，因为能自限，并且目前认为抗生素的应用还可能使细菌释放的志贺样毒素增多，增加 HUS 的发生率。

表4-6 成人各种感染性腹泻病经验性抗感染方案选择

感染性腹泻病	首选	次选	备注
有适应证的社区获得性细菌感染性腹泻病（病原不确定）	喹诺酮类（左氧氟沙星 500 mg，口服，每日 1 次，3~5 天）	复方磺胺甲噁唑 160 mg（2 片）每日 2 次，3 天；阿奇霉素 500 mg，每日 1 次，3 天；利福昔明	如 48 小时后无好转更改其他药物
艰难梭菌感染（CDI）	甲硝唑 400 mg 口服每日 3 次或 200 mg，每日 4 次，10 天	万古霉素 125 mg 口服，6 小时 1 次，10~14 天，重症时可加量至 500 mg，每日 4 次，必要时联合静滴甲硝唑	检测 A/B 毒素，停用相关抗生素，禁用抗动力药
贾第虫病	替硝唑 2.0g，每日 1 次或甲硝唑 200 mg，每日 3 次，5 天		
急性溶组织阿米巴	甲硝唑 600 mg，每日 3 次，3 天，或替硝唑 2.0g，每日 1 次，3 天，随后加用巴龙霉素 25~35 mg/（kg·d），每日 3 次，7 天或二氯尼特 500 mg，每日 3 次，10 天		巴龙霉素和二氯尼特为腔内杀虫剂，二氯尼特可以有效清除腔内包囊
隐孢子虫病	巴龙霉素 25~35 mg/（kg·d）；阿奇霉素 500 mg，每日 1 次，4 周		易慢性化
巨细胞病毒感染	膦甲酸 90 mg/kg 静脉滴注，12 小时 1 次，14~21 天 更昔洛韦 5 mg/kg 静脉滴注，12 小时 1 次，14~21 天		有效，8~9 周 75% 易复发，持续治疗可能是疗效的保证

九、预防控制

（一）控制传染源

（1）发现患者及时报告：依照《中华人民共和国传染病防治法》规定，霍乱为甲类传染病；细菌性和阿米巴痢疾、伤寒和副伤寒为乙类传染病；除霍乱、细菌性和阿米巴痢疾、伤寒和副伤寒以外的感染性腹泻，称为其他感染性腹泻，为丙类传染病。根据相应类型的报告时限进行及时报告。

（2）患者应严格进行消化道隔离：霍乱患者应隔离至症状消失后 6 日，隔日粪培养连续 3 次阴性。阿米巴痢疾患者应隔离至症状消失，隔日粪检连续 3 次找不到包囊为止。

（3）食品加工业者定期体检，发现无症状携带毒者均应暂时调离餐饮岗位。

（4）对于疫区应定期普查普治。

（二）切断传播途径

主要传播途径为"粪—口"传播，故应加强饮水饮食卫生和粪便管理，养成良好的个人手卫生和饮食卫生习惯，保持良好的环境卫生等。

（三）保护易感人群

1. 口服轮状病毒（RV）减毒活疫苗

WHO 倡议列入国家免疫规划。我国研制的 RV 口服减毒活疫苗安全有效，2 个月至 3 岁小儿，每年口服 1 次，3~5 岁小儿，口服 1 次即可，每次口服 3 mL。保护率达 90% 以上，保护期达 1.5 年。

2. 口服霍乱灭活疫苗

目前有两种 Dukoral 和 Shanchol 疫苗，都通过了世卫组织资格预审并在 60 多个国家获得了许可，二者都能在流行地区持续提供 50% 以上的保护，为期 2 年。

（王艳飞）

第二节　病毒感染性腹泻

病毒感染性腹泻又称病毒性胃肠炎，是由多种病毒感染所引起的，以呕吐、腹泻、水样便为主要临床特征的一组急性肠道传染病。本病在秋、冬季节十分常见，可发生在各年龄组，临床上可伴有发热、恶心和厌食等中毒症状，病程自限。有多种病毒可引起胃肠炎，其中最常见的是轮状病毒和诺如病毒，其次为肠腺病毒和星状病毒。本节重点介绍由轮状病毒、诺如病毒和肠腺病毒所致的腹泻。

一、流行病学

病毒性腹泻的传染源有人和动物，传播途径以粪—口传播和人—人的接触感染为主。人普遍易感，是引起旅行者腹泻和各年龄段病毒性胃肠炎的主要病原，但由于病原体不同，有些差异。本章节仅对我国常见的病原体引起的腹泻的流行病学加以论述。

（一）轮状病毒

1. 传染源

为被感染的人和动物，包括患者及隐性感染者。患者急性期粪便中有大量病毒颗粒，腹泻第 3~4 天粪便中仍排出大量病毒，病后持续排毒 4~8 天，极少数可长达 18~42 天。患病婴儿的母亲带病毒率高达 70%。

2. 传播途径

主要为粪—口途径传播。易感者只需 10 个病毒即可感染。也有通过水源污染或呼吸道传播的可能性。成人轮状病毒胃肠炎常呈水型暴发流行。家庭密切接触也是传播的一种方式。轮状病毒是造成医院内感染的重要病原体。

3. 人群易感性

A 组轮状病毒主要感染婴幼儿，最高发病年龄为 6~24 个月龄，6 个月龄以下婴儿由于有来自母体的抗体而较少发病。新生儿和成人也可感染，但成人感染后多无明显症状或仅有轻症表现。B 组轮状病毒主要感染青壮年，以 20~40 岁人群最多，但成人对其普遍易感。健康人群抗体阳性率为 20%~30%，其他人群也可感染。C 组轮状病毒主要感染儿童，成人偶有发病。感染后均可产生抗体，特异性 IgG 持续时间较长，有无保护性尚未肯定。有再次感染而发病的报道。不同血清型的病毒之间缺乏交叉免疫反应。

4. 流行特征

A 组轮状病毒感染呈世界性分布，全年均可发病。在温带和亚热带地区以秋冬季为多见，在热带地区无明显季节性。是发达国家住院婴幼儿急性感染性腹泻的主要原因，是发展中国家婴幼儿秋冬季腹泻的主要原因。B 组轮状病毒感染主要发生在中国，以暴发性流行为主，有明显季节性，多发生于 4 ~ 7 月。C 组轮状病毒感染多为散发，偶有小规模流行。

（二）诺如病毒

1. 传染源

传染源为隐性感染者和患者，主要是患者。感染后粪便排毒时间短暂，病后 3 ~ 4 天内从粪便排出病毒，其传染性持续到症状消失后两天。

2. 传播途径

主要为粪—口途径传播。可散发，也可暴发。散发病例为人—人的接触感染。暴发流行常由食物和水的污染造成。当易感者接触污染物被感染后很快发病。如供水系统、食物和游泳池污染均可引起暴发流行。每次暴发流行的时间为 1 ~ 2 周。贝壳类生物通过过滤聚集病毒成为特殊的危险因素。

3. 人群易感性

人群普遍易感，但发病者以成人和大龄儿童多见。感染后患者血清中抗体水平很快上升，通常感染后第 3 周达高峰，但仅维持到第 6 周左右即下降。儿童期诺如病毒的特异性抗体水平不高，而成人血清特异性抗体的阳性率可达 50% ~ 90%。诺如病毒抗体无明显保护性作用，故本病可反复感染。

4. 流行特征

流行地区广泛，全年发病，秋冬季流行较多。常出现暴发流行。诺如病毒引起的腹泻占急性非细菌性腹泻的 1/3 以上。

（三）肠腺病毒

1. 传染源

患者和隐性感染者是主要传染源，粪便中可持续排毒 10 ~ 14 天，通常是在腹泻停止前 2 天至停止后 5 天。无症状的病毒携带者也可传染本病，传染性与有症状者相同。

2. 传播途径

以粪—口传播和人—人的接触传播为主，部分患者也可能由呼吸道传播而感染。水及食物传播未见报道。

3. 人群易感性

绝大多数患儿在 2 岁以下，患病高峰年龄为 6 ~ 12 个月。成人很少发病。感染后可获得一定的免疫力。持续时间尚不清楚。儿童期感染后可获得长久免疫力。

4. 流行特征

呈世界性分布，全年均可发病，夏秋季发病率较高。以散发和地方性流行为主，暴发流行少见，暴发流行时 38% 儿童被感染，但约 50% 无症状。流行可持续 7 ~ 44 天。我国肠腺病毒腹泻患病率仅次于轮状病毒感染，居第二位，是院内病毒性腹泻的第二大致病原。

（四）其他病毒引起的腹泻

与腹泻相关的星状病毒、原型嵌杯病毒、冠状病毒和小圆形病毒等引起的病例数少，临床报道不多，其致病性也未得到充分肯定，需要新的临床研究进一步评价这些病毒在病毒性腹泻中的作用。柯萨奇病毒和埃可病毒曾经在我国许多地区小儿腹泻患者粪便中分离到，但占病毒性腹泻患者比例很小。

二、发病机制与病理改变

病毒性腹泻的发病机制与细菌引起腹泻的发病机制有所不同。有些病毒具有肠毒素样作用，使肠黏膜细胞内腺苷酸环化酶被激活，提高环腺苷酸（cAMP）水平，导致肠黏膜对水电解质的过度分泌。但大多数与腹泻有关的病毒是通过其他途径引起腹泻。因此，在诊断急性胃肠炎时，首先必须明确是侵袭性腹泻还是水样泻。

（一）轮状病毒

病毒侵入人体后主要侵犯小肠，通过轮状病毒外壳蛋白 VP4（吸附蛋白）与肠黏膜绒毛上皮细胞上的轮状病毒受体结合而进入上皮细胞。然后在上皮细胞胞浆内增殖，使小肠绒毛上皮细胞受到破坏、脱落。由于绒毛上皮细胞的破坏，正常肠黏膜上存在的绒毛酶如乳糖酶、麦芽糖酶、蔗糖酶减少，导致吸收功能障碍。同时，降低双糖向其他单糖转化，不被吸收消化的双糖在肠腔内积聚造成肠腔内高渗透压，使水分移入肠腔，导致渗透性腹泻和呕吐。此外，A 组轮状病毒第 10 基因编码的非结构蛋白 NSP4 还具有细菌内毒素样作用，可引起细胞内 Ca^{2+} 水平升高，促使小肠黏膜 cAMP 水平上升导致腹泻发生。当小肠绒毛上皮细胞受到破坏、脱落后，隐窝底部的立方上皮细胞上移，替代已脱落的绒毛上皮细胞。由于来自隐窝底部的细胞功能不成熟，仍处于高分泌、低吸收状态，结果导致肠液潴留，使腹泻时间延长。此外，乳糖移到结肠被细菌分解后，进一步提高肠腔内渗透压，使症状加重。大量的吐泻，丢失水电解质，导致脱水、酸中毒和电解质紊乱。

感染轮状病毒后，能否致病不但取决于感染病毒的数量，同时还取决于患者机体免疫状态，也取决于患者的生理特征。当机体免疫功能低下时，将造成病毒侵入。目前认为肠上皮刷状缘带有乳糖酶，是轮状病毒受体，可使病毒脱外衣壳进入上皮细胞。婴儿肠黏膜上皮细胞含大量乳糖酶，易感染轮状病毒。随年龄增长，此酶量减少，易感性下降。因此，A 组轮状病毒主要感染婴幼儿。但某些人种乳糖酶不随年龄增长而发生变化，在这些人群中，成人也易发生轮状病毒感染。

本病为可逆性病理改变，黏膜常保持完整性。绒毛缩短，微绒毛不规整，严重者出现空泡甚至坏死。上皮细胞变为方形或不整齐形，病变的上皮细胞内质网池膨胀，含有病毒颗粒，线粒体肿胀和变稀疏。固有层有单核细胞浸润。

（二）诺如病毒

该病毒主要侵袭空肠上段，为可逆性病变。空肠黏膜保持完整，肠黏膜上皮细胞绒毛变宽、变短，尖端变钝，细胞质内线粒体肿胀，形成空胞，未见细胞坏死。肠固有层有单核细胞浸润。病变可在 1～2 周完全恢复。肠黏膜上皮细胞被病毒感染后，小肠刷状缘碱性磷酸酶水平明显下降，出现空肠对脂肪、D-木糖和乳糖等双糖的一过性吸收障碍，引起肠腔内渗透压上升，液体进入肠道，引起腹泻和呕吐症状。未发现空肠腺苷酸环化酶活性改变。肠黏膜上皮细胞内酶活性异常致使胃的排空时间延长，加重恶心和呕吐等临床症状。

（三）肠腺病毒

主要感染空肠和回肠。病毒感染肠黏膜上皮细胞后，肠黏膜绒毛变短变小，病毒在感染的细胞核内形成包涵体，导致细胞变性、溶解，小肠吸收功能障碍而引起渗透性腹泻。小肠固有层内可见单核细胞浸润，隐窝肥大。

（四）其他病毒

嵌杯病毒、星状病毒、柯萨奇病毒和埃可病毒等的病理学改变和上述病毒性腹泻的病理有相似之处，缺乏特征性表现。

三、临床表现

不同病毒引起腹泻其临床表现十分相似，无明显特征性，故临床上难以区分。本章节仅对轮状病毒、诺如病毒和肠腺病毒引起的腹泻的临床表现加以介绍。

（一）轮状病毒性腹泻

婴幼儿轮状病毒胃肠炎潜伏期为 1~3 天，成人腹泻轮状病毒胃肠炎潜伏期为 2~3 天。临床类型呈多样性，从亚临床感染和轻型腹泻至严重的脱水，甚至死亡。6~24 个月龄小儿症状重，而较大儿童或成人多为轻型或亚临床感染。临床特征为起病急，有恶心、呕吐、腹泻、厌食或腹部不适等症状，多数先吐后泻。大便多为水样或黄绿色稀便，无黏液，无脓血。成人腹泻轮状病毒胃肠炎可出现米汤样大便，无里急后重。可伴肌痛、头痛、低热和发冷。半数患儿在腹泻出现前有咳嗽、流涕等上呼吸道症状，严重者有支气管炎或肺炎表现。腹泻每日 10 余次，重者可达数十次，严重病例可发生脱水、酸中毒和电解质紊乱。一般呕吐与发热持续 2 天左右消失，普通患者症状轻微。多数患者腹泻持续 3~5 天，病程约为 1 周，少数患者持续 1~2 周，个别长达数月。免疫缺陷患者可发生慢性症状性腹泻，粪便排出病毒的时间延长。接受免疫抑制药治疗患者一旦感染，往往症状较重。体弱及老年人的症状也较重。少数患者可出现肠套叠、直肠出血、溶血尿毒症综合征，儿童患者可出现瑞氏综合征。严重脱水患者未能及时治疗导致循环衰竭和多器官功能衰竭是本病主要死因。

（二）诺如病毒性腹泻

潜伏期 24~48 小时。起病急，以腹泻、腹痛、恶心、呕吐为主要症状，轻重不等。腹泻为黄色稀水便或水样便，每日 10 多次。有时腹痛呈绞痛。可伴有低热、头痛、发冷、食欲减退、乏力、肌痛等。一般持续 1~3 天自愈。死亡罕见。成人以腹泻为主。儿童患者先出现呕吐，然后出现腹泻。体弱及老年人病情较重。

（三）肠腺病毒性腹泻

潜伏期为 3~10 天，平均为 7 天。发病者多为 5 岁以下儿童。临床表现与轮状病毒胃肠炎相似，但病情较轻，病程较长。腹泻每日 3~30 次，多为 10 多次，大便稀水样伴呕吐，偶有低热。部分患者同时可有鼻炎、咽炎或气管炎等呼吸道感染症状。部分患者因腹泻、呕吐导致脱水，严重者可因严重失水和电解质紊乱而死亡。腺病毒 41 型感染腹泻持续时间较长（约为 12 天），腺病毒 40 型感染腹泻持续时间较短（约为 9 天），但初期症状重。发热通常持续 2~3 天而恢复正常。少数患者腹泻延至 3~4 周。极少数患儿成为慢性腹泻，以致引起营养不良，影响正常发育。

四、辅助检查

（一）血常规

外周血白细胞总数多为正常，少数可稍升高。

（二）大便常规

大便外观多为黄色水样。无脓细胞及红细胞，有时可有少量白细胞。

（三）病原学检查

1. 电镜或免疫电镜

根据病毒的生物学特征以及排毒时间可从粪便提取液中检出致病的病毒颗粒。但诺如病毒常因病毒量少而难以发现。

2. 免疫学检测

补体结合（CF）、免疫荧光（IF）、放射免疫试验（RIA）、酶联免疫吸附试验（ELISA）法检测粪便中特异性病毒抗原，如轮状病毒、肠腺病毒、诺如病毒、嵌杯病毒和星状病毒。

3. 分子生物学检测

聚合酶链反应（PCR）或反转录 PCR（RT-PCR）可以特异性地检测出粪便病毒 DNA 或 RNA，具有很高的敏感性。

4. 凝胶电泳分析

从粪便提取液中提取的病毒 RNA 进行聚丙烯酰胺凝胶电泳（PAGE），可根据 A、B、C 三组轮状病毒 11 个基因片段特殊分布图进行分析和判断，对轮状病毒感染进行诊断。将从粪便提取液中提取的病毒 DNA 进行限制性内切酶消化、凝胶电泳，以独特的酶切图谱进行肠腺病毒型鉴定。

5. 大便培养

无致病菌生长。

（四）血清抗体检测

应用病毒特异性抗原检测患者发病初期和恢复期双份血清的特异性抗体，若抗体效价呈 4 倍以上增高有诊断意义。血清特异性抗体通常在感染后第 3 周达峰值，延续至第 6 周，随后抗体水平下降。通常用 ELISA 进行检测。轮状病毒感染以 IgA 抗体检测价值大。

五、并发症

严重病毒感染性腹泻可引起脱水、酸中毒和电解质平衡紊乱，少数患者可出现肠套叠、直肠出血和溶血尿毒症综合征，儿童患者可出现瑞氏综合征。严重脱水患者未能及时治疗导致的循环衰竭和多器官功能衰竭是本病的主要死因。

六、诊断

根据流行病学资料、临床症状和体征以及实验室检查结果的综合分析进行诊断。

（一）流行病学

在流行季节，特别是在我国于秋冬季节发病。

（二）临床特点

患者突然出现呕吐、腹泻、腹痛等临床症状或住院患者中突然发生原因不明的腹泻，病程短暂，往往有集体发病的特征。

（三）实验室检查

末梢血白细胞无明显变化，大便常规检查仅发现少量白细胞时应怀疑本病。但确诊须经电镜找到病毒颗粒，或检出粪便中特异性抗原，或血清检出特异性抗体，抗体效价呈 4 倍以上增高有诊断意义。

七、鉴别诊断

本病必须与大肠杆菌、沙门菌引起的细菌感染性腹泻以及隐孢子虫等寄生虫性腹泻相鉴别。和其他病毒性腹泻的鉴别依赖于特异性检查。实验室的特异性病原学检测对鉴别不同病因及确定诊断有重要意义。

八、治疗

本病无特异性治疗，主要是针对腹泻和脱水的对症和支持治疗。重症患者须纠正酸中毒和电解质紊乱。

由于该病多数病情轻，病程较短而自限。因此，绝大多数患者可在门诊接受治疗。3% ~ 10% 的婴幼儿腹泻患者因脱水严重而须住院治疗。

轻度水电解质平衡失调可以口服等渗液或世界卫生组织推荐的口服补液盐（ORS），补液治疗是 WHO 推荐的首选治疗。米汤加 ORS 液治疗婴儿脱水很有益，但高渗性脱水应稀释 1 倍后再用，脱水纠正后应立即停服。对有意识障碍的婴幼儿不宜口服液体，以防止液体吸入气道，应尽快静脉补液。慢性病毒性腹泻，尤其轮状病毒引起的婴儿腹泻时，可喂以含轮状病毒抗体的牛奶或母奶。

严重水电解质紊乱应静脉补液，特别要注意当缺钾时应补给钾离子，酸中毒时加碳酸氢钠予以纠正，情况改善后改为口服。

吐泻较重者，可予以止吐剂及镇静剂。有明显的痉挛性腹痛者，可口服山莨菪碱（654-2）或次水杨酸铋制剂以减轻症状。

由于小肠受损害，其吸收功能下降，故饮食以清淡及富含水分为宜。吐泻频繁者禁食 8 ~ 12 小时，然后逐步恢复正常饮食。可应用肠黏膜保护剂。

九、预后

轮状病毒是导致全世界婴幼儿严重腹泻的主要原因，每年大约 60 万儿童死于轮状病毒感染。全世界 5% 的 5 岁以下死亡儿童与轮状病毒相关。健康成人患诺如病毒性腹泻症状轻。住院及死亡常见于年幼儿童、免疫抑制人群及居住在福利院的老年人，病死率在 0.06% 左右。

十、预防

（一）控制传染源

对病毒性腹泻患者应消毒隔离，积极治疗。对密切接触者及疑诊患者实行严密的观察。

（二）切断传播途径

切断传播途径是预防该病的最重要而有效的措施。重视食品、饮水及个人卫生，加强粪便管理和水源保护。注意手的卫生。加强对海产品的卫生监督及海关检疫。保持良好的个人卫生习惯，不吃生冷变质食物，保证海鲜食品的加工、食用符合卫生要求。

（三）保护易感人群

迄今为止，仅轮状病毒疫苗获准临床应用，新一代的 4 价基因重组轮状病毒减毒活疫苗含有目前流行的 4 种主要血清型。主要用于 6～12 个月龄的婴幼儿，最佳接种方式是在 2、4、6 个月龄时口服 3 次，最迟在 1 岁内接种完成，其有效率达 80% 以上。免疫功能低下以及急性胃肠炎者为接种禁忌证。诺如病毒的重组疫苗已通过志愿者口服试验，可产生血清抗体阳转，无显著不良反应，但还未获得最终批准。肠腺病毒、嵌杯病毒、星状病毒等尚无疫苗可供推广应用。

人乳在一定程度上可以保护严重的轮状病毒性腹泻患儿。经牛轮状病毒免疫后的牦牛的牛奶中含有 IgA 及 IgG 抗体，用此种牛奶喂养婴儿也有一定的保护作用。

（曲　泽）

第三节　细菌感染性腹泻

细菌感染性腹泻在广义上是指由各种细菌引起，以腹泻为主要表现的一组常见肠道传染病，本文是指除霍乱、菌痢、伤寒、副伤寒以外的细菌感染性腹泻，属于《中华人民共和国传染病防治法》中规定的丙类传染病。该病发病呈全球性，一般为散发，可暴发流行。临床表现以胃肠道症状为主，轻重不一，多为自限性，但少数可发生严重并发症，甚至导致死亡。

一、流行病学

（一）传染源

患者、携带者、一些动物可成为贮存宿主，在传染病传播中有重要意义，如牛是产志贺毒素大肠埃希菌的贮存宿主，猪和牛是小肠结肠耶尔森菌的贮存宿主。

（二）传播途径

粪—口途径，可通过食用污染的食品、水而传播，引起食源性细菌性腹泻。人与动物的密切接触也可传播。苍蝇、蟑螂等昆虫因其生活习性特殊，在一些细菌性腹泻的传播中发挥了重要作用。通过医务人员的手或污染公共物品可造成医院内感染，引起医院内腹泻传播。

（三）人群易感性

普遍易感，没有交叉免疫。儿童、老年人、有免疫抑制或慢性疾病者为高危人群，并且容易发生严重并发症，一些正使用抗生素的患者是抗生素相关性腹泻的高危人群。另外，旅行者易发生细菌性腹泻，称为旅行者腹泻。患病后一般可获得免疫力，但持续时间较短。

（四）流行特征

1. 地区性

广泛流行于世界各地，欧美国家细菌性腹泻主要病菌为非伤寒沙门菌，其次为弯曲菌和志贺菌。发展中国家以志贺菌、沙门菌、大肠埃希菌为主。我国各个地区的报道结果差异较大，有的地区以志贺菌为主，有的地区以大肠埃希菌为主，沿海地区则以沙门菌、副溶血性弧菌更常见。

2. 季节性

全年均可发病，好发于夏、秋季，部分细菌性腹泻如耶尔森菌肠炎好发于冬季。

3. 年龄分布

可侵犯各年龄组，最易感染的是抵抗力弱的儿童、年老体衰者。

4. 可散发感染或暴发流行

一般为散发感染，也可发生暴发流行，危害非常大。

二、发病机制

1. 分泌性腹泻

病原菌进入肠道后，并不侵入肠上皮细胞，仅在小肠内繁殖，黏附于肠黏膜，释放肠毒素，与肠黏膜表面的受体结合，刺激肠黏膜分泌过多的水和 Na^+ 到肠腔，当分泌量超过吸收能力时可导致腹泻，故称为分泌性腹泻。此类细菌包括产毒性大肠埃希菌、金黄色葡萄球菌、变形杆菌、气单胞菌、不凝集弧菌、艰难梭菌等。

2. 侵袭性腹泻

细菌通过菌毛等直接侵入肠上皮细胞，生长繁殖并分泌外毒素，导致细胞蛋白合成障碍，造成细胞的功能障碍和黏膜的坏死、溃疡形成以及炎性渗出，肠内渗透压升高，从而使电解质、溶质和水的吸收发生障碍，并产生前列腺素，进而刺激分泌，增加肠的动力，引起腹泻。脓血便为其特征表现，又称为渗出性腹泻。沙门菌、空肠弯曲菌、耶尔森菌、侵袭性大肠埃希菌、肠出血性大肠埃希菌等均能引起侵袭性腹泻。耶尔森菌既能引起侵袭性腹泻，又可释放肠毒素而引起分泌性腹泻。

EHEC O157：H7，毒力强，很少量细菌即可使人发病，对黏膜细胞破坏力大，一旦侵入人的肠内，依靠其黏附因子——紧密黏附素依附肠壁滋生并释放类志贺毒素（VT），引起肠上皮损伤，VT 毒素可穿越肠上皮细胞进入血液循环，造成肠道、中枢神经系统及肾脏损伤。

三、病理改变

1. 分泌性腹泻

主要病变部位在空肠和十二指肠，黏膜病变轻微，绒毛顶端黏膜下水肿，隐窝细胞有伪足样突起伸向隐窝腔内。上皮杯状细胞的黏膜分泌增加，黏膜上皮固有层毛细血管充血，上皮细胞出现线粒体肿胀和嵴的消失、高尔基体泡囊增加及内质网的扩张和囊泡形成等。但艰难梭菌相关性腹泻主要发生在大肠，偶见于小肠。病变肠段黏膜早期充血、水肿、糜烂、溃疡，周围有红晕，不久便形成典型的假膜。病变进展时假膜可由点状融合成不规则片状，严重时可出现剥脱性改变及渗血。假膜在艰难梭菌相关性腹泻具有特征性，是确诊依据之一。

2. 侵袭性腹泻

主要病变部位在小肠末端和结肠黏膜，肠上皮细胞肿胀、线粒体消失、内积脂质的膜样囊泡增多及核固缩，上皮细胞内可见病原菌。部分病原菌可侵入黏膜固有层和肠系膜淋巴结，引起固有层大量多形核白细胞聚积的趋化反应和炎性病变，并可在肠系膜淋巴结内繁殖，甚至引起全身感染或菌血症。

EHEC O157：H7 的 VT 毒素除了作用于肠上皮细胞外，还可作用于血管内皮细胞、肾脏、脾脏和神经组织细胞等，引起微血管病性溶血性贫血、血小板减少、广泛肾小管坏死，还可累及胰腺、肾上腺、心脏、中枢神经系统等部位。

四、临床表现

潜伏期数小时至数天、数周。多急性起病，少数起病较缓慢。临床表现轻重不一，以胃肠道症状最突出，出现食欲缺乏、恶心、呕吐、腹胀、腹痛、腹泻，可伴里急后重，腹泻次数可多至十几次、二十多次，甚至不计其数，粪便呈水样便、黏液便、脓血便。分泌性腹泻一般不出现腹痛，侵袭性腹泻多出现腹痛。常伴畏寒、发热、乏力、头晕等表现，病情严重者，因大量丢失水分引起水电解质紊乱甚至休克。病程为数天至 1~2 周，常为自限性，少数可复发。不同细菌所致腹泻的临床类型不同，现将常见类型分述如下。

（一）肠出血性大肠埃希菌感染

往往急性起病，轻者水样泻，典型者突起剧烈腹痛、水样便，数天后出现血性便，发生腹痛、腹泻、低热或不发热。

（二）耶尔森菌感染

婴幼儿及儿童胃肠炎症状突出，成人以肠炎为主。起病急，以发热、腹泻、腹痛为主要表现，热程多为 2~3 天，腹泻一般为 1~2 天，重者达 1~2 周，粪便多水样，带黏液，可有脓血便，腹痛常见，可局限在右下腹，并且伴肌紧张和反跳痛。

（三）变形杆菌感染

在一定条件下可引起多种感染，如化脓性感染、尿路感染、胃肠炎、急性胃炎、心内膜炎、败血症等。主要表现为发热、恶心、呕吐、腹痛、腹泻，腹痛部位在上腹和脐周，腹泻轻者每日数次，重者 20~30 次。

（四）医院内腹泻

多由艰难梭菌引起，称为艰难梭菌相关性腹泻（CDAD），即假膜性肠炎，其发生率近年来不断升高，是医院感染性腹泻的主要病因。与住院或门诊患者使用抗生素后引起肠道菌群紊乱、高龄或有其他基础疾病以及可能和患者的遗传背景有关。大多数表现为轻到中度水样腹泻、发热、腹胀、下腹或全腹散在痉挛性疼痛。严重者也见黏液便，血便少见，严重的并发症有脱水、低蛋白血症、电解质紊乱、肠麻痹和肠穿孔，其病死率为 2%~5%，但老年人和衰弱患者病死率达 10%~20%，甚至达 30%~80%，与死亡相关的唯一原因是延误诊断。

（五）旅行者腹泻

是出国旅行者中报告的最主要感染性疾病，在致病微生物中，细菌占 61%，肠毒素性大肠埃希菌是最重要的病原，其他包括肠集聚性大肠埃希菌、弥漫黏附性大肠埃希菌、志贺菌、沙门菌、弯曲菌、耶尔森菌、气单胞菌及非霍乱性弧菌等。发病率在发达国家和工业化国家为 4%，在以色列、日本、南非以及某些加勒比海岛屿国家大约为 20%，在其他发展中国家及发达国家为 20%~70%。通常情况下该病起病较急（数小时至数天），约 40% 的旅行者腹泻患者症状轻微，重者出现明显腹泻症状，伴有腹部绞痛、恶心、呕吐以及发热等症状。

（六）AIDS 相关性腹泻

腹泻常是 AIDS 的首发症状和死亡原因，患者常伴有发热、周身不适、恶心、呕吐、厌食和体重下降等症状。急性腹泻的病程一般不超过 2 周，慢性腹泻通常持续数周或数月。

五、辅助检查

（一）外周血常规

一般白细胞总数升高或正常，中性粒细胞增多或伴核左移。

（二）大便常规

肉眼观察粪便的外形、量、稠度及有无食物残渣、黏液、脓血等。不同细菌感染后粪便可呈稀水样便、洗肉水样便、脓血便、血便、黏液便等性状。如怀疑霍乱弧菌、弯曲菌感染，应用粪便悬滴检查，霍乱弧菌可见特征性鱼群样运动，弯曲菌则可见突进性运动的螺旋形细菌。

（三）粪便培养

确诊依据，一般培养阳性率低，提高阳性率的方法包括：应用抗生素之前取样；取新鲜粪便的黏液脓血部分；标本保温及时送检；连续多次培养；结肠镜检时取样；除采用双硫与血液琼脂培养基外，应根据可疑致病菌选用相应的培养基与培养条件。

（四）免疫学检查

常用方法有乳胶凝集试验、酶联免疫吸附试验（ELISA）、被动血凝集试验（PHA）、免疫荧光（IF）、免疫磁珠法、酶免疫荧光法等，用于粪便中细菌及毒素、血清中特异性抗原抗体的检测。

（五）核酸检测

基因探针技术和聚合酶链反应技术，检测病原菌特异性基因片段，该法简便、迅速、灵敏。DNA 指纹图谱、脉冲凝胶电泳等可追踪医院内感染的播散，有利于流行病学调查。

六、并发症

（一）脱水、酸中毒和电解质紊乱

腹泻时大量水和电解质丢失，进而引起脱水、电解质紊乱、酸中毒，严重者可能致死。如果数小时内腹泻丢失液体 2 000 mL 以上而得不到补充，脱水、酸中毒和电解质紊乱很容易发生，尤其是儿童、老年人及体弱者更易致死。

（二）菌血症

常见由沙门菌、胎儿弯曲菌引起。

（三）溶血尿毒症综合征（HUS）

可以由多种病原引起，如大肠埃希菌、伤寒杆菌、志贺菌等，尤以产志贺毒素大肠埃希菌 O157：H7 多见。通常发生于腹泻开始后的 1～2 周，主要表现为发热、血小板减少、微血管病性溶血性贫血、肾功能异常，部分患者还有头痛、嗜睡、烦躁、幻觉等表现，大约数小时或 12 小时后出现痉挛、昏睡等症状。

（四）吉兰—巴雷综合征（GBS）

见于多种细菌感染，腹泻开始后 5～15 天。空肠弯曲菌感染后较常见，且较其他原因所致的 GBS 重，病死率高。通常表现为急性或亚急性的四肢对称性弛缓性瘫痪。

（五）反应性关节炎和虹膜炎

反应性关节炎和虹膜炎常见由弯曲菌、沙门菌、福氏志贺菌及耶尔森菌引起。

（六）感染后肠易激综合征（PI-IBS）

空肠弯曲菌感染后发生 PI-IBS 的风险高于沙门菌感染，可能与细菌毒力不同有关。

（七）其他

肠穿孔、中毒性巨结肠、脑水肿、败血症、感染性休克、心包炎、反应性关节炎和血栓性血小板减少性紫癜等。

七、诊断

根据流行病学资料，包括发病季节、地区、年龄，有无不洁饮食史、集体发病史、动物接触史、疫水接触史及抗生素使用、手术史，结合发病症状、体征、病程以及腹泻次数、性状等考虑可能的病原菌，确诊有赖于粪便病原菌的分离培养及特异性检查。

八、鉴别诊断

应与其他感染性腹泻鉴别：如病毒、真菌、寄生虫引起的腹泻；与非感染性腹泻鉴别：如溃疡性结肠炎、克罗恩病、肿瘤性腹泻及功能性腹泻。

九、治疗

（一）一般治疗

腹泻时一般不禁食，可进流食或半流食，忌多渣油腻和刺激性食物，暂时停饮牛奶及其他乳制品，避免引起高渗性腹泻。腹泻频繁，伴有呕吐和高热等严重感染中毒症状者，应卧床休息、禁食，并鼓励多饮水。

（二）对症治疗

腹泻伴有呕吐或腹痛剧烈者，可予阿托品类药物，但慎用或禁用阿片制剂，因其能强烈抑制肠蠕动，使肠毒素易被吸收而加重中毒或诱发中毒性巨结肠。也有主张使用肠黏膜保护制剂如思密达等，可吸附病原菌和毒素，并能通过与肠道黏液分子间的相互作用，增强黏液屏障，以防御病原菌的侵入。另外，小檗碱具有良好的收敛和轻微抑菌作用，对于细菌性腹泻有一定作用。

（三）液体疗法

1. 口服补液疗法（ORT）

适用于急性腹泻轻、中度脱水及重度脱水的辅助治疗，服用剂量和次数根据患者腹泻次数和脱水程度而异。WHO 推荐的口服补液盐（ORS）配方含 Na^+ 75 mmol/L、Cl^- 65 mmol/L、K^+ 20 mmol/L、枸橼酸根 10 mmoL/L、葡萄糖 75 mmol/L，总渗透压为 245 mmol/L，较以前 ORS 液渗透压低，更适合非霍乱腹泻。

2. 静脉补液疗法

适用于重症腹泻伴水电解质紊乱、酸中毒或休克者，补液推荐用乳酸钠林格注射液，最初应快速静脉补液，遵循补液的基本原则，继发酸中毒者静脉给予 5% 碳酸氢钠或 11.2% 乳酸钠，用量可根据血气分析结果先给予半量，视具体情况再决定，注意补充钾、钙。当患者脱水纠正、呕吐好转后即改为口服补液。

3. 补锌

世界卫生组织建议，腹泻初期即开始补锌，可以降低腹泻的病程和严重程度，以及脱水的危险。连续补锌 10~14 天，可以完全补足腹泻期间丢失的锌，而且降低在 2~3 个月内儿童再次腹泻的危险。可以采用锌糖浆或者药片。

（四）抗菌治疗

不同病原菌所使用抗生素不同，耶尔森菌感染的轻症患者多为自限性，不必应用抗生素治疗，重症或并发败血症者根据药物敏感试验选用，疗程为 2~3 天，该菌一般对氨基糖苷类抗生素、氯霉素、磺胺类和氟喹诺酮类等敏感。侵袭性、致病性或产肠毒素性大肠杆菌引起的腹泻一般可选用氟喹诺酮类或磺胺类药物口服，疗程为 3~5 天。

值得重视的是肠出血性大肠埃希菌感染所致的腹泻治疗中，由于抗生素可促使 O157 菌释放 VT 毒素，从而使患者并发 HUS 的危险性增加。因此 2002 年原卫生部规定：肠出血性大肠埃希菌 O157 患者和疑似患者禁止使用抗生素，疫区内的其他一般腹泻患者应慎用抗生素。

艰难梭菌相关性腹泻（CDAD）轻症患者停用抗生素即可使正常菌群恢复，症状缓解，如果停用抗生素后腹泻持续 48 小时或 72 小时以上，应当考虑选用抗生素。重症患者，应立即予以有效抗生素治疗。

AIDS 相关性腹泻治疗应该及时早期足量应用抗生素，如头孢菌素及氟喹诺酮类药物。使用青霉素或氯霉素治疗鼠伤寒沙门菌感染可能会导致多重耐药株的出现，使病程延长和出现菌血症。因此对较重病情的腹泻患者可联合用药或根据药敏试验，选用敏感抗生素治疗，疗程较普通人的感染性腹泻时间长。

（五）微生态疗法

由于引起细菌性腹泻的原因在于外源细菌的侵入或正常细菌的易位、比例失调等，均导致肠道正常菌群的破坏，肠道微生态的失衡，故近年来细菌感染性腹泻的治疗中推广微生态疗法，目的是恢复肠道正常菌群，重建肠道生物屏障，拮抗病原菌定植侵袭，有利于腹泻的控制。常用制剂有益生菌和益生元，益生菌如双歧杆菌、乳酸菌、粪球菌等。益生元包括乳果糖、果寡糖、菊糖等。但是注意口服活菌制剂应该与抗生素隔 2 小时左右，以免被杀灭，影响疗效。

十、预后

多为自限性疾病，预后良好。但儿童、老年人、免疫缺陷或合并其他疾病者病死率稍高。

十一、预防

（一）管理传染源

设置肠道专科门诊，早期发现患者并对部分感染性腹泻患者进行隔离与治疗。对从事饮食业、保育员和给水人员定期体检，以检出慢性患者、带菌者；对吐泻物及饮食用具要严格消毒；受感染动物就地处理。对于多发或暴发疫情，要立即隔离、治疗患者，采样做病原学和（或）血清学检查，尽快查明病原菌，确定传染来源。

（二）切断传播途径

切断传播途径是预防和控制腹泻的重要措施，包括养成良好个人卫生习惯，加强饮食、饮水卫生管理以及对媒介昆虫的控制。处理好污物、污水，对患者的粪便等排泄物加入相当于粪便 1/5 份的含氯石灰或等量的 10% 含氯石灰乳剂，处理后倒入便池。对于重点人群、集体单位、临时大型工地，要积极采取综合性预防措施，预防暴发和流行。

（三）保护易感人群

采用预防接种的方法能使急性细菌性腹泻的暴发和流行得到控制，有关疫苗正在研究中。

（四）其他预防措施

对于医源性的细菌性腹泻的预防，应当隔离患者，严格执行消毒隔离措施，如医务人员应洗手，接触患者时戴手套，使用一次性医疗器械，以防止交叉感染。保持医院环境清洁，对内镜等反复使用的设备及易于被粪便污染的场所，采用有效的消毒剂充分消毒。由于艰难梭菌最主要的来源为医院环境，因此预防的重点在于正确使用抗生素，尤其是林可霉素、克林霉素、第三代头孢菌素及其他广谱抗生素等易引起艰难梭状相关性腹泻（CDAD）的药物。

（廉　明）

第四节　细菌性痢疾

细菌性痢疾简称菌痢，是由志贺菌（也称痢疾杆菌）引起的肠道传染病，故也称为志贺菌病。主要通过消化道传播，终年散发，夏秋季可流行。其主要病理变化为直肠、乙状结肠的炎症与溃疡，主要临床表现为腹痛、腹泻、排黏液脓血便以及里急后重等，可伴有发热及全身毒血症状，严重者可出现感染性休克和（或）中毒性脑病。一般为急性，少数迁延成慢性。由于志贺菌各血清型之间无交叉免疫，且病后免疫力差，故可多次感染。

一、流行病学

（一）传染源

包括急、慢性菌痢患者和带菌者。急性典型菌痢患者排菌量大，传染性强；非典型患者仅有轻度腹泻，往往诊断为肠炎，容易误诊。慢性菌痢病情迁延不愈，排菌时间长，可长期储存病原体。由于非典型患者、慢性菌痢患者及无症状带菌者发现和管理比较困难，在流行中起着不容忽视的作用。

（二）传播途径

本病主要经粪—口途径传播。志贺菌随患者粪便排出后，通过手、苍蝇、食物和水，经口感染。另外，还可通过生活接触传播，即接触患者或带菌者的生活用具而感染。

食物型与水型传播可引起暴发流行。食物型传播多发生于夏季，可因进食受污染的凉拌菜、冰棒、豆浆和肉汤等感染。水型暴发不受当地流行季节特点的限制，凡有构成粪便污染水源的条件（如降雨、化雪后）均可造成水型暴发。

（三）人群易感性

人群普遍易感。病后可获得一定的免疫力，但持续时间短，不同菌群及血清型间无交叉保护性免疫，可反复感染。年龄分布有 2 个高峰，第一个高峰为学龄前儿童，第二个高峰为青壮年。

（四）流行特征

菌痢主要集中发生在发展中国家，尤其是医疗条件差且水源不安全的地区。在志贺菌感染者中，约 70% 的患者和 60% 的死亡患者为 5 岁以下儿童。我国目前菌痢的发病率仍显著高于发达国家，但发病率有逐年下降的趋势。

我国各地区菌痢发生率差异不大。终年散发，但有明显的季节性，一般从 5 月开始上升，8~9 月达高峰，10 月以后逐渐下降。本病夏秋季发病率升高可能和降雨量大、苍蝇多，以及进食生冷瓜果食品的机会增加有关。

二、发病机制

志贺菌进入机体后的发展过程取决于细菌数量、致病力和人体抵抗力相互作用的结果。

志贺菌进入消化道后，大部分被胃酸杀死，少数进入下消化道的细菌也可因正常菌群的拮抗作用、肠道分泌型 IgA 的阻断作用而不能致病。致病力强的志贺菌即使 10~100 个细菌进入人体也可引起发病。当人体抵抗力下降时，少量细菌也可致病。起病时常先有水样腹泻，然后出现痢疾样大便。志贺菌如何引起水样腹泻的机制尚不完全清楚。该菌在小肠和大肠中均可增殖，但在小肠内不引起侵袭性病变，所产生的肠毒素引起水样腹泻。由于不同的人或动物的肠上皮细胞上肠毒素受体数量不相同，所以人或动物感染等量细菌后，有的出现水样腹泻症状，有的则不出现。志贺菌侵袭结肠黏膜上皮细胞后，经基底膜进入固有层，并在其中繁殖、释放毒素，引起炎症反应和小血管循环障碍，炎性介质的释放使志贺菌进一步侵入并加重炎症反应，结果导致肠黏膜炎症、坏死及溃疡，但很少进入黏膜下层，一般不侵入血循环引起败血症。

中毒性菌痢主要见于儿童，各型志贺菌都有可能引起，发病机制尚不十分清楚，可能和机体产生强烈的过敏反应有关。志贺菌内毒素可作用于肾上腺髓质及兴奋交感神经系统释放肾上腺素、去甲肾上腺素等，使小动脉和小静脉发生痉挛性收缩。内毒素还可直接作用或通过刺激网状内皮系统，使组氨酸脱羧酶活性增加，或通过溶酶体释放，导致大量血管扩张物质释放，使血浆外渗，血液浓缩；还可使血小板聚集，释放血小板因子3，促进血管内凝血，加重微循环障碍。微血管痉挛、缺血和缺氧，导致弥散性血管内凝血（DIC）、多器官功能衰竭和脑水肿。可迅速发生循环和呼吸衰竭，若抢救不及时，往往造成死亡。

三、病理解剖

菌痢的肠道病变主要发生于大肠，以乙状结肠与直肠为主，严重者可以波及整个结肠及回肠末端。少数病例回肠部的损害可以较结肠明显，甚至直肠病变轻微或接近正常。

急性菌痢的典型病变过程为初期的急性卡他性炎，随后出现特征性假膜性炎和溃疡，最后愈合。肠黏膜的基本病理变化是弥漫性纤维蛋白渗出性炎症。早期黏液分泌亢进，黏膜充血、水肿，中性粒细胞和巨噬细胞浸润，可见点状出血。病变进一步发展，肠黏膜浅表坏死，表面有大量纤维素，与坏死组织、炎症细胞、红细胞及细菌一起形成特征性的假膜。假膜首先出现于黏膜皱襞的顶部，呈糠皮状，随着病变的扩大可融合成片。大约一周，假膜脱落，形成大小不等、形状不一的"地图状"溃疡，溃疡多浅表。病变趋向愈合时，缺损得以修复。轻症病例肠道仅见弥漫性充血水肿，肠腔内含有黏液血性渗出液。肠道严重感染可引起肠系膜淋巴结肿大，肝、肾等实质脏器损伤。

中毒性菌痢肠道病变轻微，多数仅见充血水肿，个别病例结肠有浅表溃疡，突出的病理改变为大脑及脑干水肿、神经细胞变性。部分病例肾上腺充血，肾上腺皮质萎缩。

慢性菌痢肠道病变此起彼伏，新旧病灶同时存在。由于组织的损伤修复反复进行，慢性溃疡边缘不规则，黏膜常过度增生而形成息肉。肠壁各层有慢性炎症细胞浸润和纤维组织增生，乃至瘢痕形成，从而使肠壁不规则增厚、变硬，严重的病例可致肠腔狭窄。

四、临床表现

潜伏期一般为1~4天，短则数小时，长则可达7天。菌痢患者潜伏期长短和临床症状的轻重主要取决于患者的年龄、抵抗力、感染细菌的数量、毒力及菌型等因素。所以任何一个菌型，均有轻、中、重型。但大量病例分析显示，痢疾志贺菌引起的症状较重，根据最近国内个别地区流行所见，发热、腹泻、脓血便持续时间较长，但大多预后良好。宋内痢疾症状较轻，非典型病例多，易被漏诊和误诊，以儿童病例较多。福氏菌痢介于两者之间，但排菌时间较长，易转为慢性。

根据病程长短和病情轻重可以分为下列各型。

（一）急性菌痢

根据毒血症及肠道症状轻重，可以分为4型。

1. 普通型（典型）

急起畏寒、高热，伴头痛、乏力、食欲减退，并出现腹痛、腹泻，多先为稀水样便，1~2天后转为黏液脓血便，每日10余次至数十次，大便量少，有时纯为脓血便，此时里急后重明显。部分病例开始并无稀水样便，以脓血便开始。患者常伴肠鸣音亢进，左下腹压痛。自然病程为 1～2 周，多数可自行恢复，少数转为慢性。

2. 轻型（非典型）

全身毒血症状轻微，可无发热或仅低热。表现为急性腹泻，每日排便 10 次以内，稀便有黏液，可无脓血。有轻微腹痛及左下腹压痛，里急后重较轻或缺如。一周左右可自愈，少数转为慢性。

3. 重型

多见于老年、体弱及营养不良者，急起发热，腹泻每日 30 次以上，为稀水脓血便，偶尔排出片状假膜，甚至大便失禁，腹痛、里急后重明显。后期可出现严重腹胀及中毒性肠麻痹，常伴呕吐，严重失水可引起外周循环衰竭。部分病例表现为中毒性休克，体温不升，常有酸中毒和水电解质平衡失调，少数患者可出现心、肾功能不全。由于肠道病变严重，偶见志贺菌侵入血循环，引起败血症。

4. 中毒性菌痢

以 2～7 岁儿童为多见，成人偶有发生。起病急骤，病势凶险，突起畏寒、高热，体温 39～41℃或更高，同时出现烦躁、谵妄、反复惊厥，继而出现面色苍白、四肢厥冷，迅速发生中毒性休克。惊厥持续时间较长者可导致昏迷，甚至呼吸衰竭。临床以严重毒血症状、休克和（或）中毒性脑病为主，而局部肠道症状很轻或缺如。开始时可无腹痛及腹泻症状，常于发病数小时后才出现痢疾样大便，部分病例肠道症状不明显，往往须经灌肠或肛拭子检查方得以确诊。按临床表现可分为以下 3 型。

（1）休克型（周围循环衰竭型）：较为常见，以感染性休克为主要表现。表现为面色苍白、四肢厥冷、皮肤花斑、发绀、心率快、脉细速甚至不能触及，血压逐渐下降甚至测不出，并可出现心、肾功能不全及意识障碍等。重型病例休克不易逆转，并发 DIC、肺水肿等，可致外周性呼吸衰竭或多脏器功能损害（MSOF），危及生命。

（2）脑型（呼吸衰竭型）：中枢神经系统症状为主要临床表现。由于脑血管痉挛，引起脑缺血、缺氧，导致脑水肿、颅内压增高，甚至脑疝。患者可出现剧烈头痛、频繁呕吐，典型呈喷射状呕吐；面色苍白、口唇发灰；血压可略升高，呼吸与脉搏可略减慢；伴嗜睡或烦躁等不同程度意识障碍。严重者可出现中枢性呼吸衰竭，表现为反复惊厥、血压下降、脉细速、呼吸节律不齐、深浅不均等；瞳孔不等大，可不等圆，或忽大忽小，对光反射迟钝或消失，肌张力增高，腱反射亢进，可出现病理反射；意识障碍明显加深，直至昏迷。此型较为严重，病死率高。

（3）混合型：此型兼有上两型的表现，病情最为凶险，病死率很高（90% 以上）。该型实质上包括循环系统、呼吸系统及中枢神经系统等多脏器功能损害与衰竭。

（二）慢性菌痢

菌痢反复发作或迁延不愈达 2 个月以上者，即为慢性菌痢。菌痢慢性化可能是由于以下原因：①人体因素：患者抵抗力低下，如原有营养不良、胃肠道慢性疾病、肠道分泌性 IgA 减少导致的抵抗力下降或急性期未获得有效治疗；②细菌因素：如福氏志贺菌感染易发展为慢性，有些耐药性菌株感染也可引起慢性菌痢。根据临床表现可以分为 3 型。

1. 慢性迁延型

急性菌痢发作后，迁延不愈，时轻时重。长期出现腹痛、腹泻、稀黏液便或脓血便，或便秘与腹泻交替出现。常有左下腹压痛，可扪及增粗的乙状结肠，呈条索状。长期腹泻可导致营养不良、贫血、乏力等。大便常间歇排菌。

2. 急性发作型

有慢性菌痢史，间隔一段时间又出现急性菌痢的表现，但发热等全身毒血症状不明显。常因进食生冷食物或受凉、受累等因素诱发。

3. 慢性隐匿型

有急性菌痢史，无明显临床症状，但大便培养可检出志贺菌，结肠镜检可发现黏膜炎症或溃疡等病变。

慢性菌痢中以慢性迁延型最为多见，急性发作型次之，慢性隐匿型比较少见。

五、辅助检查

（一）一般检查

1. 血常规

急性菌痢白细胞总数可轻至中度增多，以中性粒细胞为主，可达 $(10 \sim 20) \times 10^9/L$。慢性患者可有贫血表现。

2. 大便常规

粪便外观多为黏液脓血便，镜检可见白细胞（$\geqslant 15$ 个/高倍视野）、脓细胞和少数红细胞，如有巨噬细胞则有助于诊断。

（二）病原学检查

1. 细菌培养

粪便培养出痢疾杆菌对诊断及指导治疗都有重要价值。在抗生素使用前采集新鲜标本，取脓血部分及时送检和早期多次送检均有助于提高细菌培养阳性率。采取标本时期也可影响阳性结果，发病第 1 日阳性率最高，可达 50%，第 6 日降至 35%，第 10 日为 14.8%。

2. 特异性核酸检测

采用核酸杂交或聚合酶链反应（PCR）可直接检查粪便中的痢疾杆菌核酸，灵敏度高、特异性强、快速简便、对标本要求低，是较有发展前途的方法，但目前临床较少使用。

（三）免疫学检查

采用免疫学方法检测抗原具有早期、快速的优点，对菌痢的早期诊断有一定帮助，但由于粪便中抗原成分复杂，易出现假阳性。荧光抗体染色技术为快速检查方法之一，较细胞培养灵敏。国内采用免疫荧光菌球法，方法简便，灵敏性及特异性均高，采样后 8 小时即可作出诊断，且细菌可继续培养并做药敏试验。

（四）其他检查

乙状结肠镜检查可见：急性期肠黏膜弥漫性充血、水肿，大量渗出，有浅表溃疡，有时有假膜形成；慢性期肠黏膜呈颗粒状，可见溃疡或息肉形成，自病变部位刮取分泌物做培养，可提高检出率。

另外，X 线钡剂检查在慢性期患者可见肠道痉挛、动力改变、袋形消失、肠腔狭窄、肠黏膜增厚或呈节段状。

六、并发症

菌痢的肠外并发症并不多见。

（一）志贺菌败血症

发病率为 0.4% ~7.5% ，主要见于婴幼儿、有营养不良或免疫功能低下者。福氏志贺菌引起者多见。其临床主要为严重的菌痢表现，严重病例可有溶血性贫血、感染性休克、溶血尿毒症综合征、肾衰竭及 DIC。其病死率远高于普通菌痢。死亡原因主要是感染性休克及溶血尿毒症综合征。血培养志贺菌阳性可确诊。

（二）溶血尿毒症综合征

主要见于痢疾志贺菌感染，主要表现为溶血性贫血、血小板减少和急性肾衰竭等症状。有些病例开始时有类白血病反应，继而出现溶血性贫血及 DIC。部分病例出现急性肾衰竭，肾脏大小动脉均有血栓及肾皮质坏死，肾小球及动脉壁有纤维蛋白沉积，约半数病例鲎试验阳性，多数病例血清中免疫复合物阳性。本病预后较差。

（三）关节炎

急性期或恢复期偶可并发大关节的渗出性关节炎，局部肿胀疼痛，无后遗症，与菌痢严重程度关系不大，可能是变态反应所致。用激素治疗可以迅速缓解。

（四）赖特综合征

以关节炎、尿道炎和结膜炎三联征为特征的一种特殊临床类型反应性关节炎，常表现为突发性急性关节炎并且伴有独特的关节外皮肤黏膜症状。眼部炎症及尿道炎于数天至数周内消失，关节炎症状可长达数月至数年。

后遗症主要是神经系统后遗症，可产生耳聋、失语及肢体瘫痪等症状。

七、诊断

通常根据流行病学史，症状体征及实验室检查进行综合诊断，确诊依赖于病原学的检查。菌痢多发于夏秋季，有不洁饮食或与菌痢患者接触史。急性期临床表现为发热、腹痛、腹泻、里急后重及黏液脓血便，左下腹有明显压痛。慢性菌痢患者则有急性痢疾史，超过两个月未愈。中毒性菌痢以儿童多见，有高热、惊厥、意识障碍及呼吸、循环衰竭，起病时胃肠道症状轻微，甚至无腹痛、腹泻，常须盐水灌肠或肛拭子行粪便检查方可诊断。粪便镜检有大量白细胞（≥15 个/高倍视野）、脓细胞及红细胞即可诊断。确诊有赖于粪便培养出痢疾杆菌。

八、鉴别诊断

菌痢应与多种腹泻性疾病相鉴别，中毒性菌痢则应与夏秋季急性中枢神经系统感染或其他病因所致的感染性休克相鉴别。

（一）急性菌痢

与下列疾病相鉴别。

1. 急性阿米巴痢疾

鉴别要点见表 4-7。

表 4-7 细菌性痢疾与急性阿米巴痢疾的鉴别

鉴别要点	细菌性痢疾	急性阿米巴痢疾
病原体	志贺菌	溶组织内阿米巴滋养体
流行病学	散发性，可流行	散发性
潜伏期	数小时至 7 天	数周至数月
临床表现	多有发热及毒血症状，腹痛重，有里急后重，腹泻每日十多次或数十次，多为左下腹压痛	多不发热，少有毒血症状，腹痛轻，无里急后重，腹泻每日数次，多为右下腹压痛
粪便检查	便量少，黏液脓血便，镜检有大量白细胞及红细胞，可见吞噬细胞。粪便培养有志贺菌生长	便量多，黯红色果酱样便，腥臭味浓，镜检白细胞少，红细胞多，有夏科—莱登晶体。可找到溶组织内阿米巴滋养体
血白细胞	总数及中性粒细胞明显增多	早期略增多
结肠镜检查	肠黏膜弥漫性充血、水肿及浅表溃疡，病变以直肠、乙状结肠为主	肠黏膜大多正常，其中有散在深切溃疡，其周围有红晕，病变主要在盲肠、升结肠，其次为乙状结肠和直肠

2. 其他细菌性肠道感染

（1）空肠弯曲菌肠炎：有发热、腹痛、腹泻或有脓血黏液便。少数人可有家禽或家畜接触史，依靠临床表现和粪便镜检常难鉴别。须采用特殊培养基在微需氧环境中分离病菌。

（2）侵袭性大肠埃希菌（EIEC）感染：本病发病季节与临床症状极似菌痢，也表现为发热、腹泻、脓血便，重者类似中毒性菌痢的表现。鉴别须依据粪便培养出致病菌。

3. 细菌性胃肠型食物中毒

因进食被沙门菌、金黄色葡萄球菌、副溶血弧菌、大肠埃希菌等病原菌或它们产生的毒素污染的食物引起。有进食同一食物集体发病史，大便镜检通常白细胞不超过 5 个/高倍视野。确诊有赖于从可疑食物及患者呕吐物、粪便中检出同一细菌或毒素。

4. 急性肠套叠

多见于小儿。婴儿肠套叠早期无发热，因腹痛而阵阵啼哭，发病数小时后可排出血便，镜检以红细胞为主，腹部可扪及包块。

5. 急性出血坏死性小肠炎

多见于青少年。有发热、腹痛、腹泻及血便。毒血症严重，短期内出现休克。大便镜检以红细胞为主。常有全腹压痛及严重腹胀。大便培养无志贺菌生长。

（二）中毒性菌痢

1. 休克型

其他细菌也可引起感染性休克须与本型鉴别，例如金黄色葡萄球菌败血症或革兰阴性杆菌败血症引起的休克，患者常有原发病灶如疖痈等，或胆囊、泌尿道感染。血及大便培养检出不同致病菌有助于鉴别。

2. 脑型

（1）流行性乙型脑炎（简称乙脑）：也多发于夏秋季，且有高热、惊厥、昏迷等症状。

乙脑起病后病情发展略缓，循环衰竭少见，意识障碍及脑膜刺激征明显，脑脊液可有蛋白及白细胞增高，乙脑病毒特异性 IgM 阳性可资鉴别。

（2）流行性脑脊髓膜炎（简称流脑）：流脑多发于冬末春初，多可见皮肤黏膜瘀点、瘀斑，且常有头痛、颈项强直等中枢神经系统感染症状。

（三）慢性菌痢

慢性菌痢须与下列疾病相鉴别，确诊依赖于特异性病原学检查、病理和结肠镜检。

1. 直肠癌与结肠癌

直肠癌或结肠癌常合并有肠道感染，当有继发感染时可出现腹泻和脓血便。所以遇到慢性腹泻患者，无论何种年龄，都应该行常规直肠指检和乙状结肠镜检查，对疑有高位肿瘤应行钡剂 X 线检查或纤维结肠镜检查。

2. 血吸虫病

可有腹泻与脓血便。有流行区疫水接触史，常伴肝肿大及血中嗜酸性粒细胞增多，粪便孵化与直肠黏膜活检压片可获得阳性结果。

3. 非特异性溃疡性结肠炎

病程长，有脓血便或伴发热，乙状结肠镜检查肠黏膜充血、水肿及溃疡形成，黏膜松脆易出血。常伴有其他自身免疫性疾病表现，抗菌痢治疗无效。

九、预后

大部分急性菌痢患者于 1～2 周内痊愈，只有少数患者转为慢性或带菌者。中毒性菌痢预后差，病死率较高。预后和下列因素有关：年老体弱、婴幼儿及免疫功能低下患者并发症多，预后相对差；中毒性菌痢病死率较高；痢疾志贺菌引起症状较为严重，而福氏志贺菌易致慢性，耐药性菌株则影响疗效；治疗及时、合理者预后好。

十、治疗

（一）急性菌痢

1. 一般治疗

消化道隔离至临床症状消失，大便培养连续 2 次阴性。毒血症状重者必须卧床休息。饮食以流食为主，忌食生冷、油腻及刺激性食物。

2. 抗生素治疗

轻型菌痢患者在充分休息、对症处理和医学观察的条件下可不用抗生素，严重病例则须应用抗生素，因其既可缩短病程，又可减少带菌时间。近年来志贺菌对多种抗生素的耐药性逐年增长，并呈多重耐药性。因此，应根据当地流行菌株药敏试验或大便培养的结果进行选择，并且在一定地区内应注意交替用药。抗生素治疗的疗程一般为 3～5 天。

常用药物包括以下几种。

（1）喹诺酮类药物：抗菌谱广，口服吸收好，不良反应小，耐药菌株相对较少，可作为首选药物。首选环丙沙星，其他喹诺酮类也可酌情选用。不能口服者也可静脉滴注。因动物试验显示此类药物可影响骨骺发育，故有学者认为儿童、孕妇及哺乳期妇女如非必要不宜使用，而世界卫生组织（WHO）认为其对儿童关节破坏的风险性非常小，其风险与治疗价值相比，更是微乎其微。

（2）其他：WHO 推荐的二线用药匹美西林和头孢曲松可应用于任何年龄组，同时对多重耐药菌株有效。阿奇霉素也可用于成人治疗。

2005 年世界卫生组织（WHO）推荐菌痢抗生素治疗方案见表4-8。

表4-8　抗生素治疗菌痢一览表

抗生素名称	用法及用量	
	儿童	成人
一线用药		
环丙沙星	每次 15 mg/kg	每次 500 mg
		（每日 2 次，疗程为 3 天，口服给药）
二线用药		
匹美西林	每次 20 mg/kg	每次 400 mg
		（每日 4 次，疗程为 5 天，口服给药）
头孢曲松	每次 50～100 mg/kg	每次 50～100 mg/kg
		（每日 1 次肌内注射，疗程为 2～5 天）
阿奇霉素	每次 6～20 mg/kg	每次 1～1.5g
		（每日 1 次，疗程为 1～5 天，口服给药）

二线用药，只有在志贺菌菌株对环丙沙星耐药时才考虑应用。给予有效抗生素治疗 48 小时内许多症状会得到改善，包括便次减少、便血、发热症状减轻，食欲好转。48 小时无以上改善，则提示可能对此抗生素耐药。

（3）小檗碱：因其有减少肠道分泌的作用，故在使用抗生素时可同时使用，0.1～0.3 克/次，每日 3 次，7 天为一疗程。

3. 对症治疗

只要有水和电解质丢失，无论有无脱水表现，均应口服补液，只有对严重脱水者，才可考虑先静脉补液，然后尽快改为口服补液。可采用世界卫生组织推荐的口服补液盐溶液（ORS）。高热可物理降温为主，必要时适当使用退热药；毒血症状严重者，可以给予小剂量肾上腺皮质激素。腹痛剧烈者可用颠茄片或阿托品。

（二）中毒性菌痢

应采取综合急救措施，力争早期治疗。

1. 对症治疗

（1）降温止惊：高热应给予物理降温，必要时给予退热药；高热伴烦躁、惊厥者，可采用亚冬眠疗法。

（2）休克型：①迅速扩充血容量纠正酸中毒：快速给予葡萄糖注射液、5% 碳酸氢钠及低分子右旋糖酐等液体，补液量及成分视脱水情况而定，休克好转后则继续静脉注射维持；②改善微循环障碍：可予山莨菪碱（654-2）、酚妥拉明、多巴胺等药物，以改善重要脏器血流灌注；③保护重要脏器功能：主要是心、脑、肾等重要脏器的功能；④其他：可使用肾上腺皮质激素，有早期 DIC 表现者可给予肝素抗凝等治疗。

（3）脑型：可给予 20% 甘露醇每次 1～2g/kg 快速静脉滴注，每 4～6 小时注射 1 次，以减轻脑水肿。应用血管活性药物以改善脑部微循环，同时给予肾上腺皮质激素有助于改善病情。防止呼吸衰竭须保持呼吸道通畅、吸氧，如出现呼吸衰竭可使用洛贝林等药物，必要时可应用人工呼吸机。

2. 抗生素治疗

药物选择基本与急性菌痢相同，但应先采用静脉给药，可采用环丙沙星、左旋氧氟沙星等喹诺酮类或三代头孢菌素类抗生素。病情好转后改为口服，剂量和疗程同急性菌痢。

（三）慢性菌痢

由于慢性菌痢病因复杂，可采用全身与局部治疗相结合的原则。

1. 一般治疗

注意生活规律，进食易消化、吸收的食物，忌食生冷、油腻及刺激性食物，积极治疗可能并存的慢性消化道疾病或肠道寄生虫病。

2. 病原治疗

根据病原菌药敏试验结果选用有效抗生素，通常联用 2 种不同类型药物，疗程须适当延长，必要时可予多个疗程治疗。也可药物保留灌肠，选用 0.3% 小檗碱液、5% 大蒜素液或 2% 磺胺嘧啶银悬液等灌肠液 1 种，每次 100～200 mL，每晚 1 次，10～14 天为一疗程，灌肠液中添加小剂量肾上腺皮质激素可提高疗效。

3. 免疫治疗

应用自身菌苗或混合菌苗，隔日皮下注射 1 次，剂量自每日 0.25 mL 开始，逐渐增至 2.5 mL，20 天为一疗程。菌苗注入后可引起全身反应，并导致局部充血，促进局部血流，增强白细胞吞噬作用，也可使抗生素易于进入病变部位而发挥效能。

4. 调整肠道菌群

慢性菌痢由于长期使用抗生素，常有菌群失调。大肠埃希菌减少时可给予乳糖及维生素 C。肠球菌减少者可给叶酸。此外，可采用微生态制剂，如乳酸杆菌或双歧杆菌制剂治疗。

5. 对症治疗

有肠道功能紊乱者可采用镇静或解痉药物。

十一、预防

采用以切断传播途径为主的综合预防措施，同时做好传染源的管理。

（一）管理传染源

急、慢性患者和带菌者应隔离或定期进行访视管理，并给予彻底治疗，隔日 1 次大便培养，连续 2 次阴性才可解除隔离。从事饮食业、保育及水厂工作的人员，必须定期进行大便培养，更须做较长期的追查，必要时暂调离工作岗位。

（二）切断传播途径

养成良好的卫生习惯，特别注意饮食和饮水卫生。抓好"三管一灭"，即饮水、饮食、粪便的管理，消灭苍蝇。

（三）保护易感人群

世界卫生组织报告，目前尚无获准生产的可有效预防志贺菌感染的疫苗。近年主要采用口服活菌苗，一般采用三种菌苗：自然无毒株；有毒或无毒痢疾杆菌与大肠埃希菌杂交的菌株；变异菌株。目前国内主要采用变异菌株，如 F2a 型依链株。活菌苗对同型志贺菌保护率约为 80%，而对其他型别菌痢的流行可能无保护作用。

（丁秋玲）

第五章

肝脏疾病

第一节　病毒性肝炎

病毒性肝炎主要有 5 种，分别为甲、乙、丙、丁、戊型病毒性肝炎。

甲型、戊型肝炎多为急性起病，预后良好，乙型、丙型和丁型肝炎预后较差，部分患者可演变为慢性肝炎、肝硬化，甚至原发性肝癌。

一、甲型肝炎

甲型肝炎系甲型肝炎病毒（HAV）引起的急性肝脏炎症，由患者的潜伏期或急性期粪便、血液中的 HAV 污染水源、食物及生活密切接触经口进入胃肠道而传播，可暴发或散发流行，病程急骤，预后良好。

（一）病原学

甲型肝炎病毒直径为 27~32 nm，无包膜，球形，有空心和实心两种颗粒。60 ℃ 1 小时不能灭活，100 ℃ 5 分钟可全部灭活。可以感染人的血清型只有一个，因此只有一个检查抗体系统，临床研究表明免疫血清球蛋白可保护 HAV 感染者。

（二）流行病学

甲型肝炎的流行与社会、经济和卫生因素密切相关。甲型肝炎呈全球性分布，分为高度、中度和低度地方性流行地区。由于 HAV 主要经粪—口途径传播，甲型肝炎现已成为发展中国家严重的公共卫生隐患。

1. 传染源

甲型肝炎患者和隐性感染者是疾病的主要传染源。甲型肝炎患者起病前 2 周和起病后 1 周粪便中排出的 HAV 数量增多。隐性感染者是很重要的传染源。

2. 传播途径

HAV 主要经粪—口途径传播，粪便污染饮用水源、食物、蔬菜、玩具等可导致流行。水源或食物污染可导致暴发性流行。此外，HAV 可通过人—猿接触传播，饲养员接触 HAV 感染猿后可致 HAV 感染。

3. 易感人群

抗 HAV 阴性者对 HAV 普遍易感。我国 80% 以上成年人抗 HAV-IgG 阳性，可通过胎盘将抗 HAV-IgG 带给胎儿，6 个月以下的婴儿均有 HAV 抗体，6 个月后逐渐消失，成为易感者。发病者集中在幼儿和儿童。

（三）病理学及发病机制

1. 病理

甲型肝炎主要表现为肝细胞点状坏死、变性和炎症渗出，少数有较明显淤胆，偶见大块性和亚大块性坏死。

2. 发病机制

关于甲型肝炎发病机制的研究较少，病因尚未完全阐明。在病毒侵入消化道黏膜后，有一短暂病毒血症阶段。既往认为 HAV 对肝细胞有直接损害作用，目前研究证实，感染早期 HAV 大量增殖，肝细胞仅轻微破坏，随后细胞免疫起重要作用。较强的 HAV 抗原性易激活患者血清 CD8$^+$T 淋巴细胞，致敏淋巴细胞对 HAV 感染的肝细胞产生细胞毒性，导致肝细胞变性、坏死。感染后期，HAV 抗体产生后通过免疫复合物使肝细胞破坏。

（四）临床表现

1. 潜伏期

2~6 周，平均 4 周。

2. 临床表现

急性甲型肝炎临床表现阶段性较为明显，可分为 3 期。典型病例的临床表现如下。

（1）黄疸前期：起病急，有畏寒、发热、全身乏力、食欲减退、厌油、恶心、呕吐、腹痛、腹泻，尿色逐渐加深，至本期末呈浓茶色。少数病例以发热、头痛、上呼吸道症状等为主要表现。本期持续 1~21 天，平均为 5~7 天。

（2）黄疸期：自觉症状有所好转，发热减退，但尿色继续加深，巩膜、皮肤黄染，约在 2 周内达高峰。大便颜色变浅、皮肤瘙痒、心率缓慢等梗阻性黄疸表现。肝肿大至肋下 1~3 cm，有充实感，有压痛及叩击痛。部分患者有轻度脾肿大。本期持续 2~6 周。

（3）恢复期：黄疸逐渐消退，临床症状减轻直至消失，肝脾回缩，肝生化指标逐渐恢复正常。本期持续 2 周到 4 个月，平均为 1 个月。

3. 特殊表现

（1）急性重型肝炎：甲型肝炎引起急性重型肝炎较少见，在慢性乙型肝炎基础上并发甲型急性重型肝炎危险性较高。甲型急性重型肝炎并发肝性脑病和肝肾综合征是死亡的主要原因。

（2）淤胆型肝炎：少数甲型肝炎可发展为淤胆型肝炎，使病程延长，一般为自限性。

（3）复发性甲型肝炎：有少数甲型肝炎患者在恢复后出现复发的症状和体征，伴肝功能异常和抗 HAV-IgM 消失后再度上升。这种复发性甲型肝炎常发生于甲型肝炎恢复后 1~4 个月，但病程自限，预后良好。

（4）重叠感染：甲型肝炎可重叠其他嗜肝病毒感染，我国报道甲、乙型肝炎病毒重叠感染高达 12%~15%，也有甲、乙、丙型肝炎病毒重叠感染。

（5）合并妊娠：一般不影响甲型肝炎的病情和病程，也不增加产科并发症和婴儿畸形的发生率，甲型肝炎一般不通过母婴传播。

（五）辅助检查

1. 粪便检测

RNA 分子杂交及 PCR 法检测 HAV RNA，后者更为灵敏，RT-PCR 法将 HAV RNA 转为 cDNA，再进行 PCR 检测；固相放射免疫法（SPRIA）检测甲型病毒抗原（HAAg），起病前 2 周粪中可检测到，发病后 1 周阳性率为 45%，第 2 周仅为 12%。该方法可用于识别急性期或无症状感染患者，用于 HAV 感染患者粪便排病毒规律及传染期的观察。

2. 血清抗体检测

（1）抗 HAV-IgM：是临床最可靠的常规检测手段，常用酶联免疫吸附试验（ELISA），血清中抗 HAV-IgM 出现于 HAV 感染的早期（发病后数天），滴度很快升至峰值，持续 2 ~ 4 周，并在短期内降至较低水平，通常在 3 ~ 6 个月消失（少数可超过 1 年）。因此，抗 HAV-IgM 是甲型肝炎早期诊断最简便可靠的血清学标志，也是流行病学中区分新近感染（包括临床和无症状的亚临床感染）与既往感染甲型肝炎病毒的有力证据。

（2）抗 HAV-IgG：抗 HAV-IgG 在急性期后期和恢复早期出现，于 2 ~ 3 个月内达高峰，然后缓慢下降，持续多年或终身。不能区分是新近还是既往感染，主要用于了解人群中既往感染情况及人群中的免疫水平，对流行病学调查更有意义。

3. 常规生化指标检测

外周血白细胞总数正常或偏低，淋巴细胞相对增多，偶见异型淋巴细胞。黄疸前期尿胆原及尿胆红素阳性反应，可作为早期诊断的重要依据。丙氨酸转氨酶（ALT）于黄疸前期早期开始升高，血清总胆红素（TBil）在黄疸前期开始升高。ALT 高峰在血清 TBil 高峰之前，一般在黄疸消退后数周恢复正常。

急性黄疸型血清球蛋白常轻度升高，随病情变化逐渐恢复正常。急性无黄疸型和亚临床型患者肝生化指标改变仅以 ALT 轻、中度升高为特点。急性淤胆型者 TBil 显著升高而 ALT 仅轻度升高，同时伴血清碱性磷酸酶（ALP）及谷氨酰转肽酶（GGT）明显升高。

（六）诊断及鉴别诊断

1. 诊断标准

主要依据流行病学史、接触史、临床特点及实验室检查，主要是抗 HAV-IgM 阳性及转氨酶升高。"热退黄疸现，临床症状有所减"是本病早期特征。黄疸前期患者尿色加深是考虑该病的重要线索。若为慢性肝炎患者，通常不考虑该病。

2. 鉴别诊断

黄疸前期须与上呼吸道感染、肠道感染和关节炎等疾病鉴别。急性期须与其他型病毒性肝炎及阻塞性黄疸鉴别。

（七）治疗

甲型肝炎为自限性疾病，无须特殊治疗。该病预后良好，通常在 2 ~ 4 个月内恢复，少数病程可延长或有反复，但最终可痊愈，该病不会转为慢性肝炎，病死率极低。

（八）预防

早期发现，早期隔离，自发病日开始，隔离 3 周。幼儿园等机构除病儿隔离外，接触者医学观察 45 天。强调改善居住和卫生条件，提高群众卫生意识。餐前便后勤洗手，加强水源、饮食和粪便的管理。密切接触者，可予免疫球蛋白（人血丙种球蛋白）被动免疫，

0.02～0.05 mL/kg，尽早注射，治疗时间应≥2周。灭活和减毒疫苗已研制成功，接种者可产生有效的抗体反应，在国内已生产和推广。在高发地区接种疫苗，可形成免疫屏障，明显降低发病率。目前对学龄前儿童普遍接种，对高危人群也接种疫苗，是我国控制甲型肝炎流行的主要手段。

二、乙型肝炎

常致慢性感染，最终形成肝硬化和肝癌，是严重危害我国人民健康的重要传染病。

（一）病原学

乙型肝炎病毒（HBV）是脱氧核糖核酸病毒，属嗜肝 DNA 病毒。完整的病毒颗粒（丹氏颗粒）在 1970 年由 Dane 在电镜下发现，直径约为 42 nm。分为包膜（HBsAg）及核心，后者由核衣壳（HBcAg）及其所含的病毒 DNA 基因组、DNA 聚合酶、HBeAg 等组成。HBV 基因组结构独特，是一个基因组仅约 3.2 kb 的部分双链环形 DNA。较长的一链因与病毒 mRNA 互补，按惯例将其定为负极性，较短的一链则定为正极性。负链核苷酸序列至少有 4 个开放阅读框架（ORF），即 C、P、S 和 X 基因，分别编码核壳、聚合酶、包膜蛋白、X 蛋白以及调节病毒蛋白的转录水平。采用 HBV DNA 转染肝癌细胞株在体外能分泌 HBV 颗粒及各种抗原，供实验室研究，HBV 转基因小鼠也可作为一个整体模型对 HBV 进行研究。

（二）流行病学

HBV 感染是严重的公共卫生问题。虽然 HBV 感染呈世界性分布，但不同地区的 HBV 流行率差异较大。2006 年，我国乙型肝炎血清流行病学调查结果显示，1～59 岁人群乙型肝炎表面抗原携带率为 7.18%。虽然我国属 HBV 高地方性流行地区，但各地人群 HBsAg 流行率分布并不一致。

1. 传染源

急性、慢性乙型肝炎患者和病毒携带者，特别是无症状携带者是乙型肝炎的主要传染源，通过血液和体液排出病毒，其传染性贯穿于整个病程。

2. 传播途径

HBV 主要经血、血制品、母婴、破损的皮肤和黏膜以及性传播。围生期传播是母婴传播的主要方式，多在分娩时接触 HBV 阳性母亲的血液和体液传播。经皮肤黏膜传播主要发生于使用未经严格消毒的医疗器械、注射器、有创性诊疗操作、手术及静脉内滥用毒品等。其他如修足、文身、打耳洞、医务人员工作中的意外暴露、共用剃须刀和牙刷等也可传播。与 HBV 阳性者性接触，特别是有多个性伴侣者，其感染 HBV 的危险性增高。由于严格实施对献血员进行 HBsAg 筛查，经输血或血液制品引起的 HBV 感染已较少发生。

HBV 不经呼吸道和消化道传播，因此，日常学习、工作或生活接触，如同一办公室工作（包括共用计算机等办公用品）、握手、拥抱、同住一宿舍、同一餐厅用餐和共用厕所等无血液暴露的接触，一般不会传染 HBV。经吸血昆虫（蚊、臭虫等）传播未被证实。

3. 易感者

人群普遍易感。随着年龄增长，通过隐性感染获得免疫的比例逐渐增加，故 HBV 感染多发生于婴幼儿及青少年。到成年以后，除少数易感者以外，已感染 HBV 的人多已成为慢性或潜伏性感染者。到中年后，无症状 HBsAg 携带者随着 HBV 感染的逐步消失而减少。

（三）病理及发病机制

1. 病理

急性乙型肝炎病理表现为肝小叶内坏死、变性和炎症反应。病变严重时，在中央静脉与门静脉之间形成融合性带状坏死，提示预后不良或转化为慢性活动性肝炎。急性肝炎一般无毛玻璃样细胞，免疫组织化学常无 HBcAg 和 HBsAg。

2. 发病机制

乙型肝炎发病机制极为复杂，迄今尚未完全阐明。目前主要认为，HBV 侵入人体后，未被单核—吞噬细胞系统清除的病毒到达肝脏，病毒包膜与肝细胞膜融合，导致病毒侵入肝细胞后开始复制过程。一般认为 HBV 不直接损害肝细胞，而是通过宿主免疫应答引起肝细胞的损伤和破坏，导致相应的临床表现。由于宿主不同的免疫反应（包括个体的遗传和代谢差异），HBV 感染的临床表现和转归也各有不同。

（四）临床表现

1. 潜伏期

1~6 个月，平均 2 个月左右。

2. 临床表现

分为急性黄疸型、急性无黄疸型和急性淤胆型肝炎，临床表现与甲型肝炎相似，多呈自限性（占 90%~95%），常在半年内痊愈。

（五）辅助检查

1. 肝生化功能检查

可反映肝脏损害的严重程度，ALT、天冬氨酸转氨酶（AST）升高，急性期增高幅度低于甲型肝炎水平。病原学诊断要依靠 HBV 抗原抗体和病毒核酸的检测。

2. HBV 血清标志物的检测

（1）HBsAg：在 HBV 感染者中出现最早，最早 1~2 周、最迟 11~12 周可被检出，滴度最高，是乙型肝炎早期诊断的重要标志。典型急性乙型肝炎，潜伏期先出现 HBsAg，经 2~6 周才出现肝炎临床症状、体征及肝功能异常，在血中可持续 1~2 个月，于恢复期消失，若持续 6 个月以上，常发展为慢性肝炎。除见于急慢性乙型肝炎外，尚可在 HBsAg 携带者、肝炎后肝硬化和肝细胞癌患者中检测到。HBsAg 阳性表示存在 HBV 感染，但 HBsAg 阴性不能排除 HBV 感染。

（2）抗 HBsAg：是一种保护性抗体，能清除病毒，防止 HBV 感染，在急性乙型肝炎中最晚出现（发病后 3 个月），提示疾病恢复。在暴发型肝炎中抗 HBsAg 常呈高滴度，并与 HBsAg 形成免疫复合物，是致肝细胞块状坏死的原因之一。接种乙型肝炎疫苗后，可出现抗 HBsAg，可作为评价乙型肝炎疫苗是否接种成功的重要标志。值得一提的是，HBsAg 和抗 HBsAg 同时阳性，提示形成免疫复合物、HBV 多种亚型感染的结果或机体免疫紊乱所致。

（3）HBeAg：伴随 HBsAg 后出现，若 HBeAg 持续阳性表明 HBV 活动性复制，提示传染性大，容易发展为慢性肝炎，可作为抗病毒药物疗效考核指标之一。

（4）抗 HBe：急性乙型肝炎时，抗 HBe 示病情恢复，病毒复制减少或终止；抗 HBe 持续阳性提示 HBV 复制处于低水平，HBV DNA 可能已和宿主 DNA 整合，并长期潜伏；或因出现前 C 区突变，HBeAg 不能表达。HBeAg 与抗 HBe 的转换有时是由前 C 区突变所致，而并非完全是感染减轻。

（5）HBcAg：一般不能在血清中检测到，多数存在于丹氏颗粒内，少数游离者也被高滴度抗 HBc 形成免疫复合物，须用去垢剂处理使 HBcAg 暴露后再检测。它是乙型肝炎传染性和病毒复制的标志，是肝细胞损害的靶抗原，与病情活动有关。

（6）抗 HBc：抗 HBc 总抗体在 HBV 感染后早期出现，呈高滴度，可持续 5 年甚至更长。滴度在1：100以上，结合肝功能可作为乙型肝炎诊断的依据，对 HBsAg 阴性的急性乙型肝炎，抗 HBc 高滴度有诊断意义；由于抗体持续时间长，常用于流行病学调查，是疫苗安全性观察指标。抗 HBc-IgM 阳性提示 HBV 活动性复制，是诊断急性乙型肝炎的主要依据，慢性乙型肝炎活动期呈阳性，缓解期可消失。抗 HBc-IgG 可持续存在，暴发型肝炎时抗体呈高滴度。

3. HBV DNA 检测

国际上推荐 Roche Cobas Taqman 法检测，其最低检测值为 50 IU/mL（约等于 300 copies/mL）。我国常用实时荧光定量 PCR 法，最低检测值为 1 000 copies/mL，灵敏性和准确率较低。

4. HBV 基因分型及耐药变异检测

HBV 基因分型和耐药变异的检测方法有特异性引物 PCR 法、限制性片段长度多态性分析法、线性探针反向杂交法和基因测序等。

（六）诊断及鉴别诊断

1. 诊断标准

询问病史，可有输血史或血制品、其他药物注射史；急性肝炎的临床表现；肝生化指标，特别是 ALT 和 AST 升高，伴或不伴胆红素升高；急性期 HBsAg 阳性，可伴有短暂 HBeAg、HBV DNA 阳性；抗 HBc-IgM 高滴度阳性，抗 HBc-IgG 低滴度阳性；恢复期 HBsAg 和抗 HBc-IgM 低滴度下降，最后转为阴性，若患者发病前 6 个月以内证实乙型肝炎血清标记物阴性，则更支持急性乙型肝炎的诊断。

2. 鉴别诊断

须与其他病因的病毒性肝炎、药物或中毒性肝炎区别，主要依据流行病史、服药史和血清学标志物鉴别。

（七）治疗

急性乙型肝炎多能自愈，无须特殊药物治疗。患者只须适当休息、平衡饮食，只有在必要时，根据临床症状对症支持治疗。

（八）预防

1. 管理传染源

除抗 HBs 阳性且 HBV DNA 阴性者，其余血清 HBV 标志物阳性者不能献血，避免从事餐饮及幼托工作。

2. 切断传播途径

防治血液及体液传播，保护易感人群。

3. 接种乙型肝炎疫苗

接种疫苗是预防 HBV 感染的最有效方法。乙型肝炎疫苗的接种对象主要是新生儿，其次为婴幼儿，15 岁以下未免疫人群和高危人群（如医务人员、经常接触血液的人员、托幼机构工作人员等），其中新生儿在出生 12 小时内注射乙型肝炎免疫球蛋白（HBIG）和乙型肝炎疫苗后，可接受 HBsAg 阳性母亲的哺乳。乙型肝炎疫苗免疫在接种前不筛查 HBV 感染标志物是安全的。乙型肝炎疫苗全程须接种 3 针，按照 0、1、6 个月程序，即接种第 1 针疫苗间隔 1 个月及 6 个月注射第 2 和第 3 针疫苗。新生儿接种乙型肝炎疫苗要求在出生后 24 小时内接种，越早越好。接种部位新生儿为臀前部外侧肌肉内，儿童和成人在上臂三角肌中部肌内注射。

接种乙型肝炎疫苗后有抗体应答者的保护效果一般至少可持续 12 年，因此一般人群不需要进行抗 HBs 监测或一般人群无须行抗 HBs 监测或加强免疫。但对高危人群可进行抗 HBs 监测，如抗 HBs < 10 mIU/mL，可予加强免疫。

对乙型肝炎疫苗无应答者，应增加疫苗的接种剂量（如 60 μg）和针次，对 3 针免疫程序无应答者可再接种 3 针或 1 针 60 μg 重组酵母乙型肝炎疫苗，并于第 2 次接种 3 针或 1 针 60 μg 乙型肝炎疫苗后 1 ~ 2 个月检测血清中抗 HBs，如仍无应答，可再接种 1 针 60 μg 重组酵母乙型肝炎疫苗。

意外暴露的人群中，若已接种过乙型肝炎疫苗，且已知抗 HBs ≥ 10 IU/L 者，可不进行特殊处理。如未接种过乙型肝炎疫苗，或虽接种过乙型肝炎疫苗，但抗 HBs < 10 IU/L 或抗 HBs 水平不详，应立即注射 HBIG 200 ~ 400 IU，并同时在不同部位接种 1 针乙型肝炎疫苗（20 μg），于 1 个月和 6 个月后分别接种第 2 和第 3 针乙型肝炎疫苗（各 20 μg）。

三、丙型肝炎

（一）病原学

丙型肝炎病毒（HCV）是包膜呈球形的 RNA 病毒，免疫电镜下其直径为 55 ~ 65 nm。HCV 属黄病毒家族成员，均含有单股正链 RNA 基因组。其复制方式与黄病毒家族病毒相似，以正链 RNA 基因组作为病毒复制的模板，复制成负链 RNA，再转录成多个正链 RNA。对世界各地 HCV 分离株的部分或全序列分析，发现各分离株的基因组序列存在差异，有明显异质性。

（二）流行病学

1. 传染源

丙型肝炎的主要传染源是潜伏期患者，急性丙型肝炎、亚临床型和慢性丙型肝炎患者和无症状携带者。

2. 传播途径

（1）血液传播：HCV 感染经血或血制品传播。

（2）医源性传播：医疗器械、针头、针灸用品均可感染丙型肝炎。拔牙和文眉者也可感染丙型肝炎，这些均与接触传染性血液有关。

（3）性接触传播：研究报道，无输血史的丙型肝炎患者中，有性接触或家庭内肝炎接触史者颇为多见，丙型肝炎发病与接触新的性伙伴明显相关。有资料表明，在精液及阴道分泌液中均有 HCV 存在，这说明存在 HCV 性传播的可能。

（4）母婴传播：近年来对 HCV 存在母婴传播已有较明确的认识。HCV RNA 阳性母亲将 HCV 传播给新生儿的危险性为 5% ~ 10%。合并 HIV 感染时，传播的危险性增至 20%。HCV 载量高低与母婴传播的危险性大小直接相关。

（5）日常生活接触传播：一般日常生活或工作接触不会传播 HCV。接吻、拥抱、喷嚏、咳嗽、食物、饮水、共用餐具和水杯等，由于无皮肤破损及血液暴露，一般不会传播 HCV。

3. 高危人群

主要是受血者、血透患者、静脉药瘾者、HIV 感染者和 HCV 阳性孕妇所生的婴儿，密切接触传染性血液的医护人员、检验人员和丙型肝炎患者家属的发病率相对较高。

（三）病理及发病机制

1. 病理

急性丙型肝炎镜下可见灶性坏死、气球样变和嗜酸性小体。严重者可见桥接坏死和肝细胞再生，门管区炎性细胞增加、淋巴细胞聚集和胆管损伤等，但程度明显低于慢性丙型肝炎。

2. 发病机制

HCV 致肝细胞损伤的机制主要有：HCV 直接杀伤作用；宿主免疫因素；自身免疫；细胞凋亡。HCV 感染者半数以上可转为慢性。

（四）临床表现

1. 潜伏期

病毒感染后的潜伏期为 21 ~ 84 天，平均为 50 天左右。

2. 临床表现

急性 HCV 感染初期多数为无明显临床症状和体征，部分患者可出现 ALT 轻度升高或黄疸，极少数可发生急性重型肝炎。在急性感染中，80% ~ 85% 不能清除病毒，而进入慢性持续性感染，其中 25% ~ 35% 的患者缓慢发展并进入终末期肝病，在 30 ~ 40 年后 1% ~ 2.5% 可发展为肝细胞癌（HCC）患者。无论在急性或慢性感染者中均有部分患者可自行恢复，特别是儿童和妇女。

急性丙型肝炎多数为无黄疸型肝炎。起病较缓慢，常无发热，仅轻度消化道症状，伴 ALT 异常；少数为黄疸型肝炎；发热者占 7%。黄疸呈轻度或中度；急性丙型肝炎中约有 15% 为急性自限性肝炎，在急性期 ALT 升高；HCV RNA 阳性和抗 HCV 阳性；经 1 ~ 3 个月黄疸消退，ALT 恢复正常；常在 ALT 恢复前 HCV RNA 转阴，病毒持续阴性，抗 HCV 滴度也逐渐降低，仅少数病例临床症状明显。

（五）辅助检查

除常规肝生化指标，常用于 HCV 的特异诊断有抗 HCV 和 HCV RNA 以及 HCV 基因型。目前常用的第二代、第三代重组免疫印迹试验与 HCV RNA 的符合率较高。国内多采用 HCV 荧光 RT-PCR 试剂盒检测 HCV RNA 定量，有助于评估 HCV 复制水平和评价抗病毒治疗疗效。基因分型用于预测临床治疗的效果及最佳治疗时限。

（六）诊断及鉴别诊断

依据病史、临床表现、常规实验室检查及特异性血清病原学确诊。主要与肝外梗阻性黄疸、溶血性黄疸等其他原因引起的黄疸以及药物性肝炎、急性结石性胆管炎等其他原因引起的肝炎鉴别。

对急、慢性 HCV 感染的鉴别依靠临床表现及抗 HCV 和 HCV RNA 的变化。急性感染，HCV RNA 先于抗 HCV 出现，通常在感染后的第 2 周出现，抗 HCV 通常在 8～12 周后出现。

（七）治疗

急性丙型肝炎中有 60%～85% 会转为慢性，比例远高于急性乙型肝炎，早期抗病毒治疗可有效阻断其慢性发展。临床发病后 1 个月内，血清 ALT 持续升高、HCV RNA 阳性的急性丙型肝炎患者应及早给予 IFN-α 联合利巴韦林抗病毒治疗。

（八）预防

严格筛选献血者，推行安全注射和安全有创操作是目前最有效的预防措施。目前还缺乏有效的预防性疫苗。暴露后预防也缺乏有效的措施。

四、丁型肝炎

（一）病原学

丁型肝炎病毒（HDV）属 RNA 病毒，颗粒呈球形，其外壳是嗜肝 DNA 病毒表面抗原，即人类HBsAg，内部有 HDAg 和 HDV 基因组。HDV 是缺陷性病毒，其复制需要 HBV、土拨鼠肝炎病毒（WHV）等嗜肝 DNA 的辅佐，为 HDV 提供外膜蛋白。

（二）流行病学

1. 传染源

主要是急、慢性丁型肝炎患者和 HDV 携带者。

2. 传播途径

HDV 的传播方式与 HBV 相同，输血和血制品是传播 HDV 的最重要途径之一，也可经性、母婴传播。HDV 感染一般与 HBV 感染同时发生或继发于 HBV 感染。我国 HDV 传播以生活密切接触为主。

3. 易感人群

与 HBV 感染的易感人群相同。若感染人群已受到 HBV 感染，则有利于 HDV 复制，易感性更强。

（三）病理及发病机制

1. 病理

HDV 感染的病理表现与 HBV 基本相似，HDV 以肝细胞嗜酸性变及微泡状脂肪变性，伴肝细胞水肿、炎性细胞浸润及门管区炎症反应为特征。重型肝炎时，可见大块肝细胞坏死、残留肝细胞微泡状脂肪变性、假胆管样肝细胞再生及门管区炎症加重。

2. 发病机制

病情较重的 HDV 感染病理表现说明 HDV 具有直接致细胞病变作用；同时 HDV 复制的免疫应答在肝脏损伤机制中可能起重要作用，因此可能存在免疫介导的肝脏损伤。

（四）临床表现

1. 同时感染

HDV 和 HBV 同时感染可导致急性丁型肝炎，但也可在 HBV 感染基础上重叠 HDV 感染。潜伏期为 6～12 周；病程可先后发生 2 次肝功能损害，期间间隔 2～4 周，血清 TBil、

ALT、AST 升高。整个病程较短，随 HBV 感染的终止，HDV 也随之终止，预后良好，极少向重型肝炎发展。

2. 重叠感染

HDV 和 HBV 重叠感染的潜伏期为 3～4 周。无症状的慢性 HBV/HBsAg 携带者重叠 HDV 感染的临床表现与急性肝炎发作类似，有时病情较重，ALT、AST 常持续升高数月，或血清 TBil 及转氨酶呈双峰曲线升高，易发展成慢性肝炎，甚至肝硬化。当血清中出现 HDAg 时，HBsAg 滴度可能下降；因绝大多数患者发展为慢性感染，血清中一般可持续检测到 HD-Ag 和 HDV RNA；高滴度抗 HDV-IgM 和抗 HDV-IgG 可长期持续存在。同时近年研究发现，丁型肝炎与原发性肝癌可能存在相关性。

（五）辅助检查

1. 抗 HDV

常规检测丁型肝炎用免疫酶法或放射免疫法，敏感性和特异性较高。

2. HDAg

放射免疫法检测血清 HDAg，有助于早期诊断。

3. HDV RNA

cDNA 探针斑点杂交法可检测血清 HDV RNA，RT-PCR 检测 HDV RNA 的敏感性较高。

（六）诊断

根据病史，HBV、HDV 血清标志物以及肝生化指标综合分析。必要时可行肝穿刺活检术，并检测肝组织内病毒抗原。

（七）治疗

HDV 与 HBV 感染所致的急性肝炎多为自限性，无须特殊治疗。

（八）预防

HDV 感染必须有 HBV 辅助，预防乙型肝炎的措施也可预防丁型肝炎，包括对献血员及血制品进行 HBsAg 筛查，减少 HBV 感染的机会；广泛接种 HBV 疫苗，既可预防 HBV 感染，又可预防 HBV/HDV 联合感染；对 HBV 患者和 HBsAg 携带者进行健康教育，以减少 HDV 重叠感染的机会。

五、戊型肝炎

（一）病原学

戊型肝炎病毒（HEV）是二十面对称体圆球形颗粒，直径为 27～38 nm，无包膜，基因组为线状单正链 RNA。目前认为，HEV 存在 4 个基因型，1、2 型主要在亚洲发展中国家，毒力较强，多为水源性传播，易感人群主要是年轻人。

（二）流行病学

1. 传染源

潜伏期末及急性期初的戊型肝炎患者传染性最强，其粪便中的病毒量较多。动物是否作为传染源尚待进一步研究，但流行病学研究显示，接触猪的人群，HEV 流行率较高。

2. 传播途径

粪—口途径为主，多数戊肝流行与饮用被人粪便污染的水（水型流行）有关。也可经食物传播，经日常生活接触传播也有报道，但较甲型肝炎少见。发达国家的病例多为输入性传播。HEV 经血和母婴传播较为罕见。

3. 易感人群

普遍易感，青壮年发病率较高，儿童、老人发病率较低。感染后可获得一定免疫力，但不太持久，幼年感染后至成人后仍可再次感染。

（三）病理及发病机制

戊型肝炎肝组织学特点是门管区炎症，库普弗细胞增生，肝细胞气球样变性，形成双核，胞质及毛细胆管胆汁淤积，几乎 50% 以上的患者表现为明显淤胆。该病毒由肠道侵入肝脏后进行复制，细胞免疫介导的肝细胞损伤是主要原因，但其具体发病机制尚不清楚。

（四）临床表现

1. 潜伏期

本病潜伏期为 15～75 天，平均为 40 天。

2. 临床表现

戊型肝炎的临床表现与甲型肝炎极为相似，可表现为急性黄疸型、急性无黄疸型、淤胆型和重型等。

（1）急性黄疸型：临床多见，达 85% 以上，远高于甲型肝炎；黄疸前期：绝大多数患者起病急，约半数患者有发热、畏寒、咳嗽等上呼吸道感染症状，1/3 患者伴有关节痛，继而出现恶心、呕吐、厌油、腹泻、腹胀等消化道不适症状，尿色逐渐加深，此期一般持续数天至 2 周，平均为 10 天。黄疸期：尿色呈进行性加深，巩膜黄染、皮肤黄疸，胆汁淤积症状较明显，粪便呈灰白色、皮肤瘙痒较多见，80% 患者有不同程度的肝肿大，伴有压痛及叩击痛，约 10% 患者可见脾肿大。此期一般持续 10～30 天，老年患者可达 2 个月以上；恢复期：自觉症状逐渐改善，黄疸逐渐消退，此期一般持续 2～4 周。

（2）急性无黄疸型：临床表现除不出现黄疸外，其余与急性黄疸型相似，但临床症状轻微，部分患者无任何临床症状，呈亚临床型感染。

（3）淤胆型：淤胆型戊型肝炎较常见，发病率高于甲型肝炎，临床表现与甲型肝炎基本相似。

（4）重型：重型戊型肝炎约占 5%，较甲型肝炎多见，发病初期常类似急性黄疸型肝炎，但病情迅速发展，表现出急性重型肝炎和亚急性重型肝炎的临床过程，病情严重，预后较差。使戊型肝炎发生重型转变的危险因素主要为合并 HBV 感染、妊娠以及老年患者。

（五）辅助检查

1. 抗 HEV-IgM 和抗 HEV-IgG

抗 HEV-IgM 在发病早期（3 个月内）由阳性转为阴性是近期感染 HEV 的标志，抗 HEV-IgG 在发病早期也可出现，也可作为感染急性戊型肝炎的标志。若急性期抗 HEV-IgG 滴度较高，随病程发展呈动态变化，则可诊断急性 HEV 感染。

2. HEV RNA

在发病早期，通过 RT-PCR 采集血液或粪便标本检测到 HEV RNA 可明确诊断。

（六）诊断及鉴别诊断

HEV 主要经粪—口途径传播，多有饮用生水史、生食史、接触戊型肝炎患者史或戊型肝炎流行地区旅行史。抗 HEV-IgM、抗 HEV-IgG 可作为感染急性戊型肝炎的标志，但抗 HEV-IgM 常有假阳性，值得临床医生重视。血液或粪便标本检测到 HEV RNA 可明确诊断。

戊型肝炎临床表现与甲型肝炎极为相似，主要依据血清免疫学诊断结果予以鉴别。同时应与其他能引起血清 ALT、胆红素升高的疾病鉴别，如中毒性肝炎（药物或毒物）、传染性单核细胞增多症、钩端螺旋体病、胆石症等。临床上须详细询问流行病学史（如用药史、不良饮食习惯、疫区居住、旅游等），特异性病原学诊断、B 超检查等有助于鉴别诊断。

（七）治疗

本病治疗原则与甲型肝炎类似，无特殊治疗方案。急性期予对症支持。戊型肝炎孕妇虽不用终止妊娠，但易发生重型肝炎，应密切观察病情变化，及时发现，及时对症治疗，以免病情加重。

（八）预防

本病预防重在切断传播途径，注意环境、食品及个人卫生。目前尚无商业化的戊型肝炎疫苗。

（陈晓文）

第二节　药物性肝损伤

药物性肝损伤（DILI）是指药物在治疗过程中，由药物或及其代谢产物、个体特异性反应或耐受性降低引起的肝脏损伤。在已上市应用的化学性或生物性药物中，有 1 100 种以上的药物具有潜在的肝毒性，很多药物的赋形剂、中草药以及保健药也有导致肝损伤的可能。重视药物性肝损伤诊治，不仅关系用药后患者的生命安全问题，而且与临床医生的职业风险问题息息相关。

一、流行病学

由药物引起的肝病占非病毒性肝病中的 20%～50%，占暴发性肝衰竭的 15%～30%。据法国一项调查研究显示，在法国 3 年内 DILI 的年发生率约为 14/10 万，其中患者住院率为 12%，死亡率达 6%。在我国肝病中，DILI 的发生率仅次于病毒性肝炎及脂肪性肝病（包括酒精性及非酒精性），发病率较高，但由于临床表现不特异或较隐匿，常常不能被发现或不能被确诊。

二、病因

引起药物性肝损伤的药物种类众多，包括抗肿瘤的化疗药、抗结核药、抗甲状腺功能亢进药、解热镇痛药、免疫抑制剂、降糖降脂药、抗生素、抗真菌药及抗病毒药等。然而在我国药物性肝损伤全国多中心研究显示，中草药所致的药物性肝损伤占住院确诊药物性肝损伤的 18%～21%，已成为一个不容忽视的问题。另外，一些"保健品"及减肥药也经常引起药物性肝损伤，须引起高度关注。

三、病理生理

肝脏位于消化道和全身循环之间，是营养吸收的主要器官，且能减少人体与毒素及外来化学物质的接触。因此，肝脏自身可能会接受大量的外源性物质和（或）它们的代谢产物的聚集。肝脏含有最丰富的药酶系统，药物在肝内的生物转化主要是在药物代谢酶系统（简称药酶系统）催化下进行。药酶存在于微粒体内，含有多种成分，又称微粒体混合功能氧化酶（MFO）系统。细胞色素 P450 是 MFO 最重要的功能成分，能与氧结合，催化底物的单氧加合作用。

药物代谢分为以下 3 个阶段：第 I 相反应为非极性（脂溶性）药物通过氧化、还原和水解等反应，生成极性基团。I 相代谢酶 CYP450 的氧化反应极为活跃，几乎能代谢所有脂溶性药物，但同时也会产生有毒性的活性代谢中间产物。由于肝脏的 CYP450 活性为其他脏器的数十倍，故药物有害反应易导致肝脏损伤。第 II 相反应为上述生成物与内源性高极性化合物结合，生成水溶性高、易于排泄的代谢产物，主要包括葡萄糖醛酸化、硫酸化、乙酰化和谷胱甘肽共轭形式，随后将化合物排出体外。第 III 相反应为药物或代谢产物经由肝脏细胞转运蛋白促使排至胆汁或全身血液循环中。转运蛋白和酶的活性受内源性因素，如昼夜规律、激素、细胞因子、疾病状态、遗传因素、性别、种族、年龄、营养状况以及外源性药物或化学品的影响。胆汁是肝脏代谢产物的主要排泄途径。化合物排泄至胆汁后，将经历肝肠循环，在小肠重吸收，并重新进入门静脉循环。药物在肝脏代谢中，主要通过两种机制来造成肝损伤。

1. 药物及其中间代谢产物对肝脏的直接毒性作用

药物经 CYP 代谢产生的亲电子基、自由基等活性代谢产物，通常与谷胱甘肽（GSH）结合而解毒，并不产生肝损伤。但过量服药或遗传性药物代谢异常时，亲电子基、自由基等活性代谢产物大量生成，耗竭了肝内的 GSH，并且通过与细胞膜磷脂质的不饱和脂肪酸结合发生脂质过氧化反应，造成膜的损害、钙-ATP 的自稳性受到破坏，使线粒体损伤、肝细胞坏死；亲电子基团还可通过与肝细胞蛋白半胱氨酸残基的羟基、赖氨酸残基的氨基等亲核基团共价结合，致肌动蛋白凝聚而细胞骨架破坏，使细胞膜失去其化学及生理特性而产生细胞坏死。药物及其代谢产物也可干扰细胞代谢的某个环节，影响蛋白的合成或胆汁酸的正常分泌，使肝细胞损伤和（或）胆汁淤积。这类药物性肝损伤是剂量依赖性的、可以预测的，并在动物身上可以复制出来。

2. 机体对药物的特异质反应

绝大多数药物引起的肝损伤与药物过量无关，这种特异质反应机制不明，可能与免疫过敏等机制有关。特异质反应包括过敏性（免疫特异质）及代谢性（代谢特异质）。前者主要是由于药物或其活性代谢产物作为半抗原，与内源性蛋白质结合形成具有免疫原的自身抗体，可诱导肝细胞死亡或破坏；这种免疫原还可以被 CD4$^+$T 细胞识别，诱导产生一些细胞因子，进一步激活 CD8$^+$T 细胞，引起 Fas 或穿孔素介导的肝细胞凋亡、细胞损伤。后者主要与个体药物代谢酶遗传多态性有关，出现对药物代谢能力降低，使药物原型和（或）中间代谢产物蓄积，产生对肝细胞的毒性。机体对药物的特异质反应所诱导的 DILI 与用药剂量和疗程无相关性，此种肝脏损伤仅发生在个别或少数人身上，对大多数人是安全的，是不可预测的，在实验动物模型上也常无法复制出来。

因此，肝脏对药物毒性损害的易感性包括两方面的含义：一是药物对肝损伤的固有特性；二是个体对药物性肝损伤的易感性。前者主要是因为某些药物在肝内聚集、逗留时间延长（如肝肠循环所致）、代谢转化和（或）经胆汁分泌过程中可导致肝损伤，这与药物体内代谢的特性有关，是药物毒理学的主要研究内容。个体对药物性肝损伤的敏感性是由机体的后天获得性因素和（或）遗传因素所致，识别和减少这些因素将有助于指导药物性肝损伤的防治和临床监测。

四、病理

药物性肝病的病理表现复杂多样，可表现为所有已知类型的急性和慢性肝损伤，肝内所有细胞均会受到药物的影响，有些药物甚至可能出现多种损伤表现。

（一）急性肝损伤

急性肝损伤是药物性肝病中最常见的类型，占报告病例数的 90% 以上。根据临床病例特征分为急性肝细胞性、急性胆汁淤积型和混合型急性肝炎。

1. 肝细胞变性、坏死

肝细胞变性、坏死是药物性肝病的主要表现，主要由毒性中间代谢产物引起。坏死绝大部分发生在肝小叶第三区（Zone 3），是由于该区的药酶浓度最高，而肝窦内血氧含量最低。药物如四氯化碳、对乙酰氨基酚、氟烷主要引起第三区（即小叶中心性）坏死，伴有散在的脂肪变性，但炎症反应少见。药物如阿司匹林、非甾体抗炎药（NSAID）、噻嗪类利尿剂、烟酸、氯贝丁酯、吉非贝齐（降血脂药）、苯甲异噁唑青霉素、磺胺类、利福平、酮康唑、氟尿嘧啶、齐多夫定（抗病毒药）、异烟肼、甲基多巴可引起与病毒性肝炎相似的弥漫性肝实质损害，包括肝细胞由点状坏死到门静脉周围或桥样坏死或多小叶坏死，门静脉及门静脉周围单个核细胞的浸润，而抗癫痫药丙戊酸和静脉用四环素可引起广泛的肝细胞内微脂肪沉积以及肝功能衰竭，与瑞氏综合征及妊娠脂肪肝所见相同。

2. 肝内胆汁淤积

药物是引起肝内胆汁淤积尤其是急性胆汁淤积的常见原因，称为药物性胆汁淤积。最常导致这类肝损伤的药物类是抗感染药、抗糖尿病药、抗炎药、抗精神病药物、心血管药物、类固醇等药物。临床上明显异常的胆汁淤积和混合型肝损伤可能与胆管损伤及炎症有关，药物代谢产物分泌入毛细胆管，使胆管上皮细胞暴露在这些代谢产物的直接毒性效应或免疫敏感效应之下。但大多数药物诱导的肝内胆汁淤积则可以由肝细胞内胆汁形成的功能性缺陷所致（肝细胞性胆汁淤积），也可由细胆管或胆管内胆汁分泌或流动的障碍所致（胆管性胆汁淤积）。此外膜流动性降低，细胞骨架和囊泡运输的损伤，紧密连接的缺陷和细胞内信号传导途径的损伤等均可导致胆汁淤积。其中，胆小管转运蛋白多药耐药相关蛋白家族（MRP，包括 MRP2、MDR1、MDR3 等）和 BSEP（ABCB11）在细胆管或胆管内胆汁分泌或流动中作用至关重要。实验研究发现，MRP2 缺陷性大鼠不能发生异硫氰酸-α-萘酯（ANIT）诱导的胆汁淤积性疾病，某些药物代谢产物分泌入胆管也可能是由多药耐药相关蛋白 2（MRP2）介导。能抑制胆盐分泌蛋白（BSEP）的药物见于利福平、环孢素、格列本脲等。现在已经鉴定出 BSEP 的几个突变体，其中 v444a 多态性主要与药物性胆汁淤积相关。此外，虽然舒林酸、波生坦及曲格列酮等药物也能抑制 BSEP，但其肝毒性大可能是由其他机制所致。

3. 混合型病理

以肝实质损伤为主，伴轻度淤胆，还可有如发热、皮疹、淋巴结肿大、心肌炎、间质性肾炎等肝外表现。此类变化大多是机体对药物过敏，由免疫机制引起，常见药物为苯妥英钠、奎尼丁、别嘌呤醇等。

（二）慢性肝损伤

引起慢性肝炎的药物已证实有双醋酚汀（出现肝损伤后继续使用，可进展到肝硬化）、甲基多巴、呋喃妥因、丹曲林（骨骼松弛药）、异烟肼、丙硫氧嘧啶、磺胺、氟烷，组织学变化与自身免疫性慢性肝炎或慢性病毒性肝炎相同，包括门静脉周围单个核细胞浸润，伴桥样及多小叶坏死。

此外，药物性肝病在病理上还包括下列少见的肝损伤：①血管病变，肝窦扩张和肝性紫癜、肝静脉和门静脉阻塞（性激素）；②硬化性胆管炎（肝动脉内灌注细胞毒药物如 5-氟脱拉尿苷 FUDR）；③诱发肝肿瘤（性激素、达那唑）。

五、临床表现

根据临床特征可以分为急性和慢性两类。

（一）急性药物性肝病

急性肝细胞损伤中，急性药物性肝病最为多见，以肝细胞坏死为主时，临床表现酷似急性病毒性肝炎，常有发热、乏力、食欲减退、黄疸和血清转氨酶升高，ALP 和白蛋白受影响较小，高胆红素血症和凝血酶原时间延长与肝损伤严重度相关。病情较轻者，停药后短期能恢复（数周至数月），重者发生肝衰竭，出现进行性黄疸、出血倾向和肝性脑病，常发生死亡。

以过敏反应为主时，常有发热、皮疹、黄疸、淋巴结肿大，伴血清转氨酶、胆红素和ALP 中度升高，药物接触史常较短（4 周以内）。

以胆汁淤积为主时，有发热、黄疸、上腹痛、瘙痒、右上腹压痛及肝肿大伴血清转氨酶轻度升高、ALP 明显升高，结合胆红素明显升高（34 ~ 500 μmol/L），胆盐、脂蛋白 X、GGT 及胆固醇升高，而抗线粒体抗体阴性。一般于停药后 3 个月到 3 年恢复，少数出现胆管消失伴慢性进展性过程。偶尔胆管损害为不可逆，进展为肝硬化。

（二）慢性药物性肝病

慢性药物性肝病可分为慢性肝实质损伤（包括慢性肝炎及肝脂肪变性、肝素沉积症等）及慢性胆汁淤积、胆管硬化、血管病变（包括肝静脉血栓、肝小静脉阻塞综合征、紫癜性肝病、特发性门静脉高压）。临床表现可以轻到无症状，重则发生伴肝性脑病的肝功能衰竭。慢性肝实质损伤生化表现与慢性病毒性肝炎相同，有血清转氨酶、GGT 的升高，进展型导致肝硬化伴低蛋白血症及凝血功能障碍。药物诱导的自身免疫性肝炎（DAIH）的临床表现与自身免疫性肝炎类似，但药物诱导的自身免疫性肝炎在停用药物和给予免疫抑制剂治疗缓解后没有复发是本病有别于特发性自身免疫性肝炎的临床特征。

六、辅助检查

各种病毒性肝炎血清标志物均为阴性；血清胆红素转氨酶、碱性磷酸酶、总胆汁酸、血清胆固醇等可有不同程度的升高，血浆白蛋白可降低，严重者凝血酶原时间延长、活动度降低，血氨升高，血糖降低，血白细胞总数升高、正常或减少。有过敏反应的患者外周血嗜酸性粒细胞增多，抗 CYP2E1，药物诱导淋巴细胞转化试验阳性率可达 50% 以上。

在药物所致的肝脏病变中，急性肝损伤最常见，病程在 6 个月以内。根据用药后血清 ALT 和 ALP 明显升高以及它们之间的比值，可将急性肝损伤分为 3 种类型。①肝细胞损伤：其临床生化的诊断标准是血清 ALT 升高超过正常范围上限的 2 倍，或同期检测的 ALT/ALP 比值≥5；②胆汁淤积性肝损伤：表现为血清 ALP 活性突出性升高，超过正常范围上限的 2 倍，或同期检测的 ALT/ALP 比值≤2；③混合性肝损伤：即血清 ALT 和 ALP 活性同时升高，其中 ALT 升高水平必须超过正常范围上限的 2 倍，同期检测的 ALT/ALP 比值在 2~5。这种 ALT/ALP 比值分析最常用于伴有黄疸的患者，其比值大小在肝损伤过程中可发生变化。然而，肝酶水平升高程度和比值并不能真正反映肝损伤的严重程度，结合急性肝衰竭的当前定义，以及美国 FDA 对上市前药物性肝损伤评估指导意见，将急性药物性肝损伤临床严重程度分类评估如表 5-1 所示。

表 5-1 急性药物性肝损伤严重度分级

分级	严重程度	描述
1	轻度	升高的丙氨酸转氨酶/碱性磷酸酶（ALT/ALP）浓度达到 DILI 标准，但胆红素浓度 <2×ULN
2	中度	升高的丙氨酸转氨酶/碱性磷酸酶（ALT/ALP）浓度达到 DILI 标准，胆红素浓度≥2×ULN 或出现有临床症状的肝炎
3	重度	升高的丙氨酸转氨酶/碱性磷酸酶（ALT/ALP）浓度达到 DILI 标准，胆红素浓度≥2×ULN 并且出现下列情况之一 国际标准化比值≥1.5 腹水和（或）脑病、病程 <26 周，并且缺少肝硬化的证据 由 DILI 导致的其他器官衰竭
4	致命或肝移植	死亡或肝移植

七、诊断及鉴别诊断

（一）诊断线索法

药物性肝损伤没有特异的临床征象或标志，主要依据发病的时间过程特点和临床诊断标准并排除其他因素，因而需要特别注意以下临床诊断线索。

1. 是否具有急性药物性肝损伤血清生化指标改变的时间特点

药物暴露必须出现在肝损伤发生前，才能考虑药物诱发肝损伤。急性药物性肝损伤血清生化指标改变的时间特点包括以下 3 个方面。

（1）可疑药物的给药到发病多数在 5~90 天内。但每种药物诱发肝损伤的潜伏期变化较大，可从几天到 12 个月；也可发生在停药后 5 周或长期使用后发生。既往已对该种药物有暴露史或致敏的患者可能在较短的时间内发病（1~2 天）。一年以前服用的药物基本排除是急性肝炎的诱因。

（2）停止药物治疗后，相关肝脏生化指标趋于正常化。一般认为，发生急性药物性肝损伤停药后，异常肝脏生化指标下降 >50% 符合急性药物性肝损伤自然恢复的规律，对诊断非常有意义。但不同类型急性肝损伤的临床和生化恢复的速度不同，胆汁淤积型肝损伤恢复的时间一般较长，严重肝损伤可能不会完全恢复。特别需要注意的是，在严重病例中，停药后肝酶水平下降，但伴有肝功能指标恶化时，提示即将出现肝衰竭而不是病情改善，需要结合临床全面分析，综合判断。

（3）偶然再次给予损伤药物引起肝脏异常生化指标的复发。这是评价药物性肝损伤关联性非常强的诊断依据，但应注意故意再用可疑肝毒性药物是有害和非常危险的。特别是在免疫介导反应的情况下，再用药反应可能导致不可逆的肝组织坏死，有时会引起急性重型肝炎。但有些药物继续用药如他汀类，急性药物性肝损伤可以表现出一定的适应，随着用药时间的推移，肝脏生化指标恢复正常。

2. 是否完全排除肝损伤的其他病因

急性药物性肝损伤诊断依赖于排除引起肝脏生化指标异常的其他原因，重要的是很好地采集病史。急性肝炎患者要询问有无肝胆疾病史、酒精滥用史和流行病学上与病毒感染相符合的情况（吸毒、输血、最近外科手术、流行病地区旅行）。对主要的肝炎病毒应进行血清学分析（HAV、HBV、HCV、HEV，某些情况下巨细胞病毒、EB 病毒和疱疹病毒）。须排除与心功能不全有关的潜在的肝缺血，特别是在老年患者。须通过超声或其他适当的检查手段排除胆管阻塞。还应排除自身免疫性肝炎或胆管炎、一些酷似急性肝炎过程的细菌感染（如弯曲菌、沙门菌、李斯特菌），年轻患者应排除肝豆状核变性。

3. 肝损伤是否符合该药已知的不良反应类型

某些具有明显肝毒性药物大多具有特定的急性肝损伤类型和时序特征，在药品说明书中已注明或曾有报道，是诊断急性药物性肝损伤的重要参考依据。然而，具有潜在肝损伤的药物众多，各种药物肝毒性发生率及其所致肝病类型不一，尤其中草药和保健药难以获得有关药物不良反应的参照资料。我国尚缺乏详尽的药物肝毒性资料，对于少见的药物肝毒性详尽讨论，尚须上网检索，获得有关药物肝毒性的报道性信息，依此作为诊断药物性肝损伤的参考依据。

4. 肝活检

有一定作用，尤其是当诊断是不确定的，有助于排除其他原因或证明与特定药物相关的特征性组织学病变。肝活检可以发现小囊泡性脂肪肝、嗜伊红细胞浸润、小叶中央坏死等肝损伤证据。这对于尚未确认为肝毒素药物所致病变特征、在肝脏生化试验不能反映损伤程度时和确定病变严重程度以及最后预后的状况下，肝活检是有帮助的。某些药物反应可出现特异性自身抗体或药物抗体，但其他过敏性测试一般是没有帮助的。

（二）专家会诊评价方法

2003 年，美国成立了药物性肝损伤网络（DILIN），并专门成立了因果关系判定委员会，制订了一系列特殊设计的临床研究表格，将用药后特殊的信息记录在这些表格中，然后递交给一个 3 人因果关系判定委员会。诊断由 3 位专家独立判定，存在分歧时再安排远程电信会议协调，如果不能达成一致意见，评价专家可增加到 5 人并遵循多数专家的意见。用 5 点量表来评价病例诊断的有效性，这种诊断方法是提炼专家意见的过程，与前述可用于非专业者的 RUCAM 和 CDS 评价性能比较，它的敏感性、特异性、阳性和阴性预测值均明显升高，被认为是诊断药物性肝损伤的"金标准"，但难以普遍推广应用。

分析上述国外诊断方法，笔者认为应该制订符合我国临床医生习惯的采用条文式分析诊断方法，提出需要在综合分析上述临床线索和考察资料完整性的基础上，对临床诊断药物相关性肝损伤病例作出下列 3 种关联性评价。

1. 诊断标准

（1）有与药物性肝损伤发病规律相一致的潜伏期，初次用药后出现肝损伤的潜伏期在 5 ~ 90 天内，有特异质反应者潜伏期可 <5 天，慢代谢药物（如胺碘酮）导致肝损伤的潜伏期可 >90 天。停药后出现肝细胞损伤的潜伏期≤15 天，出现胆汁淤积型肝损伤的潜伏期≤ 30 天。

（2）有停药后异常肝脏生化指标迅速恢复的临床过程，肝细胞损伤型的血清 ALT 峰值水平在 8 天内下降 >50%（高度提示），或 30 天内下降≥50%（提示）；胆汁淤积型的血清 ALP 或 TB 峰值水平在 180 天内下降≥50%。

（3）必须排除其他病因或疾病所致的肝损伤。

（4）重复用药反应阳性，再次用药后，迅速激发肝损伤，肝酶活性水平升高至正常范围上限的 2 倍以上。

符合以上诊断标准的（1）+（2）+（3），或前 3 项中有 2 项符合，加上第（4）项，均可确诊为药物性肝损伤。

2. 排除标准

（1）不符合药物性肝损伤的常见潜伏期。即服药前已出现肝损伤，或停药后发生肝损伤的间期 >15 天，发生胆汁淤积型或混合型肝损伤 >30 天（除慢代谢药物外）。

（2）停药后肝脏生化异常升高的指标不能迅速恢复。在肝细胞损伤型中，血清 ALT 峰值水平在 30 天内下降 <50%；在胆汁淤积型中，血清 ALP 或 TB 峰值水平在 180 天内下降 <50%。

（3）有导致肝损伤的其他病因或疾病的临床证据。

如果具备第（3）项，且具备（1）（2）两项中的任何 1 项，则认为药物与肝损伤无相关性，可临床排除药物性肝损伤。

3. 疑似病例

主要包括下列两种状况。

（1）用药与肝损伤之间存在合理的时间关系，但同时存在可能导致肝损伤的其他病因或疾病状态。

（2）用药与发生肝损伤的时间关系评价没有达到相关性评价的提示水平，但也没有导致肝损伤的其他病因或疾病的临床证据。

对于疑似病例，建议采用国际共识意见的 RUCAM 评分系统进行量化评估。

八、治疗

急性药物性肝损伤迄今仍缺乏特异的治疗。轻者在停药后或经一般对症处理后可很快好转，重者则须住院治疗。对于有明显临床表现或出现中毒症状的患者，宜严密监护病情的发展，并采取以下措施。

（一）治疗关键

治疗的关键是停用和防止再使用引起肝损伤的药物，而且也应尽可能避免使用生化结构和（或）药物作用属于同一类的药物（如具有肝毒性的抗结核药，与发生肝损伤属于同一类型的抗生素、非甾体消炎药或抗肿瘤药等）。

（二）误服处理

误服大量肝毒性药物的患者，宜早期洗胃、导泻，并加用吸附剂，以清除胃内残留的药物。可用血液透析、利尿等措施，以促进其排泄和清除。

（三）支持疗法

加强支持疗法，维持内环境稳定，维护重要器官功能，促进肝细胞再生。可酌情补充血浆、白蛋白、支链氨基酸等。无肝性脑病时可给予高热量高蛋白饮食，补充维生素，注意维持水电解质和酸碱平衡。

（四）特殊解毒剂

目前认为，早期应用 N-乙酰半胱氨酸可有效治疗乙酰氨基酚中毒性肝损伤，它可作为谷胱甘肽的前体或通过增加硫酸盐结合解毒已形成的反应性代谢物，并且还具有一定促进肝内微循环的作用。治疗应尽早进行，初次口服（或灌胃）140 mg/kg，以后每 4 小时口服 70 mg/kg，共 72 小时；或首次静脉滴注 150 mg/kg（加于 5% 葡萄糖注射液 200 mL 内静脉滴注 15 分钟），以后为 50 mg/kg（加于 5% 葡萄糖注射液 500 mL 中静脉滴注 4 小时），最后为 100 mg/kg（1 000 mL/16 h）。L-肉碱在丙戊酸盐引起的肝损伤中可能有效。

（五）应用保护肝细胞药物

保肝药物种类繁多，但多数药物的治疗效果尚须进行循证医学研究评价。

（六）复方甘草酸制剂（甘草酸二胺或异甘草酸镁）

具有较强的抗炎、保护肝细胞及改善肝功能的药理作用。适用于有转氨酶升高的肝损伤患者。甘草酸二胺口服，每次 150 mg，每日 3 次；静脉滴注，150 mg 加入 10% 葡萄糖注射液 250 mL 稀释后缓慢滴注，每日 1 次。异甘草酸镁 0.1～0.2 g，以 10% 葡萄糖注射液 250 mL 稀释后静脉滴注，每日 1 次。

（七）还原型谷胱甘肽

可通过转甲基及转丙氨基反应，保护肝脏的合成、解毒灭活激素等功能，具有保护预防药物肝毒性作用。用法为 1 200～1 800 mg 还原型谷胱甘肽加入 250 mL 葡萄糖注射液中静脉滴注，每日 1 次。

（八）促进黄疸消退药物

1. 熊去氧胆酸

剂量为 12～15 mg/kg，口服，每日 2～3 次。

2. 腺苷蛋氨酸

每日使用 500～1 000 mg 加入 250 mL 葡萄糖注射液中静脉滴注。

（九）糖皮质激素应用问题

对于有明显过敏特异征象（如发热、皮疹、球蛋白升高、嗜酸性粒细胞增多等），在 8～12 周内没有改善的患者，或肝内胆汁淤积、肉芽肿肝炎和肝紫癜病等者，可谨慎使用糖皮质激素。在肝衰竭的早期，若病情发展迅速且无严重感染、出血等并发症者，也可酌情使用糖皮质激素作为应急对策。但在使用的同时应注意其可能导致的不良反应，不宜大剂量长时间应用。

（十）人工肝支持疗法

重症患者出现肝衰竭时，除积极监测和纠正其并发症外，建议采用人工肝支持疗法，人工肝支持疗法适应证为：①以肝衰竭早、中期，凝血酶原活动度20%～40%和血小板计数超过$50 \times 10^9/L$的患者为宜；②晚期肝衰竭患者也可进行治疗，但并发症多见，应慎重；③未达到肝衰竭诊断标准，但有肝衰竭倾向者，也可考虑早期干预；④晚期肝衰竭肝移植术前等待供体、肝移植术后排斥反应、移植肝无功能期的患者；⑤对于预期有可能发生死亡的高度危险性患者，应考虑紧急肝移植治疗。

九、预防

（一）提高安全用药意识

贯彻少而精的合理用药原则和早期识别药物肝毒性，是防治急性药物性肝损伤重要对策。除了慎重使用和严密监测具有肝毒性药物外，尚应注意与急性药物性肝损伤有关的危险因素。如同时使用多种药物，体内代谢过程中的相互作用会形成新的肝毒性物质；嗜酒者或饮酒后服药可能改变一些药物的代谢，会加重其肝毒性；患者处于长期营养不良状态下服药，可增加机体对药物肝毒性的易感性。对妊娠妇女、老年人及儿童用药，尤应注意药物的肝毒性。如果在用药过程中患者出现肝损伤症状和（或）肝脏血清生化检测异常时，继续用药有可能导致急性重症药物性肝损伤。早期发现疑似病例，及时停用疑似药物，可以阻断急性药物性肝损伤的进一步发展，将发生急性重症药物性肝损伤危险性降至最低限度。

（二）加强药物肝毒性监测

肝脏血清生化指标是临床监测药物肝毒性的重要方法，需要在用药过程中酌情确定临床生化监测方案。对于未曾报道过有明显肝毒性的药物，一般不需要监测；对于有肝毒性可能的药物，需要在用药过程中密切监测。在可疑的药物性肝损伤治疗过程中出现以下任何一项者，须立即停用可疑药物：①ALT或AST超过正常范围上限的8倍；②ALT或AST超过正常范围上限的5倍，持续2周以上；③ALT或AST超过正常范围上限的3倍，并且TBil超过正常范围上限的2倍或INR＞1.5；④ALT或AST超过正常范围上限的3倍，并有进行性加重的乏力、恶心、呕吐、右上腹痛征象，或发热、皮疹、嗜酸性粒细胞增多。对于血清转氨酶升高达到ULN 2～5倍的无症状者，建议48～72小时复查ALT、AST、ALP、TBil，以确定是否异常；初始每周复查2～3次，如果异常肝脏血清生化指标稳定或下降，则可改为每1～2周复查1次，直至恢复正常。

（三）预后

药物性肝损伤的大部分患者预后较好，及时停药后病情可迅速改善，肝细胞损伤型患者常在治疗1～3个月内彻底恢复，部分伴黄疸的肝细胞损伤型患者则可表现为急性或亚急性肝衰竭，病死率超过10%。因此，临床医生须充分认识到药物肝毒性的危险性，及时适当地做出相应的预防、监测和治疗措施。

（高 伟）

第三节　自身免疫性肝炎

自身免疫性肝炎（AIH）是由自身免疫引起的一组慢性肝炎综合征，呈慢性活动性肝炎表现，检查可见高球蛋白血症和肝脏相关自身抗体出现，可以发展为肝硬化。该病是一类以自身免疫反应为基础，以高丙种球蛋白血症、高血清自身抗体为特征的肝脏炎症性病变。汇管区大量浆细胞浸润并向周围肝实质侵入形成界板炎症是其典型病理组织学特征。

自身免疫性肝炎分3型：Ⅰ型（经典自身免疫性肝炎）以女性多见，有抗核抗体及抗平滑肌抗体（抗肌动蛋白）；Ⅱ型则以儿童多见，以存在抗肝、肾微粒体型抗原的抗体为特征；Ⅲ型以存在抗肝脏可溶性抗原的抗体为特征。Ⅱ、Ⅲ型较少见。

AIH 的流行率约为 170/10 万，本病女性多见，男性与女性比例为 1：3.6。年龄一般在 15～40 岁，青少年期是发病高峰期，女性绝经期为另一小高峰。该病有明显的种族倾向和遗传背景，在北欧人、英格兰人、爱尔兰人和犹太人等白种人中发病率高，而在亚洲黄种人中相对少见。该病任何年龄均可发病。如不治疗易发展为肝硬化，AIH 的病死率很高，超过 50% 的严重 AIH 患者 5 年左右死亡，自行缓解比例很低。

一、病因

本病为遗传倾向疾病，具备易患基因的人群可在环境、药物、感染等因素激发下起病。患者由于免疫调控功能缺陷，导致机体对自身肝细胞抗原产生反应，表现为以细胞介导的细胞毒性作用和肝细胞表面特异性抗原与自身抗体结合而产生的免疫反应，并以后者为主。自身免疫性肝炎反映了诱发因素、自身抗原、基因易感性和免疫调节网络之间的综合作用结果。

AIH 的病因和发病机制至今尚未完全清楚，可能涉及遗传、病毒感染、药物和毒素、免疫等多种因素。

（一）病毒感染

主要的嗜肝病毒都可能引起 AIH，包括麻疹病毒、甲型肝炎病毒（HAV）、乙型肝炎病毒（HBV）、丙型肝炎病毒（HCV）、丁型肝炎病毒（HDV）、单纯疱疹病毒Ⅰ型和 EB 病毒。一些观察提示，甲型肝炎后可能发展为 AIH，也有报道乙型肝炎有类似现象。HCV 感染不引起 AIH，但常伴有 AIH 时可见的自身免疫标记阳性。HDV 感染也可伴有大量的自身免疫反应，特别是出现一些自身抗体，然而，尚无证据说明 HDV 感染可以引起 AIH。AIH 患者中有 9%～15% 的根据血清学检查可见庚型肝炎病毒 RNA（HGV RNA），但此比例也见于隐源性慢性肝炎，并低于其他肝脏疾病，如慢性病毒性肝炎。

（二）遗传学机制

抗原必须由抗原呈递细胞（APC）呈递给 T 细胞。在此过程中，抗原首先与表达在 APC 表面的 MHC Ⅱ类分子的抗原结合区结合，形成抗原复合物，APC 再将此复合物呈递给 CD4$^+$ T 辅助细胞。MHC Ⅱ类分子的抗原结合区由 DRβ 链构成，该区域内的氨基酸种类、空间结构影响 APC 呈递抗原的能力。β 链的序列有多态性，这种多态性影响了抗原的结合、影响了 CD4$^+$ T 细胞的激活。人类的 MHC 分子（即 HLA），目前已基本明确 *HLA-*

DRB130301，*HLA-DRB130401* 是北欧白人Ⅰ型 AIH 的易感基因。上述等位基因 β 链的 67272 短肽氨基酸组成相同，均为 LLEQKR，其中 DRβ71 位的赖氨酸（K）是影响抗原结合和呈递的关键氨基酸残基。赖氨酸位于 HLA Ⅱ类分子抗原结合区边缘上，能够影响 HLA Ⅱ类分子—抗原复合物的空间构型，从而影响免疫细胞的激活。日本人、阿根廷人、比利时人及墨西哥人Ⅰ型 AIH 的易感基因与北欧白人不同（*HLA-DRB130404*，*HLA-DRB130405*），原因是不同人种 HLA Ⅱ类分子结合区内的氨基酸序列略有差异。日本人和墨西哥人的 HLA-DRβ71 位赖氨酸由精氨酸（R）替代。由于赖氨酸与精氨酸均为极性氨基酸，因而这种多态性对 APC 的抗原结合和呈递功能影响不大。但是如果 DRβ71 位被一个中性氨基酸取代，将大大降低其抗原结合和呈递能力，因而北欧白种人 *HLA-DRB131501* 等位基因是抗Ⅰ型 AIH 的基因。*HLA-DRB130301* 及 *HLA-DRB130401* 位点还与疾病的严重程度相关。其影响机制尚未阐明，推测可能在 HLA-DR3 或 DR4 区内还存在另一个影响病情的相关基因和/或在 HLA2DR 分子中存在其他的决定免疫反应的关键氨基酸。

（三）免疫学机制

目前有关机体对自身抗原免疫耐受丧失的机制尚未阐明，相关的假设、理论较多，其中最令人感兴趣的机制是分子模拟机制，即病原体感染机体后，由于病原体上的某些抗原表位与人体组织蛋白的抗原表位相同或相似，导致病原体刺激机体产生的激活淋巴细胞或抗体与组织抗原发生交叉反应，导致组织器官的损伤。如病毒（HCV、麻疹病毒等）和药物（酚酊、呋喃妥因、苯妥英钠、肼苯达嗪等）等通过分子模拟机制导致肝脏自身免疫性损伤。

其他辅助因素如女性激素和环境因素，它们可以上调或下调免疫系统的递质或成分，甚或自身抗原。环境因素，例如尼古丁、乙醇和营养，可以上调或下调药物代谢酶而后变成自身抗原。

二、临床表现

AIH 约有 30% 的患者的表现是急性的。AIH 也可以表现为暴发性肝衰竭。70% 的患者发病隐匿，直到疾病进展到肝脏严重受损时才被确诊。相当比例的患者会出现黄疸、纳减、乏力，女性患者月经紊乱常见。10% ~ 40% 的患者由肝脏胀痛而引起腹痛，超过 20% 的患者有发热，大多数患者有肝脏肿大，约半数患者可触及脾脏，患者常出现蜘蛛痣，30% ~ 80% 的患者在发病时已出现肝硬化，10% ~ 20% 的患者已经出现失代偿性肝硬化，伴有腹水，甚至肝性脑病。约 20% 的患者出现食管静脉曲张。

AIH 的肝外表现很常见，约 63% 的患者至少有肝脏以外的一个脏器疾病证据。6% ~ 36% 的患者有关节病变，影响到双侧的大、小关节，这些通常是短暂的，但可反映病变活动，偶尔也会发生侵蚀性关节炎。约 20% 的患者出现皮疹，表现为多形性、丘疹样或痤疮样皮疹，常见过敏性毛细血管炎、扁平苔藓和下肢溃疡。

AIH 还可伴有其他疾病，特别是溃疡性结肠炎，甚至严重的原发性硬化性胆管炎。特别是儿童，原发性硬化性胆管炎最初可表现为慢性肝炎。AIH 患者存在其他自身免疫性疾病和其他疾病发病率的增高，包括自身免疫性甲状腺炎、干燥综合征、肾小管性酸中毒、纤维化性齿槽炎、周围神经炎和肾小球肾炎。

自身免疫性肝炎大多数隐匿或缓慢起病，起先可有关节酸痛、低热、乏力、皮疹、闭经等，易被误诊为关节炎、结缔组织病或月经不调，直到出现黄疸时才被诊断是自身免疫性肝炎。20%～25%的患者起病类似急性病毒性肝炎，常表现为乏力、恶心、食欲不振、腹胀、黄疸、肝脾肿大、皮肤瘙痒和体重下降不明显等症状，体格检查时常发现患者肝脏呈进行性肿大，有肝掌、黄疸、脾肿大，面、颈、前胸可见蜘蛛痣。病情发展至肝硬化后，可出现腹水、肝性脑病、食管静脉曲张出血。血清 ALT 和 AST 增高，伴 ALP 和谷氨酰转肽酶正常或轻度增高。有些患者表现为轻度的肝功能异常，有些表现为严重的肝功能异常。

自身免疫性肝炎的肝外表现。

（1）对称性、游走性关节炎，多侵犯大关节，可反复发作，伴疼痛及僵直，无关节畸形。

（2）低热、皮疹、皮肤血管炎和皮下出血。

（3）内分泌失调，有类柯氏面容，紫纹，痤疮，多毛，女性闭经；男性乳房发育，桥本甲状腺炎，甲状腺功能亢进，糖尿病等。

（4）肾小管酸性中毒，肾小球肾炎（常为轻型），肾活检示肾小管有结节状免疫球蛋白淤积。

（5）胸膜炎，间质性肺炎、肺不张、纤维性肺泡炎和肺间质纤维化。偶有肺动静脉瘘形成、肺动脉高压。

（6）血液学改变有轻度贫血，白细胞和血小板减少，后两者由脾功能亢进或免疫性自身抗白细胞或抗血小板抗体所致。

（7）偶见溃疡性结肠炎，干燥综合征可见于半数病例。

三、辅助检查

（一）肝功能试验

转氨酶持续或反复增高，常为正常的 3～5 倍以上，一般为 ALT > AST，有时 AST > ALT；谷氨酰转肽酶和腺苷脱氨酶常增高，白蛋白多正常，γ-球蛋白增高更为突出，以 IgG 增高最明显，其次为 IgM 和 IgA，血清胆红素常明显升高。

（二）免疫血清学检查

多种自身抗体阳性为本病特征。

1. 抗核抗体阳性

见于 60%～80% 的患者，滴度一般低于 1 ∶ 160。

2. 平滑肌抗体

约 30% 的病例为阳性，且为高滴度。

3. 线粒体抗体

约 30% 的病例为阳性，一般为低或中等滴度。

4. 肝细胞膜抗体（LSP 抗体和 LMA 抗体）

对诊断本病有相对特异性，但也可见于其他肝病。

四、诊断及鉴别诊断

（一）AIH 的临床诊断

AIH 患者可能表现为与肝炎、慢性肝病和暴发性肝衰竭（偶然情况下）等有关的非特异性症状。其生化特点为慢性肝酶水平升高，而缺乏诸如乙型肝炎、丙型肝炎、血色病、酒精性肝炎、药物性肝炎、脂肪肝、肝豆状核变性以及 α_2 胰蛋白酶缺乏性肝病等的证据。

对 AIH 的诊断而言，排除包括丙型肝炎等在内的常见病毒性肝炎是十分重要的。对非典型肝病或具有 HCV 感染危险因素的患者而言，为排除可能相伴的 HCV 感染，有必要应用聚合酶链反应（PCR）进行有关 HCV RNA 的检测。另外，应用干扰素 2α 进行治疗的 HCV 感染者和具有 HCV 感染的原发性胆汁性肝硬化（PBC）也可能具有 AIH 的某些特点。

（二）分型和亚型的血清学诊断

AIH 的分型主要依靠自身抗体的检测来进行。随着血清学试验研究的进展，一些新的自身抗体得到证实，AIH 分型取得发展。

经典（Ⅰ型）AIH 的诊断包括血清免疫球蛋白水平升高，ANA 或抗平滑肌抗体（SMA）阳性以及肝活检显示门脉区内浆细胞浸润。针对细胞色素 P450-D6 的抗肝肾微粒体（LKM）抗体的发现可以确诊Ⅱ型 AIH。当存在高滴度 LKM 抗体而不伴有病毒性肝病时，则可诊断为Ⅱa 型 AIH。慢性 HCV 感染也可能产生低滴度 LKM 抗体，此谓之Ⅱb 型 AIH，但此类 AIH 不应视为典型的 AIH，其一线治疗应为抗病毒治疗；丁型肝炎也可能产生 LKM 抗体；LKM 阳性的其他罕见疾病包括苯妥英钠、肼苯达嗪等引起的慢性肝病。

可溶性肝抗原（SLA）抗体阳性为Ⅲ型 AIH。其他较新发现的自身抗体还有肝膜脂蛋白抗体、抗中性粒细胞胞质蛋白抗体（ANCA）、无唾液酸糖蛋白受体抗体和肝胰抗体等。虽然这些自身抗体在 AIH 分型中的意义尚不清楚，但其存在（一种或多种）有助于判断预后。当 SMA 和 ANA 阴性而肝活检强烈提示 AIH 时，上述自身抗体进行检测甚至有助于 AIH 的诊断。由于大约2/3 的Ⅰ型 AIH 和原发性硬化性胆管炎（PSC）患者 ANCA 可能阳性，部分 PBC 患者也可能阳性，因而 ANCA 对 AIH 不具特异性。

AIH 主要发生于青年女性，常导致严重的肝炎表现，并可快速进展至肝硬化。血清转氨酶水平升高、界面性肝炎伴或不伴小叶性肝炎或中央—汇管区桥接坏死以及存在自身抗体是主要的诊断依据。

任何年轻的肝病患者，尤其是没有乙醇、药物、病毒病原学的变化的危险因素的患者，都应考虑是否是自身免疫性肝炎。血清蛋白电泳和自身抗体的检测对自身免疫性肝炎的诊断是非常重要的。一部分自身免疫性肝炎的患者血清丙种球蛋白是正常值的 2 倍，且有抗核抗体或抗平滑肌（抗肌动蛋白）抗体。

交界性肝炎和门脉浆细胞浸润是本病的组织学特征，然而，上述组织学发现并非 AIH 必须具备的，没有门脉浆细胞浸润并不能除外 AIH 的诊断。所有拟诊 AIH 的患者必须彻底除外遗传性疾病（肝豆状核变性、α_1-胰蛋白酶缺乏症和遗传性血色病）、感染性疾病（甲型肝炎、乙型肝炎及丙型肝炎等）和药物性肝损伤（米诺霉素、呋喃妥因、异烟肼、丙硫氧嘧啶和 α 甲基多巴等所致）。这些疾病中有些会伴有自身免疫现象，最易与 AIH 相混淆，如肝豆状核变性、药物性肝损伤和慢性病毒性肝炎特别是慢性丙型肝炎，自身免疫性肝炎的病毒性肝炎血清学标志阴性，而有多种自身抗体存在。肝活检能够较好地予以确诊。

五、治疗

自身免疫性肝炎的治疗原则主要是抑制异常的自身免疫反应，治疗指征主要根据炎症活动程度，而非肝功能损伤程度。

（一）一般治疗

活动期要求卧床休息，限制体力活动，禁酒，进食富含维生素饮食。寻找和去除感染灶，忌用对肝脏有损害的药物。

（二）药物治疗

一般治疗同慢性肝炎，肾上腺皮质激素、硫唑嘌呤可使病情缓解，但这些免疫抑制剂长期服用不良反应大，常常影响治疗进行，若患者出现症状明显，病情进展快或 γ 球蛋白超过正常范围上限的 2 倍，以及天冬氨酸转氨酶超过正常范围上限的 5 倍、丙氨酸转氨酶超过正常范围上限的 10 倍等情况时，可考虑使用皮质类固醇治疗。经使用免疫抑制剂治疗后，65% 的患者可获得临床、生化和组织学缓解。有肝硬化和无肝硬化患者 10 年生存率分别为89% 和 90%，因此，有必要严格规范用药。其他新药疗法包括环孢素、FK506，也取得一定成效。中医辨证施治也有一定疗效。

1. 免疫抑制剂

AIH 的首选治疗方法是免疫抑制剂。标准的治疗方法是单用泼尼松龙或合用硫唑嘌呤，两种疗法均可起到缓解症状的作用。单用泼尼松龙适用于儿童和有白细胞减少、恶病质、妊娠、准备妊娠的年轻妇女，以及硫唑嘌呤不能耐受者。如果没有应用硫唑嘌呤的禁忌证，成年人均应合用硫唑嘌呤，绝经妇女、骨痛、肥胖、脆性糖尿病、不稳定性高血压、情绪不稳和痤疮患者，应该使用泼尼松龙和硫唑嘌呤联合治疗。联合治疗比单用泼尼松龙的药物相关性不良反应要少得多。泼尼松和泼尼松龙均可使用，但泼尼松在体内要经肝脏转化为泼尼松龙，肝功能损伤严重的患者不应使用。标准的治疗剂量已在全世界广泛应用多年，免疫抑制剂能够提高严重 AIH 患者的存活率。轻到中度炎症活动的患者无须治疗，临床缓解在生化和组织学缓解后出现。大概有 65% 的患者可在治疗后有 18 个月的临床、生化和组织学缓解，从治疗开始到缓解的时间约为 22 个月（6 个月至 4 年）。20 年存活率超过 80%，预期寿命与年龄、性别无关。如果治疗 24 个月未得完全缓解，继续治疗似无必要。超过 80% 的治疗有反应者会在 2 年治疗期结束后复发，针对复发建议长程、小剂量的免疫抑制剂维持治疗直到缓解。

超过 10% 的 AIH 患者经用常规免疫抑制剂治疗失败，这些患者再用大剂量的泼尼松并不能导致组织学缓解，反而会引起严重的药物不良反应。

2. 其他免疫抑制剂

如单用泼尼松龙或联合应用硫唑嘌呤治疗失败，则可试用其他免疫抑制剂，包括环孢素A、FK506、霉酚酸酯和环磷酰胺，然而，仅有一小部分对泼尼松龙和（或）硫唑嘌呤无效的患者对此治疗有较好反应。

3. 局部类固醇治疗

布地奈德是一种具有糖皮质激素受体的高效亲和力的第二代皮质类固醇药物（比泼尼松龙强 15 倍），代谢产物无糖皮质激素活性，药物在被代谢前到达相应的淋巴细胞。肝脏代谢可出现严重的不良反应，如骨病等。布地奈德可以降低 AIH 患者的 ALT 水平至正常。

4. 辅助性治疗

患 AIH 的中年妇女，维生素 D（50 000 U/d）和钙制剂（1 000 mg/d）应与免疫抑制剂联合应用以预防或治疗骨病。

（三）肝移植

肝移植被确定作为伴有肝硬化的终末期 AIH 的非常有效的治疗方法。虽经长程免疫抑制剂治疗获得完全的生化指标缓解，AIH 患者仍会进展到肝硬化。AIH 是肝移植最好的适应证之一，5 年长期存活率比例超过 90%。有报道肝移植后 AIH 会复发，因此，肝移植后立即应用免疫抑制剂既可以预防排异，又能预防或治疗 AIH 的复发。

六、预后

自身免疫性肝炎的预后与炎症活动严重程度及宿主遗传因素有关，重型病型可突然起病，发热，黄疸持续不消失或反复出现，肝脏功能有明显损伤，严重时可出现肝性腹水、肝性脑病。因是慢性经过，病情可时好时坏，反复发作，每发作一次，病情就加重一次，最后可发展成肝硬化或肝衰竭而死亡。重症患者不经治疗 10 年后死亡率为 90%。

自身免疫性肝病的病因尚未十分明确，主要是积极预防肝炎病毒（甲、乙、丙型）的感染，以及避免化学物品或某些药物（替尼酸、双肼屈嗪、氟烷、米诺环素、呋喃妥因）的诱发因素。

位点特异性干预能对自身免疫反应的关键环节起作用，但尚处于研究阶段。用合成的多肽与自身抗原竞争结合 MHC II 类分子的位点可阻断免疫细胞激活的一级信号途径，已被用于风湿性关节炎的治疗，在相关抗原特征明确后可用于 AIH。细胞毒性 T 淋巴细胞抗原 24（CTLA24）可干扰二级共刺激信号途径，可溶性 CTLA24 已被用于错配的骨髓受体的免疫抑制。口服自身抗原以产生免疫耐受的疗法已被用于多发性硬化症和风湿性关节炎等。因为摄入的抗原首先经过门脉循环直接释放入肝脏，此种疗法可能对 AIH 特别有效。动物实验表明，通过 T 细胞疫苗可能对激活的细胞毒性 T 淋巴细胞行克隆性摧毁，在人类运用的关键是找到靶向的 T 细胞克隆。其他方法有药物破坏细胞内的信号传导途径或调控细胞因子表达，以及基因疗法抗衡调节性细胞因子的过度表达等。

（张永翠）

第六章

肾病综合征

第一节　概述

　　肾病综合征（NS）是由一组具有类似临床表现，不同病因、不同病理改变的肾小球疾病构成的临床综合征，其基本特征是大量蛋白尿、低白蛋白血症、水肿和高脂血症。其中大量蛋白尿是肾病综合征的特征性表现和始动因素。一般认为，尿蛋白量在成年人≥3.5g/d，儿童≥50 mg/（kg·d），或将随机尿的尿白蛋白/肌酐（ACR）作为标准，ACR≥248.9 mg/mmol定为大量蛋白尿的衡量标准。肾病综合征作为一个临床诊断，可以涉及多种不同疾病，既可为某种原发性肾小球疾病，也可为全身疾病的肾脏表现。因此，在诊断肾病综合征之后必须进一步明确其病因和病理类型，进而寻求有针对性的治疗方案。

一、流行病学

　　肾病综合征作为包括一组疾病的临床综合征，鲜有直接统计其发病率的数据资料，而有关临床表现为肾病综合征的各种原发疾病发病率的分析较为多见。肾病综合征在原发性肾小球疾病中占据重要地位，国外报道原发性肾小球疾病表现为肾病综合征者在34%~49.5%，国内报道为40%左右。其疾病谱存在很大的地区差异性，可能与环境、种族和肾活检指征有关。例如，美国的一项报道认为，膜性肾病和局灶性节段性肾小球硬化各占原发性肾病综合征的1/3，微小病变和IgA肾病约占1/4，膜增生性肾小球肾炎很少见。日本的一项研究显示IgA肾病占1/3以上，局灶性节段性肾小球硬化仅占10%。我国的研究显示，原发性肾病综合征中膜性肾病占到29.5%，微小病变肾病25.3%，IgA肾病20%，系膜增生性肾小球肾炎12.7%，局灶性节段性肾小球硬化6%，膜增生性肾小球肾炎1.5%。目前尚无确切数据显示原发性肾病综合征与继发性肾病综合征的比例，据报道，目前继发性肾病综合征中糖尿病肾病所占比例最高，淀粉样变性肾病也较为常见。

　　儿童肾病综合征相对单纯，其原发性占95%以上，最常见病理类型为微小病变肾病，占到80%以上，其次是局灶性节段性肾小球硬化和膜性肾病。继发性因素以系统性红斑狼疮、过敏性紫癜、肝炎病毒感染等为主。

二、病因

　　一般而言，凡能引起肾小球滤过膜损伤的因素都可导致肾病综合征，遗传、免疫、感染、药物以及环境均可参与其中。根据病因首先可将肾病综合征分为原发性和继发性，其中原发性肾病综合征占主要地位，常见于微小病变、局灶性节段性肾小球硬化、系膜增生性肾小球肾炎、膜性肾病及膜增生性肾小球肾炎等病理类型；继发性肾病综合征指继发于其他系统疾病，肾病综合征仅为原发病的部分临床表现，可见于感染性、药物或毒物损伤，过敏性、代谢性、系统性及遗传性疾病和肿瘤等。其疾病谱也和年龄、地域、人种关系密切。例如，西方尤其是黑种人局灶性节段性肾小球硬化所占比例可达 1/3 以上，而亚洲人种则以 IgA 肾病高发；儿童以微小病变肾病为主，老年人则以膜性肾病多见。除外继发性肾病综合征，方可诊断原发性肾病综合征。

三、发病机制

由于肾病综合征的病因与病理类型各不相同，发病机制也有所差异，很多引起肾病综合征的疾病本身的发病机制也未完全阐明。但无论原发病如何，肾病综合征的基本病理改变均为肾小球滤过屏障受损，对蛋白通透性增加导致大量蛋白尿的发生。以下仅就蛋白尿的发病机制进行讨论。

大量蛋白尿是肾病综合征最主要的临床特征。任何引起肾小球滤过膜通透性增高的疾病均可引起蛋白尿，即电荷屏障（如足细胞足突病变导致负电荷减少）和孔径屏障（滤过膜病变致其本身孔径变大）的异常，致部分带负电荷的白蛋白或血浆蛋白自肾小球滤过膜滤出，进而导致肾病综合征。

肾小球滤过膜由毛细血管内皮细胞、基底膜和脏层上皮细胞即足细胞构成。三层结构共同维持着肾小球的选择通透性，即对水、小分子物质、离子的通透性极高，而对白蛋白或分子量更大的蛋白分子通透性很低的屏障特性。

1. 足细胞

近年研究发现，足细胞是肾病综合征肾组织病变形成的主要受损靶细胞。它不仅参与构成滤过膜的机械屏障和电荷屏障，而且在维持肾小球毛细血管袢的正常开放、缓解静水压、合成肾小球基底膜基质及维持其代谢平衡中起重要作用。因此，足细胞损伤不仅导致自身功能及结构异常，还将影响滤过膜其他组成部分的结构和功能，最终导致肾小球病变进展。足细胞在基底膜上稳定附着和发挥正常功能需要一组足细胞相关蛋白来维持。根据蛋白的分布部位将其分为裂孔隔膜蛋白、顶膜蛋白、骨架蛋白和基底膜蛋白。

2. 基底膜

基底膜含有大量带硫酸肝素链的蛋白多糖，携带大量负电荷，能阻止带负电荷的蛋白通过，是构成电荷屏障的主要成分之一。

3. 肾小球内皮细胞

在细胞腔侧表面也覆有带大量负电荷的蛋白多糖，如唾液酸糖蛋白和 podocalyxin，其构成的电荷选择性在肾小球选择通透性上也发挥了重要作用。

总之，肾病综合征时，肾小球局部和（或）全身免疫、炎症异常反应如膜性肾病时足细胞表面膜攻击复合物 C_{5b-9} 的形成，或局灶节段性肾小球硬化时，循环通透因子的影响，最终均导致肾小球滤过膜电子屏障和孔径屏障的损伤，使其出现选择通透性异常，导致大量蛋白尿形成。

四、病理生理

（一）大量蛋白尿

正常成年人每日尿蛋白排泄量 < 150 mg。24 小时尿蛋白定量 ≥ 3.5 g 即可定义为大量蛋白尿。肾病综合征患者尿中出现大量蛋白，使尿液表面张力增高而导致尿中泡沫增多。在正常生理情况下，肾小球滤过膜具有电荷屏障和孔径屏障作用，大于 70kD 的血浆蛋白分子不能通过滤过膜。当发生病变尤其是电荷屏障受损时，肾小球滤过膜对血浆蛋白（多以白蛋白为主）的通透性增加，致使原尿中蛋白含量增多，超过近曲小管回吸收能力而出现蛋白尿。此外，尿蛋白量还受肾小球滤过率、血浆蛋白浓度、蛋白摄入量、高血压、药物（如非甾体抗炎药、血管紧张素转化酶抑制剂）等因素影响。例如，血浆白蛋白明显降低时，尽管肾小球滤过膜病变并无改变，但尿蛋白排出量也可降低。相反，当蛋白摄入量增加或静脉输注白蛋白时，尿蛋白排出量可一过性增加。

通常尿蛋白的排泄量可通过收集 24 小时尿液进行检测，也可收集随机尿通过检测尿蛋白和肌酐的比值来进行评估。尿蛋白电泳或尿蛋白免疫电泳可检测尿蛋白的分子量大小，进而判断尿蛋白的选择性，对疾病的鉴别具有一定临床价值。例如低张血尿可导致红细胞溶解破坏，血红蛋白漏出造成假性蛋白尿；多发性骨髓瘤尿中排出大量轻链蛋白导致的蛋白尿等均可通过上述检查加以鉴别。

（二）低白蛋白血症

低白蛋白血症是肾病综合征的第二个重要特征，主要是白蛋白从尿中漏出的结果。一般蛋白尿程度越重，血浆白蛋白水平越低，但两者并不完全平行。由于血浆白蛋白水平还与肝合成、肾小管重吸收及降解、饮食中蛋白质摄入等因素有关，因此对于多数患者来说，低白蛋白血症不能单用尿蛋白丢失来解释。一般情况下，大量白蛋白从尿中丢失时，肝脏对白蛋白合成代偿性增加，当增加程度不足以补偿尿中丢失，就会出现低白蛋白血症。例如，合并肝脏受累，或是肾小管从原尿中摄取肾小球滤过的白蛋白并进行分解的能力增强，导致检测的尿蛋白定量低于实际丢失量。近期有学者提出，肾病综合征时血管壁对白蛋白的通透性增加，致白蛋白漏至组织间隙。此外，肾病综合征患者胃肠道黏膜水肿，食欲缺乏，蛋白摄入不足。还有学者指出消化道也可丢失白蛋白。上述原因均可导致血浆白蛋白水平下降。

低白蛋白血症时，组织间隙的白蛋白浓度下降更明显，以维持毛细血管胶体渗透压梯度差，此时患者血容量可正常，但对任何引起血容量减少的因素（如外科手术或应用利尿剂等）敏感性明显增高，可导致肾前性氮质血症甚至低血容量性休克；低白蛋白血症对于以白蛋白结合形式存在于血液的药物药动学有一定影响，此时如常规剂量给药，将使血中游离药物浓度升高，易导致中毒；低白蛋白血症还可导致血小板聚集性增强。

除血浆白蛋白减少外，血浆的其他成分如免疫球蛋白、补体、抗凝血及纤溶因子、金属结合蛋白及内分泌激素结合蛋白也可不同程度地减少，引起患者发生感染、高凝血、微量元素缺乏、内分泌紊乱和免疫功能低下等。例如，少数肾病综合征患者出现甲状腺功能减退，随着糖皮质激素治疗后病情好转而得到纠正。部分患者出现血清 $1, 25(OH)_2D_3$ 水平下降，血清促红细胞生成素下降，凝血系统异常，低锌血症等表现。

（三）水肿

水肿的产生由血管内液体经毛细血管壁转移至组织间隙，并在组织间隙积聚所致。传统观点认为，低白蛋白血症时，血浆胶体渗透压下降，使水分从血管腔内进入组织间隙，导致水肿发生，此时患者血液和血浆容量减少，即"充盈不足"学说。同时，由于血容量相对不足，刺激心房和动、静脉等处的压力及容量感受器，反射性地引起交感神经兴奋性增高，肾素—血管紧张素—醛固酮（RAAS）系统及抗利尿激素分泌增加，心房钠尿肽（ANP）分泌减少，促使肾脏对钠、水重吸收，进一步加重水肿。近年研究表明，事实上 50% 以上的患者血容量并不减少，血浆肾素活性正常或下降，因此，现在观点即"充盈过度"学说认为，肾小球滤过率下降及肾小管重吸收增加引起的水钠潴留是导致肾病综合征水肿的重要因素。水肿的形成是一个动态过程，以上两种学说可能均起一定作用。肾病综合征性水肿呈指凹性，与体位有关，以组织疏松及低垂部位明显，随重力作用而移动，卧位时以眼睑、枕部或骶部水肿为著，起床活动后则以下肢水肿明显，严重时可引起胸腔、腹腔、心包及纵隔的积液，甚至急性肺水肿。

（四）高脂血症

多数肾病综合征患者可出现高脂血症，一般以胆固醇升高最早，三酰甘油在血浆白蛋白低于 10 g/L 时开始升高，并随肾病综合征进展而逐步加重。低密度脂蛋白、中间密度脂蛋白和极低密度脂蛋白在肾病综合征早期即可见升高，但高密度脂蛋白水平可正常、增高或降低。肾病综合征的高脂血症是否增加心血管并发症的危险性取决于高脂血症持续时间以及高密度脂蛋白胆固醇水平或是后者与低密度脂蛋白胆固醇的比值。一般认为，高脂血症是脂蛋白合成速度加快、清除减少或脂肪动员增加等综合因素的结果，例如，低白蛋白血症致肝代偿性增加白蛋白合成的同时，脂蛋白合成也增加；肾脏对胆固醇中间代谢产物甲羟戊酸分解减少，使胆固醇前体物质增加，而肝中胆固醇合成限速酶羟甲基戊二酰辅酶 A 还原酶活性增加，加速了胆固醇合成；脂质降解酶如脂蛋白脂酶（LPL）活性下降，低密度脂蛋白受体数目减少致脂质分解受抑等。

高脂血症可引起局灶性肾小球硬化，其机制与肾小球及肾小管间质内脂蛋白沉积、氧化修饰的低密度脂蛋白毒性作用、刺激炎症递质产生、凝血、纤溶功能障碍以及增加基质合成等因素有关。

（毕　爽）

第二节　病理类型及临床表现

引起原发性肾病综合征的肾小球疾病主要病理类型包括：微小病变性肾病、局灶性节段性肾小球硬化（FSGS）、系膜增生性肾小球肾炎、膜性肾病及膜增生性肾小球肾炎。现就其不同病理改变和临床特点分别予以介绍。

一、微小病变性肾病

光镜检查显示，肾小球基本正常，偶见上皮细胞肿胀，空泡样变性及轻度的节段性系膜细胞和基质增生。老年患者偶见肾小球硬化，但不超过肾小球总数的 10%。肾小管上皮细胞尤其是近曲小管上皮细胞可呈现脂肪变性或空泡变性，细胞内可见含有双折光的脂滴。肾小管可伴有小灶状萎缩，间质无明显病变，在成年特别是老年患者中可见到小血管壁内膜增厚。免疫荧光检查一般为阴性，有时可见到少量 IgM 在系膜区沉积。电镜检查显示的是本病特征性改变，即上皮细胞足突广泛融合与假绒毛样变性，也可有空泡变性及脂肪变性。肾小球基底膜正常，沿基膜两侧无电子致密物沉积。

微小病变性肾病占儿童原发性肾病综合征的80%～90%，占成年人原发性肾病综合征的20%～25%。男女比例约为2∶1，好发于儿童，成年人患病率降低，但老年人患病率又呈上升趋势。大部分患者突然起病，无明显诱因，水肿为首发症状，呈颜面及体位性水肿，严重者出现浆膜腔积液，大量蛋白尿；肉眼血尿极罕见，1/3患者有镜下血尿；高血压在成年患者相对较多；本型较其他类型更易并发特发性急性肾衰竭，尤其是年龄在50岁以上的老年患者。本病90%的患者对糖皮质激素治疗敏感，但治疗缓解后复发率高达60%。成年人治疗缓解率和缓解后复发率均低于儿童患者。

二、局灶性节段性肾小球硬化

本型光镜检查特征为肾小球病变呈局灶性、节段性分布，表现为部分肾小球或肾小球的部分节段硬化，未受累的肾小球基本正常或仅轻度系膜增生。一般肾皮质深部或皮髓交界处的肾小球首先受累，仅侵及肾小球的1～3个血管袢。脏层上皮细胞增生、肿胀，严重时形成"假新月体"，见于本病的早期。随病变进展，硬化的肾小球逐渐增多，出现球性硬化，其余相对完好的肾小球代偿性肥大。肾小管—间质病变较常见，可表现为灶状肾小管萎缩、扩张伴间质纤维化和炎细胞浸润，小动脉管壁可增厚。免疫荧光检查显示，IgM和C_3呈粗颗粒状或团块状沉积于受累肾小球的病变部位，无病变的肾小球一般呈阴性或IgM和C_3在系膜区沉积，IgG和IgA沉积少见。电镜下肾小球脏层上皮细胞出现广泛的足突融合，并与肾小球基底膜脱离为本病的早期病变。受累肾小球内皮细胞下和系膜区有电子致密物沉积，在硬化的部位，有毛细血管的萎陷及电子致密物沉积。根据光镜下肾小球病变不同，局灶性节段性肾小球硬化可分为以下几型，如表6-1所示。

局灶性节段性肾小球硬化可发生于任何年龄，但儿童及青少年多见，平均发病年龄为21岁，男性略多于女性。临床主要表现为肾病综合征，占原发性肾病综合征的5%～10%，10%～30%的病例可为非肾病性蛋白尿。镜下血尿和高血压多见，随病情进展逐渐出现骨功能受损，少数病例在起病时即有肾功能减退，可见肾性糖尿、氨基酸尿、肾小管性酸中毒等肾小管功能异常的表现。上呼吸道感染或预防接种可使临床症状加重。实验室检查为非选择性蛋白尿，免疫学检查血清补体正常，血IgG可降低，与大量蛋白尿从尿中丢失有关。

表6-1 局灶性节段性肾小球硬化病理分型

病理类型	病理表现
经典型	早期多累及髓旁肾小球，节段病变可位于近血管极或周边袢，或两者同时出现，其中周边袢节段硬化以儿童型FSGS较常见，部分病例可伴球性硬化
门部型	近血管极处袢出现节段硬化和透明变性，其累及程度超过丝球体的50%。与门部硬化相连的入球动脉常见透明变性。足细胞肥大和增生较其他类型少见
细胞型	节段性内皮细胞增生，单核细胞、巨噬细胞、淋巴细胞和中性粒细胞浸润，致毛细血管袢腔塌陷、闭塞，可累及肾小球的任何部位，如门部和周边部。足细胞增生、肥大、空泡变性，甚至形成"假新月体"

病理类型	病理表现
顶端型	节段性病变位于尿极，可见肾小球毛细血管袢与尿极粘连，内皮细胞及足细胞增生，壁层上皮细胞伸入尿极近端小管中，非顶部病变的肾小球可表现为细胞型或经典型病变，部分病例见球性硬化
塌陷型	肾小球基底膜扭曲、塌陷、皱缩，毛细血管袢腔狭小，以球性塌陷较节段塌陷常见，单纯累及血管极少见，无内皮细胞、系膜细胞及基质增生，但足细胞肥大、增生、空泡变性或脱落至肾小囊腔，形成"假新月体"

三、系膜增生性肾小球肾炎

光镜检查显示，肾小球系膜细胞和系膜基质弥漫增生，按照增生程度可分为：轻度、中度、重度。轻度增生指增生的系膜宽度不超过毛细血管袢的直径，管腔开放良好；中度增生指增生的系膜宽度超过毛细血管袢的直径，管腔不同程度受压；重度增生指系膜在弥漫性指状分布的基础上呈团块状聚集，伴肾小球节段性硬化。中度、重度系膜增生性肾小球肾炎可见节段性系膜插入现象。肾小管—间质改变与肾小球病变平行，中度、重度系膜增生性肾小球肾炎常伴有灶状肾小管萎缩和间质纤维化。免疫荧光检查根据肾小球系膜区沉积的免疫复合物不同分为 IgA 肾病和非 IgA 系膜增生性肾小球肾炎。前者以 IgA 沉积为主，后者常有 IgM、IgG 的沉积，均常伴有补体 C_3 的沉积，呈弥漫性分布于整个肾小球。少数患者仅有 C_3 沉积，极少数免疫荧光检查阴性。电镜检查可见肾小球系膜细胞及基质增生，电子致密物在系膜区和（或）内皮下细颗粒样沉积，肾小球基底膜一般正常，有时可见不规则增厚伴节段性足突融合。

本组疾病在我国发病率高，约占原发性肾病综合征的 30%，多见于青少年，男性多于女性。临床表现多样，常隐匿起病，可表现为无症状性血尿和（或）蛋白尿、慢性肾炎综合征、肾病综合征等，有前驱感染史者可呈急性起病，甚至表现为急性肾炎综合征。据报道 IgA 肾病患者约 15% 表现为肾病综合征，几乎所有患者均有血尿，而非 IgA 系膜增生性肾小球肾炎约 30% 表现为肾病综合征，约 70% 伴有血尿，常为镜下血尿。

四、膜性肾病

光镜病理特点是上皮下免疫复合物沉积，肾小球基底膜弥漫增厚，免疫荧光检查显示，IgG 和 C_3 呈弥漫性颗粒状沿肾小球毛细血管壁沉积，很少有 IgM 和 IgA 沉着，特发性膜性肾病几乎无系膜区沉积。早期可仅有 IgG 沉积，晚期可呈阴性，C_{1q} 或 C_4 阳性提示补体经典途径激活。随着疾病进展，免疫荧光染色强度减低，逐渐变浅甚至阴性。一般无内皮细胞、系膜细胞及基质或上皮细胞增生，也无炎细胞浸润。根据病变进展程度分为 4 期（表6-2）。

在成年人原发性肾病综合征中膜性肾病占 25%～30%，可发生于任何年龄，30～50 岁为高发，男性多于女性。常隐匿起病，85% 表现为肾病综合征，20%～25% 呈无症状性蛋白尿，30%～50% 有镜下血尿，20%～40% 有不同程度的高血压及肾功能受损，但约有 25% 的患者可完全自发缓解，缓解大多出现在发病的前 3 年。蛋白尿程度及持续时间是影响自然病情发展的重要因素。本病患者易发生血栓栓塞并发症，尤其是肾静脉血栓形成，发生率在 50% 左右，可为单侧或双侧、急性或慢性起病。

表 6-2　膜性肾病病理改变及分期

分期	光学显微镜检查	电子显微镜检查
I 期	肾小球基底膜空泡变性，Masson 染色可见上皮下嗜复红蛋白沉积	肾小球基底膜基本正常，可见较小而分散的电子致密物沉积，主要位于足突间隙
II 期	肾小球基底膜不均匀增厚，钉突样改变，上皮下嗜复红蛋白沉积，颗粒大而弥漫	多数电子致密物沉积于上皮下及基底膜内，上皮细胞足突广泛融合
III 期	肾小球基底膜明显增厚，链环状结构形成，上皮下多数嗜复红蛋白沉积	肾小球基底膜高度增厚，多数电子致密物沉积，系膜基质增生，上皮细胞足突广泛融合
IV 期	肾小球基底膜不规则增厚，管腔狭窄，系膜基质增多，节段性或球性硬化	肾小球基底膜重塑，三层基本结构消失，电子致密物吸收使基底膜呈虫蚀样，系膜基质增多，血管腔闭塞，最终发展为肾小球硬化
V 期	肾组织病变基本恢复正常	

五、膜增生性肾小球肾炎

　　光镜下基本病理改变为，肾小球系膜细胞及基质弥漫增生并沿内皮细胞下插入、基底膜弥漫性增厚呈"双轨征"，免疫荧光示 IgG（或 IgM）和 C_3 呈颗粒样在系膜区及毛细血管壁沉积，电镜下可见电子致密物在系膜区、内皮下或上皮下沉积，根据电子致密物的沉着部位及基底膜病变的特点可分为 3 型，见表 6-3。

表 6-3　原发性膜增生性肾小球肾炎的病理分型及特点

项目	I 型	II 型	III 型
光学显微镜检查	系膜增生最严重，可分隔肾小球呈分叶状，内皮下有嗜复红蛋白沉积，可使毛细血管闭塞	与 I 型相似，但系膜插入现象较轻	与 I 型相似，但内皮下和上皮下均有嗜复红蛋白沉积，并可见基底膜钉突形成
免疫荧光检查	IgG 和 C_3 颗粒样或团块样沉积于系膜区和毛细血管壁，肾小球呈花瓣样	以 C_3 为主，团块或细颗粒样沉积于系膜区和毛细血管壁 C_3 伴或不伴 IgG 及 IgM 主要在	毛细血管壁也可在系膜区沉积
电子显微镜检查	内皮下可见插入的系膜细胞和系膜基质并伴大块电子致密物沉积，袢腔狭窄，足突融合	电子致密物沿肾小球基底膜致密层和系膜区沉积，偶见上皮下呈驼峰状沉积	与 I 型相似，但内皮下和上皮下均可见电子致密物沉积

　　本病占原发性肾小球疾病的 10%～20%，主要见于儿童及青少年，5 岁以下及 60 岁以上的患者少见。50%～60% 的患者表现为肾病综合征，常伴镜下血尿；20%～30% 的患者有上呼吸道前驱感染，表现为急性肾炎综合征，II 型更多见；其余病例可为无症状性血尿和（或）蛋白尿。据报道，起病时 30% 的患者有轻度高血压，20% 出现肾功能损伤。病情多持续进展，在导致终末期肾衰竭的肾小球肾炎中，本病占 25% 以上。

（赵　爽）

第三节 诊断及并发症

一、诊断

（一）确定是否为肾病综合征

诊断标准：尿蛋白定量≥3.5 g/24 h；血浆白蛋白≤30g/L；水肿；高脂血症。其中前两项为必备条件。

（二）确认病因

除外继发性和遗传性疾病后才能诊断为原发性肾病综合征，为及时明确诊断，在无禁忌证的情况下应积极行肾活检以明确病理类型，指导治疗，评估预后。

（三）判断有无并发症及肾功能情况

肾病综合征可为原发性和继发性。如考虑为继发性应积极寻找病因，在排除继发性肾病综合征之后才能诊断为原发性肾病综合征。在儿童应着重除外遗传性疾病、过敏性紫癜肾炎、乙型肝炎相关性肾小球肾炎等；中青年患者应注意除外结缔组织病、感染、药物引起的继发性肾病综合征，如狼疮肾炎等；老年人则应着重除外代谢性疾病、肿瘤继发的肾病综合征，如糖尿病肾病、骨髓瘤肾病等。原发性肾病综合征也并非独立疾病，在肾活检基础上完善病理类型的诊断对于指导治疗，评估预后尤为重要。原发性肾小球肾炎所致的肾病综合征常见病理类型包括：微小病变性肾病、局灶节段性肾小球硬化、系膜增生性肾小球肾炎、膜性肾病、膜增生性肾小球肾炎。

二、鉴别诊断

通常一些特异性实验室检查可高度提示特定疾病，有助于肾病综合征的病因诊断。例如一些免疫学指标（抗核抗体、抗双链DNA、ANCA、免疫球蛋白等）检测对系统性疾病的鉴别意义很大。肿瘤标志物（CEA、AFP、NSE、PSA等）的检查有助于老年患者实体肿瘤的筛查。病毒指标（HBV、HCV、HIV等）的检测可除外一些感染相关性肾病。血清及尿液免疫固定电泳、骨髓穿刺活检对血液系统疾病导致肾病的鉴别具有重要意义。如骨髓瘤肾病患者的尿中轻链蛋白增多，尿液免疫固定电泳可提示异常M蛋白。另外，尿蛋白电泳分析尿蛋白性质对推测肾小球滤过膜病变部位具有参考价值，如微小病变性肾病多表现为选择性蛋白尿，以白蛋白漏出为主，提示主要为电荷屏障受损；而膜性肾病则表现为非选择性蛋白尿，尿中除白蛋白，还有IgG等大分子的蛋白成分，提示滤过膜孔径屏障的损伤。尿常规检测是否合并血尿对病理类型的鉴别也有帮助，如系膜增生性肾小球肾炎、膜增生性肾小球肾炎常合并血尿。因此，详细地询问病史、查体和实验室检查对于肾病综合征的诊断和鉴别具有重要意义。临床上常见的继发性肾病综合征有以下几种，应积极加以鉴别。

1. 过敏性紫癜

好发于青少年，有典型的皮肤紫癜，可伴关节痛、腹痛及黑便，多在皮疹出现后1～4周出现血尿和（或）蛋白尿，典型皮疹有助于鉴别诊断。

2. 狼疮肾炎

好发于青中年女性，根据多系统受损的临床表现和免疫学检查可检出多种自身抗体，一般不难明确诊断。

3. 糖尿病肾病

好发于中老年，表现为肾病综合征，患者糖尿病病史常达 10 年以上，有高血压及糖尿病眼底病变，病史及眼底病变有助于鉴别诊断。

4. 肾脏淀粉样变性

肾淀粉样变性是全身多器官受累的一部分，好发于中老年。原发性患者病因不明，主要累及心、肾、消化道、皮肤和神经；继发性患者常继发于慢性化脓性感染、结核、恶性肿瘤等疾病，主要累及肾、肝和脾等器官。肾受累时体积增大，常表现为肾病综合征，须行肾活检确诊。

5. 骨髓瘤肾病

好发于中老年，男性多见。患者可有多发性骨髓瘤的特征性临床表现，如骨痛，血清单株蛋白增高，蛋白电泳 M 带及尿本周蛋白阳性，骨髓象显示浆细胞异常增生达 15% 以上，此类患者可呈肾病综合征，典型的影像学检查有溶骨破坏或病理性骨折等，可助鉴别诊断。

三、并发症

（一）感染

感染是肾病综合征的常见并发症，多隐匿起病，临床表现不典型，是导致肾病综合征复发或疗效不佳的主要原因之一，与患者免疫功能紊乱、全身营养状况下降以及应用糖皮质激素治疗有关。常见感染部位为呼吸道、泌尿道、消化道及皮肤。常见的致病菌有肺炎球菌、溶血链球菌和大肠埃希菌等。其他如结核杆菌、病毒（疱疹病毒等）、真菌的感染机会也明显增加。在严重肾病综合征伴大量腹水时，易在腹水的基础上发生自发性细菌性腹膜炎（SBP）。其发生率在儿童明显高于成年人。严重者可导致死亡，应予高度重视。

导致感染的相关因素有以下几个方面：①血浆 IgG 水平降低，在非选择性蛋白尿时，IgG 从尿中丢失，在肾小管上皮细胞重吸收后分解代谢增加，由淋巴细胞合成 IgG 减少；②补体成分如 B 因子及 D 因子下降，血浆调理素水平下降；③细胞免疫异常，血浆中 T 细胞活力下降，白细胞趋化能力下降；④低锌血症导致淋巴细胞功能及胸腺素水平下降；⑤浆膜腔及皮下积液导致对感染的易感；⑥糖皮质激素和免疫抑制剂的应用加重了对细菌与病毒的易感性。

（二）血栓栓塞

血栓栓塞是肾病综合征最严重的、致死性并发症之一，其发生与血液浓缩、高脂血症造成的血液黏稠度升高以及肝脏合成纤维蛋白原和部分凝血因子增加等因素有关，而且肾病综合征时血小板功能亢进，应用强利尿剂及长期大量糖皮质激素均加重高凝血状态。肾病综合征常见的血栓栓塞部位是肾静脉，可为单侧或双侧，膜性肾病者发生率最高，可达 50%，大多数为亚临床型，无临床症状，但也可发生严重的蛋白尿、血尿甚至肾衰竭。肾静脉血栓有急性、慢性之分。急性肾静脉血栓临床表现为：单侧腹部绞痛、肉眼血尿、尿蛋白增多、肾功能急剧恶化；而慢性肾静脉血栓症往往没有任何症状。肾静脉血栓的诊断以肾静脉造影最为确切，无创伤性的超声检查适用于临床一般性无症状患者的筛查。此外，肾病综合征患者还可出现下肢深静脉血栓，在成年人发生率为6%，表现为两侧肢体不对称性肿胀。腋静脉、锁骨下静脉血栓较为少见。动脉栓塞更为少见，但可累及全身各处大、小动脉，有时可引起严重后果，如心肌梗死、肢体坏死或脑梗死等。文献报道肺栓塞的检出率为10%~20%，但多数患者呈亚临床型。

肾病综合征的血栓倾向可能与以下几方面因素有关：①凝血与纤溶系统失衡，促血栓形成因素增高，如纤维蛋白原水平，凝血因子Ⅱ、Ⅴ、Ⅶ、Ⅷ、Ⅹ水平升高，抗血栓物质减少，抗凝血酶Ⅲ（AT-Ⅲ）减少，蛋白C和S水平下降。纤溶酶原水平下降，纤溶酶与纤维蛋白的交互作用受损；②血液黏滞度增加，血管内皮损伤。高脂血症、血小板增生及黏附度增加，血容量不足，均可进一步加重内皮细胞损伤，使血栓风险增加。

（三）急性肾衰竭

1. 肾前性急性肾衰竭

肾病综合征时可因有效血容量不足而致肾灌注减少，导致肾前性氮质血症，经扩容利尿后可恢复。或应用血管紧张素转化酶抑制剂导致肾小球灌注压降低。

2. 特发性急性肾衰竭

少数病例可出现急性肾衰竭，表现为无明显诱因的少尿或无尿，扩容利尿无效，多见于微小病变性肾病，一方面肾间质高度水肿压迫肾小管，大量蛋白管型阻塞肾小管腔，管腔内高压引起肾小球滤过率骤然减少，另一方面肾小管上皮细胞缺血和大量重吸收、分解白蛋白而出现重度脂肪变性导致急性肾小管坏死，称为特发性急性肾衰竭，多见于中老年患者。

3. 其他

肾病综合征患者并发感染或用药导致急性肾小管坏死；并发双侧急性肾静脉血栓引起急性肾衰竭；呈肾病综合征表现的急进性肾小球肾炎或病理类型发生转型等导致的急性肾衰竭等。

（唐　杰）

第四节　治疗

肾病综合征治疗包括特异性（即糖皮质激素、细胞毒性药物或其他免疫抑制剂）治疗及非特异性治疗，特异性治疗是降低蛋白尿，治疗肾病综合征的核心环节，须根据不同的临床、病理类型制订相应的治疗方案。非特异性治疗包括一般治疗、对症治疗和并发症治疗。

一、一般治疗

1. 休息

肾病综合征患者立位时肾素—血管紧张素—醛固酮系统和交感神经系统兴奋，可加重水钠潴留，而卧位时肾血流量增加，有利于利尿，故宜卧床休息，但应保持适度床上及床旁活动，以防肢体血管血栓形成。水肿消失，一般情况好转后可起床活动。

2. 饮食治疗

肾病综合征患者常伴胃肠道水肿及腹水，影响消化吸收，应进食易消化、清淡、高热量、高维生素食物。

3. 钠盐摄入

肾病综合征患者水肿时严格限制钠盐的摄入量，食盐以每日 2～3g 为宜。应用利尿剂尤其是袢利尿剂时应注意预防低钠血症的发生。

4. 蛋白质摄入

研究表明高蛋白饮食可加重肾小球高滤过状态，加速肾小球硬化和肾小管—间质纤维化，但对于肾病综合征患者是给予高蛋白饮食纠正低蛋白血症还是给予低蛋白饮食保护肾功能，目前尚有争议。一般主张，在肾病综合征早期及肾功能正常时，蛋白摄入以 0.8～1.0g/（kg·d）为宜，对于慢性肾病综合征患者，蛋白摄入应控制在 0.6～0.8g/（kg·d），但均应以优质蛋白为主。

5. 脂肪摄入

对高脂血症患者应给予低脂饮食，即胆固醇摄入不超过 200 mg/d，脂质供热应少于总热量 30～35kcal/（kg·d）的 30%，但由于不饱和脂肪酸体内不能合成，且其代谢产物（如 PGE_2、PGI_2、TXA_2）具有血管活性作用，故脂质摄入中不饱和脂肪酸含量应达到总热量的 10%。植物油脂含不饱和脂肪酸较多，胆固醇及饱和脂肪酸较低，深海鱼油富含亚麻酸（不饱和脂肪酸），适合于肾病综合征患者食用。另外，还要多食富含植物纤维的食物，尤其是富含可溶性纤维（燕麦、米糠等）的食物，有助于降低血脂。

6. 其他

铜、锌等元素参与体内许多酶的合成，当从尿中丢失或肠道吸收障碍，可导致蛋白质代谢障碍，生长发育停滞，伤口愈合缓慢及免疫功能降低等，故应注意补充。食物中黄豆、萝卜、大白菜、扁豆、茄子、小麦、小米锌含量较高，而猪肉、芝麻、菠菜、黄豆、芋头、茄子铜含量较高，可选择食用。肾病综合征患者易出现低钙血症，应注意多食含钙多的食物（如奶及奶制品、各种豆类制品等）。

二、对症治疗

（一）水肿的治疗

一般患者于限盐及卧床之后即可达到利尿消肿的目的，对于上述处理效果不佳者，可选择性应用利尿剂治疗。在给予利尿剂之前应判断患者的血容量状态。血容量正常或增高的患者可使用利尿剂来改善水肿症状，而表现为血容量减少的患者必须在有效扩容的前提下使用利尿剂。患者的血容量状态可通过一些临床表现和指标来进行判断，如表6-4 所示。

表6-4　患者血容量状态的判断

项目	低血容量型	高血容量型
尿素氮、尿素氮/肌酐比值	增高	降低
尿渗透压	增高	降低
血浆肾素、醛固酮、精氨酸升压素水平	增高	降低
尿钠浓度	<20 mmol/L	≥20 mmol/L
心率增快、血压降低、血细胞比容升高等血容量不足的临床表现	存在	无

1. 利尿治疗的原则

（1）利尿治疗不宜过快过猛，以免造成血容量不足，加重血液高黏倾向，诱发血管栓塞。

（2）渗透性利尿剂在少尿时应慎用，因其可导致肾小管上皮细胞变性、坏死，诱发"渗透性肾病"，导致急性肾衰竭。

（3）因血浆制品可增加尿蛋白排泄，加重肾损害，故不主张频繁应用。在患者出现少尿，并发较重感染时，可酌情合理应用。

2. 利尿剂的选择

目前常用的利尿剂有袢利尿剂、噻嗪类利尿剂、保钾利尿剂及渗透性利尿剂。对于轻度水肿，多应用噻嗪类利尿剂和（或）保钾利尿剂，而对于中、重度水肿患者多选择袢利尿剂。利尿效果不佳的可联合应用噻嗪类利尿剂，以阻断肾单位不同部位钠的重吸收，两类药物具有协同效应。袢利尿剂中最为常用的为呋塞米。呋塞米可口服也可静脉给药，对于口服效果不佳的患者可采用静脉给药。静脉给药分为静脉推注和持续滴注，有学者研究指出：持续静脉滴注呋塞米较一次性静脉注射呋塞米更有效、更安全。一次性大剂量静脉推注呋塞米会导致血容量剧烈的波动和血浆呋塞米峰浓度过高，严重影响血循环的稳定性，而持续静脉滴注呋塞米，可避免峰—谷效应，使每小时排尿量相对恒定，更符合正常生理。

渗透性利尿药如右旋糖酐-40（低分子右旋糖酐）是葡萄糖的聚合物，平均分子质量为40kD，不易渗出血管，可提高血浆胶体渗透压，扩充血容量，具有渗透性利尿作用。该药还能抑制血小板和红细胞聚集，降低血液黏滞性，并对凝血因子Ⅱ有抑制作用，因而能防止血栓形成和改善微循环，临床可用于血容量相对不足的肾病综合征患者的消肿治疗。但由于其可致肾小管上皮细胞空泡变性、坏死，诱发渗透性肾病，导致急性肾衰竭，少尿的患者应慎用。

另外，对于血容量相对不足的肾病综合征患者在单纯应用利尿剂治疗效果不佳的情况下是否给予白蛋白静脉滴注，目前仍有不同意见。有学者认为白蛋白可使分泌至肾小管的利尿剂的量增加，改善了利尿剂抵抗。已有研究证实，联合使用白蛋白可增强呋塞米的排钠作用。但也有学者提出，白蛋白价格昂贵，有引起血源性感染、过敏性休克等严重并发症的可能。且它的使用并不能达到预期的改善低蛋白血症的作用，反而会造成"蛋白超负荷性肾病"。白蛋白的使用可能使蛋白尿加重，肾功能进一步减退。有研究显示，输注白蛋白量越多，肾病达到完全缓解所需的时间越长，若每日输注白蛋白超过20g，对肾脏的损伤作用尤为显著。因此，建议肾病综合征合并明确的血容量不足、严重的水肿和低白蛋白血症的情况下可使用白蛋白。但不建议长期连续使用，可重复使用，多为隔天应用。

对于上述利尿治疗无效的全身严重水肿，或伴有浆膜腔积液，影响呼吸、循环功能，或伴有急性左心衰竭、肺水肿的患者可实施单纯超滤或连续性血液净化治疗。对于利尿效果不好的患者暂停利尿剂治疗，给予短时间歇血液净化治疗，可为肾损害恢复创造条件，同时为恢复对利尿剂的敏感性提供时间。

（二）减少尿蛋白

大量研究已经证实，血管紧张素转化酶抑制剂（ACEI）及血管紧张素Ⅱ受体拮抗剂（ARB）类药物通过扩张出球小动脉降低肾小球内压，进而减少尿蛋白的排出。还有一些药物也被用来治疗蛋白尿，但其疗效和安全性尚未取得足够证据，一般不作为常规治疗。如肾素—血管紧张素—醛固酮系统另外两种拮抗剂：醛固酮受体拮抗剂与肾素拮抗剂，有研究显示两药联合ACEI和（或）ARB在减少蛋白尿方面均有叠加作用，但仍需更多循证医学证据予以支持。另如中药雷公藤降尿蛋白效果较为肯定，但其安全剂量与中毒剂量较为接近，应用须谨慎，在肾病综合征治疗一般不作为首选。

（三）降脂治疗

高脂血症不但增加了心血管并发症的发生率，还可加速肾小球硬化，因此目前多认为对于肾病综合征的高脂血症应予积极干预。以羟甲基戊二酰单酰辅酶 A 还原酶抑制剂为首选，常用制剂有洛伐他汀、辛伐他汀、阿托伐他汀等，该类药物以降低胆固醇为主；对于以三酰甘油增高为主者，可应用苯氧酸类药物，如非诺贝特、苯扎贝特等。用药期间应定期复查肝功能。肾病综合征缓解，低蛋白血症纠正后，高脂血症可自然缓解，此时则无须继续降脂药物治疗。

（四）抗凝血治疗

目前对于肾病综合征是否预防性给予抗凝血药物治疗尚缺乏循证医学证据，也未达成共识。一般认为，对于具有明显的血液浓缩，血脂增高，血浆白蛋白低于 20g/L，纤维蛋白原（FIB）＞400g/L，并应用大剂量糖皮质激素及利尿剂的肾病综合征患者有必要给予抗凝血治疗。常用的药物有肝素、双香豆素类及抗血小板聚集类药物。

三、特异性治疗

免疫抑制治疗是目前肾病综合征的最主要治疗手段，常用药物有三类，包括糖皮质激素（泼尼松、泼尼松龙）、细胞毒性药物（环磷酰胺、苯丁酸氮芥等）以及免疫抑制性（霉酚酸酯、硫唑嘌呤、环孢素、他克莫司、来氟米特等）。治疗用药的选择、组合、剂量以及疗程均应依据病理类型、临床表现等因素而定，目前尚无统一方案。

（一）糖皮质激素

糖皮质激素是治疗肾脏疾病的主要药物，可能通过抗炎、抑制免疫反应，抑制醛固酮和抗利尿激素分泌，影响肾小球基底膜通透性等综合作用而发挥其降低蛋白尿的疗效。肾病综合征激素治疗应掌握"始量要足、减量要缓、维持要长"的原则。常用药物为泼尼松，在有肝损伤或水肿严重时，可更换为对应剂量泼尼松龙口服或静脉输注。激素治疗期间应密切监测激素不良反应的发生，如感染、类固醇性糖尿病、消化道溃疡、生长发育抑制、骨质疏松、股骨头无菌性缺血性坏死等，以便及时预防和处理。根据患者对激素治疗的反应，可分为激素敏感型（足量激素治疗 8~12 周缓解）、激素依赖型（激素减量期间复发 2 次，或停药 1 个月内复发）、激素抵抗型（对足量激素治疗无反应）和频繁复发（6 个月内复发 2 次以上或 1 年内复发 3 次以上），其后续治疗也要随之调整。

在原发性肾病综合征中，不同的病理类型对激素的治疗反应不尽相同。一般来讲，微小病变性肾病和轻度系膜增生性肾炎单独应用糖皮质激素反应较好，按照正规治疗方案，大部分患者可获得临床缓解。而对于膜性肾病、局灶性节段性肾小球硬化、膜增生性肾小球肾炎，单用激素往往难以获得完全缓解，需要联合使用其他免疫抑制剂治疗。

（二）其他免疫抑制剂

除糖皮质激素外，肾脏疾病的治疗中常需要联合其他免疫抑制剂治疗，主要用于难治性肾病综合征或因激素不良反应难以长期坚持的患者。目的是尽可能减少激素的用量和疗程；对频繁复发、激素依赖及激素抵抗的患者联合用药可能获得较为满意的疗效，改善肾脏病的长期预后。常用药物有以下5种。

1. 环磷酰胺

为氮芥与磷酰胺基结合而成的化合物，能选择性抑制 B 淋巴细胞，大剂量也能抑制 T 淋巴细胞，还可能抑制免疫母细胞，从而阻断体液免疫和细胞免疫反应。给药方法包括口服（100~150 mg/d，分 2~3 次口服）、小剂量隔日静脉注射（每次 200 mg，隔日静脉注射）及大剂量冲击（0.4~1.0g/m²，每月 1 次静脉滴注，6 个月后改为每 3 个月 1 次）3 种，累计总量均达 6~8g。目前并不能证明哪种方案更为有效，静脉给药不良反应较口服相对较小，大剂量冲击治疗由于累积剂量时间长，对于改善疾病远期预后有肯定疗效。主要不良反应为骨髓抑制和肝损伤，以及消化道反应、性腺功能抑制、脱发、出血性膀胱炎、诱发肿瘤等。

2. 苯丁酸氮芥

又名瘤可宁，是一种细胞毒性烷化剂，作用机制与环磷酰胺相同，治疗效果也和环磷酰胺无明显差别，一般用于环磷酰胺的替代治疗。常用剂量为 0.2 mg/（kg·d），分 2 次口服，累计总量不超过 10 mg/kg。主要不良反应是骨髓抑制、性腺毒性、可诱发血液系统肿瘤，偶见肝损伤和皮疹。无膀胱毒性，也不导致脱发。

3. 霉酚酸酯（MMF）

MMF 是一种新型免疫抑制剂，在体内水解为具有免疫抑制活性的霉酚酸（MPA）而发挥作用。可通过非竞争性可逆性抑制次黄嘌呤单核苷酸脱氢酶（IMPDH），即嘌呤从头合成途径的限速酶，阻断鸟嘌呤核苷酸的从头合成途径，从而选择性抑制 T、B 淋巴细胞的增殖，减少抗体产生，抑制细胞毒性 T 淋巴细胞的形成。通过抑制细胞表面黏附分子的表达而发挥抗炎作用。口服吸收完全，个体差异小，无须监测血药浓度。目前已被广泛用于防治各类实体器官移植免疫排斥。起始应用剂量为 1.5g/d（体重≥70kg 者推荐 2.0g/d，体重≤50kg 者推荐 1.0g/d），每日分 2 次空腹服用。其短期不良反应较环磷酰胺及环孢素等其他免疫抑制剂为轻，主要有感染、骨髓抑制、胃肠道反应等，尤其可发生一些致命性重症感染，应特别引起重视。

4. 钙调磷酸酶抑制剂

包括环孢素（CsA）和他克莫司。环孢素是从多孢木霉菌和核孢霉素的代谢产物中提取，其免疫机制主要是选择性抑制 T 辅助细胞的产生和释放，抑制 T 辅助细胞表达 IL-1 受体，抑制 IL-2 的产生及 T 细胞产生干扰素，还可抑制已与抗原或致有丝分裂素作用的淋巴细胞表达 IL-2 受体。环孢素 A 对细胞的抑制作用是可逆的，停药后作用消失，对骨髓造血功能和吞噬细胞的免疫功能没有明显的影响，主要用于原发性难治性肾病综合征，其中对微小病变最佳，对系膜增生性肾小球肾炎、局灶性节段性肾小球硬化及膜性肾病也有一定疗效。通常作为治疗原发性肾病综合征的二线用药，而对于儿童原发性肾病综合征和对糖皮质激素有顾虑者也可作为一线用药，但对于治疗前血肌酐已升高或病理提示明显肾小管间质病变的患者应慎用。药物用法：成年人起始每日剂量为 3~4 mg/kg，最大剂量 <5 mg/（kg·d），儿童为 150 mg/m²，最大剂量 <200 mg/（m²·d），分 2 次口服，1~2 周起效，最大疗效 1~3 个月，一般 3 个月后缓慢减量，疗程 6 个月左右，服药期间须监测血药浓度，其谷值维持在 100~200 ng/kg。单用环孢素治疗复发率高，临床常须联合用药。该药不良反应主要有肝肾毒性、高血压、多毛症、震颤、牙龈增生、恶心、腹泻等。其不良反应多呈剂量依

赖性，减量或停用后可以恢复。因此在环孢素的长期使用过程中应注意检测肝肾功能和血药浓度。他克莫司（FK506）与环孢素作用机制相似，已广泛用于防治器官移植后排异，近年来初步用于肾病治疗也取得了较好的疗效，常用剂量为 0.1 mg/（kg·d），分 2 次空腹服用，维持血药浓度在 5 ~ 15 ng/mL，病情缓解后减量，疗程为 6 ~ 12 个月。常见不良反应为肾毒性、血糖升高、感染等。

5. 来氟米特

是一种新型免疫抑制剂，是具有抗增生活性的异噁唑类免疫抑制剂，其免疫作用机制主要是通过抑制二氢乳酸脱氢酶的活性，选择性阻断嘧啶的从头合成途径，从而影响活化淋巴细胞的嘧啶合成，还可以抑制酪氨酸激酶的活性，阻断炎症细胞信号传导。此外，还可通过抑制核因子-κB（NF-κB）激活，阻断炎症细胞因子的表达；抑制抗体的产生和分泌；抑制细胞黏附；调节 Th1/Th2 平衡等方面来发挥免疫抑制作用。基础和临床试验证实，本药能有效预防、控制急性排异反应，联合用药逆转慢性排异反应，在内科主要治疗自身免疫性和免疫介导的疾病，较为肯定的是用于类风湿关节炎，可以达到长期病情缓解。

来氟米特用于肾脏疾病治疗的研究才刚刚起步，由于其不良反应小，价格相对低廉，具有广阔的应用前景。初始负荷剂量为 50 ~ 100 mg/d，连续 3 天后改为维持剂量 20 ~ 30 mg/d，若不良反应大，不能耐受，可降至 10 mg/d。该药常见不良反应包括胃肠道反应、皮疹、可逆性脱发、一过性转氨酶上升和白细胞减少等，大多数在减药或停药后恢复。

四、并发症的治疗

1. 感染

一般不主张应用抗生素预防感染，因为通常效果不佳，且容易导致耐药性和继发真菌感染。一旦发现感染，应给予对致病菌敏感、强效且无肾毒性的抗生素积极治疗，有明确感染灶者应尽快去除。因此，对于肾病综合征，尤其是一些高危易感者，应积极预防感染的发生。

2. 血栓及栓塞并发症

抗凝血是治疗肾静脉血栓的基础，可有效阻止血栓增大，改善蛋白尿和患肾功能，同时预防致命性肺栓塞的发生。在抗凝血治疗的基础上，患者自身的纤溶系统将发挥作用，使肾静脉血栓部分或全部溶解。对已确诊为肾静脉血栓或高度可疑的患者，均应选择抗凝血治疗。抗凝血治疗须长期进行，在肾静脉血栓症状缓解后，仍应口服抗凝血药物（如华法林）至少 6 个月。

肝素是国内目前最常用的抗凝血药物，可加速 AT-Ⅲ凝血酶复合物对部分凝血酶和凝血因子的灭活。应用肝素时应注意剂量的个体化，以使活化部分凝血活酶时间（APTT）延长至正常对照值的1.5 ~ 2.5 倍为宜。其主要不良反应是出血，多在用药剂量较大时出现，出现后应立即停用，并予鱼精蛋白中和。与肝素相比，低分子肝素具有皮下注射吸收完全、生物利用度高（>80%）、半衰期长、不良反应小和不需要实验室监测等优点，疗效至少与普通肝素相似，目前在临床应用普遍。

除了上述抗凝血药物，抗血小板药物通过抑制血小板聚集和释放也可用来防止血栓形成。抗血小板药物可防止血栓进展，在肾静脉血栓的治疗中常与抗凝血药物配合使用。常用抗血小板药物包括阿司匹林、双嘧达莫、噻氯匹定等。

对肾病综合征并发急性肾静脉血栓形成的患者，加用溶栓治疗能够较单纯抗凝更快、更彻底地清除血栓，恢复肾血流，保护患肾功能。在发病早期，特别是血栓形成后 1~2 天溶栓疗效更为理想。近年有学者认为即使不了解血栓形成的确切时间，溶栓治疗仍是有必要的，至少对正在形成的血栓有效。溶栓可通过外周静脉给药和肾动、静脉置管局部给药两种途径完成。一般认为，局部给药在疗效方面优于全身给药。尤其对于并发急性肾衰竭或局部症状（如胁腹部疼痛）严重的患者，应首选局部溶栓。在给药方式上，小剂量持续静脉滴注适用于慢性肾静脉血栓以及临床症状较轻的急性患者，大剂量全身或局部冲击给药则适用于急性、重症静脉血栓患者，如双侧肾静脉血栓或合并其他部位如腔静脉血栓形成。

3. 急性肾衰竭

对已发生急性肾衰竭的患者，首先应尽快明确病因，及时纠正肾功能损伤因素，病因不清时应行肾活检。此外，应积极对症治疗，可采取以下措施：加强利尿如应用袢利尿剂后，通常可使肾功能显著好转或恢复；但对于由于利尿剂治疗导致血容量不足引起肾功能下降的患者，应停用利尿剂，并及时扩容纠正血容量不足，尿量多可增加利用利尿药，以期肾功能恢复。对于扩容利尿无效、已达透析指征的患者应给予血液净化治疗，肾病综合征并发急性肾衰竭者大多数可逆，预后良好，极少数转变为不可逆性肾损伤。

（孙洪程）

第七章

脑膜炎

脑膜炎指软脑膜的弥漫性炎症性改变，是中枢神经系统严重的感染性疾病。由细菌、病毒、真菌、螺旋体、原虫、立克次体、肿瘤与白血病等各种生物性致病因子侵犯软脑膜和脊髓膜引起。这些致病菌可侵犯脑膜，也可侵犯脑实质，因此临床上也称为脑膜炎或脑膜脑炎。临床以发热、头痛、呕吐和颈强直等为主要表现，少数有视神经盘水肿的表现。如炎症侵犯脑实质，可出现神经系统体征，如昏迷、抽搐、精神障碍、人格改变、肢体瘫痪及病理症等。

临床上脑膜炎根据病因进行分类，可分为化脓性脑膜炎、结核性脑膜炎、病毒性脑膜炎、隐球菌性脑膜炎。不同致病菌感染脑膜炎所引发的临床症状不一样，其治疗方法也不一样，所以在疾病发生时需要鉴别是哪一类别脑膜炎。

第一节　化脓性脑膜炎

化脓性脑膜炎是由化脓性细菌感染所致的脑脊膜炎症，是中枢神经系统常见的化脓性感染。通常急性起病，好发于婴幼儿和儿童。重症病例有脑疝形成。

一、病因

致病细菌因年龄不同而异，常见菌种包括肺炎球菌、脑膜炎双球菌、乙型流感嗜血杆菌、金黄色葡萄球菌、乙型溶血性链球菌及革兰阴性杆菌等。心、肺以及其他脏器感染波及脑室和蛛网膜下隙系统，或颅骨、椎骨或脑实质感染病灶直接蔓延引起，部分也可以通过颅骨、鼻窦或乳突骨折或神经外科手术侵入蛛网膜下隙引起感染。

二、临床表现

（一）症状

（1）化脓性脑膜炎在任何年龄均可发病。

（2）新生儿急性期发生频率较高，可有高热，而神经系统表现甚少。常有早产、产伤或产前母亲有感染史。起病快，常有高热、呼吸困难、黄疸及嗜睡等，随后可有抽搐、角弓反张及呼吸暂停等。

（3）婴幼儿症状可稍有不同，表现为发热、食欲差、易激惹、精神错乱、抽搐及意识不清。

（4）年长儿与成人脑膜炎表现酷似，多为起病急、畏寒、高热、头痛、呕吐、抽搐、颈项强直及意识障碍等。发病前可有上呼吸道、肺、耳、鼻窦等部位感染。

（二）体征

（1）儿童表现有意识障碍、角弓反张、呼吸不规则、前囟隆起及脑神经损害。

（2）成人则有典型的脑膜炎表现，如颈项强直、克尼格征阳性、布鲁津斯基征阳性、意识障碍或视神经盘水肿等。病程稍晚可有脑神经受累表现，如动眼神经麻痹等。

（3）在肺炎链球菌及流感嗜血杆菌感染的早期，可能就有明显的局灶性神经系统体征。

（4）发病 1 周后出现持续性神经功能缺损或顽固性癫痫发作，往往提示血管炎。

三、辅助检查

1. 血常规

白细胞计数增加，通常为（10～30）×10^9/L，以中性粒细胞为主，偶尔可正常或超过 40×10^9/L。

2. 脑脊液常规

只有在 CT 排除颅内占位性病变之后才能进行腰椎穿刺。腰椎穿刺是明确诊断的必要检查，但若有明显的局灶性神经系统体征或有严重高颅压的证据，则须先进行脑部 CT 或 MRI 检查。脑脊液压力往往增高，外观浑浊或呈脓性；细胞数明显升高，以中性粒细胞为主，通常为（1 000～10 000）×10^6/L；蛋白质含量升高；含糖量下降，通常低于 2.2 mmol/L；氯化物降低。涂片革兰染色阳性率在 60% 以上，细菌培养阳性率在 80% 以上。若在早期即经验性使用有效抗生素治疗，脑脊液改变可能非常不典型。

3. 脑部影像学检查

MRI 诊断价值高于 CT，早期可正常，随病情进展 MRI 的 T_1 加权像上显示蛛网膜下隙高信号，可不规则强化，T_2 加权像呈脑膜高信号。后期可显示弥散性脑膜强化、脑水肿等。

4. 其他

血培养、脑脊液培养常可检出致病菌；如有皮肤瘀点，应活检并行细菌染色检查。

四、诊断

化脓性脑膜炎的诊断主要是依据病史以及患者的临床表现来进行判断。仔细询问有无感染症状，如急性起病的发热、寒战或上呼吸道感染，有无皮疹、瘀点等。根据急性起病、发热、头痛、呕吐等症状，再结合体格检查出现脑膜刺激征，辅助检查出现脑脊液压力升高、白细胞明显升高，即应考虑本病。确诊须有病原学证据，包括脑脊液细菌涂片检出病原菌、血细菌培养阳性等。

五、鉴别诊断

1. 流行性脑脊髓膜炎

好发于冬春季，呈局部小流行，皮肤黏膜有出血点，病情重者来势凶猛，可有休克及 DIC 等。

2. 病毒性脑膜炎

脑脊液白细胞计数通常 <$1\,000 \times 10^6/L$，糖及氯化物一般正常或稍低，细菌涂片或细菌培养结果阴性。

3. 结核性脑膜炎

起病较缓，病程较长。早期症状较轻，多为低热、头痛、慢性消耗及脑膜刺激征。晚期有精神症状、意识改变、脑神经损害及颅内压增高、脑积水等表现。脑脊液改变为淋巴细胞为主的轻度炎症反应，同时糖及氯化物降低，蛋白升高。病原学检查有助于进一步鉴别。

4. 隐球菌性脑膜炎

通常隐匿起病，病程迁延，脑神经尤其是视神经受累常见，脑脊液白细胞计数通常 <$500 \times 10^6/L$，以淋巴细胞为主，墨汁染色可见新型隐球菌，乳胶凝集试验可检测出隐球菌抗原。

六、治疗

化脓性脑膜炎的诊断一旦确立，应及早使用抗生素，以提高疗效、减少后遗症及降低病死率，若明确病原菌则选用敏感抗生素。

（一）抗生素治疗

1. 未确定病原菌的患者

可根据病史、年龄及体征初步估计致病菌而给予适当治疗。在等待病原菌培养结果的同时，应根据经验立即开始使用具有杀菌能力强并能透过血脑屏障的抗生素，力争在最短时间内控制感染。待检验结果出来后再进行调整。目前，使用的头孢三代及四代抗生素多为广谱抗菌，透过血脑屏障的能力最强，且其抗菌谱广，可考虑优先选用。青霉素类、喹诺酮类及大环内酯类抗生素等也可选用。红霉素养、羧苄西林素、一代和二代头孢菌素、氨基糖苷类抗生素通过血脑屏障的能力能较差，较少选用。对于耐药金黄色葡萄球菌，须选万古霉素或利奈唑胺。

2. 已确定病原菌的患者

应根据病原菌选择敏感的抗生素。使用抗生素的时间一般为 10～14 天或更长。无并发症者早期给予恰当治疗，可在 1 天至数天内清除脑脊液中的病原菌，有并发症者应相应延长。如患者临床症状进行性好转，并不需要反复腰椎穿刺来评价疗效。如患者有较长时间的发热，或迟发性嗜睡或偏瘫，则应怀疑有硬膜下积脓、乳头炎、静脉窦血栓形成或脑脓肿等，须延长治疗时间。停药后的症状复发，须立即重新开始治疗。

（二）对症治疗

（1）对于颅内压增高的患者应及时给予脱水降颅内压治疗。

（2）保证呼吸道通畅，必要时给予气管内插管。

（3）保证水电解质和酸碱平衡，尤其患者合并高热或应用脱水药物时应记录出入量，给予常规监测。

（4）加强护理，并做好密切接触者的预防，防止交叉感染。

（陈剑通）

第二节 结核性脑膜炎

结核性脑膜炎（TBM）是结核分枝杆菌引起的脑膜和脊髓膜非化脓性炎症性疾病，是结核病的严重并发症之一，常继发于原发病灶或其他器官的结核灶。TBM 多见于儿童，是小儿结核病死亡最重要的原因。

一、病因与发病机制

神经系统的结核病是免疫抑制的结果，可以发生于初次感染或再活化的过程中。结核性脑膜炎的发生最常于这样一个两阶段的过程后：首先，结核杆菌从肺或其他器官血源性播散，在脑实质形成结核结节；随后，结核结节破入蛛网膜下隙或脑室腔。此外，脑膜炎可能来自粟粒性结核的病程中或脑膜旁的感染。

二、临床表现

（一）症状

（1）婴儿及儿童多发，但成年人发病明显增多。

（2）常为急性或亚急性起病，呈慢性病程，常缺乏结核接触史。早期可有发热、头痛、呕吐和体重减轻，持续 1~2 周。

（3）如早期未及时确诊治疗，4~8 周时常出现脑实质损害症状，如精神萎靡、淡漠、谵妄或妄想。部分性、全身性癫痫发作或癫痫持续状态，昏睡或意识模糊。继发结核性动脉炎可引起卒中样发病，出现偏瘫、交叉瘫、四肢瘫和截瘫等；结核瘤或蛛网膜炎引起类似肿瘤的慢性瘫痪。

（4）老年人 TBM 症状不典型，头痛、呕吐较轻，颅内压增高症状不明显，半数患者脑脊液改变不典型。动脉硬化合并结核性动脉内膜炎易引起脑梗死。

（5）病情继续发展，患者可出现昏迷、呼吸不规则及极度衰竭。

（二）体征

（1）早期多无明显神经系统异常发现。

（2）病情进展后，多数患者有明显脑膜刺激征，体检常见颈强直、克尼格征和意识模糊，并发症包括脊髓蛛网膜下隙阻塞、脑积水、脑水肿等，可引起颅内压增高，表现为头痛、呕吐、视力障碍和视神经盘水肿；可出现眼肌麻痹、复视和轻偏瘫，严重时去脑强直发作或去皮质状态。可有脊髓、脊髓膜或脊神经根受累的表现。

三、辅助检查

1. 血常规

大多正常，部分患者红细胞沉降率可增快，伴有抗利尿激素异常分泌综合征的患者可出现低钠血症和低氯血症。

2. 脑脊液

脑脊液压力增高可达 400 mmH$_2$O 或以上，外观无色透明或微黄，静置可有薄膜形成；

淋巴细胞数显著增多，常为（50～500）×10^6/L；蛋白质增多，通常为1～2 g/L，糖及氯化物含量下降，典型脑脊液改变可高度提示诊断，但早期有部分患者的脑脊液检查可能完全正常。脑脊液培养出结核菌可确诊，但需大量脑脊液和数周时间。

3. 皮肤结核菌素试验

约半数患者为阳性。

4. 细菌学检查

脑脊液检出结核杆菌是确诊的依据。其方法有脑脊液离心沉淀或蛋白薄膜做抗酸染色，或脑脊液做培养加动物接种。结核菌培养时要注意获得阳性结果的概率与送检脑脊液的量有直接关系。

5. PCR检查

用PCR的方法检测脑脊液中的结核杆菌DNA是早期诊断敏感的方法，但存在假阳性，若同时做斑点杂交可提高阳性率。

6. 胸部X线片

胸部X线检查是必须进行的项目，约半数患者可见活动性或陈旧性结核感染证据。对怀疑有脊柱结核者，可进行相应部位的X线检查。

7. CT和MRI

CT或MRI在一定程度上有诊断意义。常见的改变有明显脑膜强化、阻塞性脑积水、脑水肿、脑梗死及结核球等，增强扫描更具诊断价值。MRA有可能发现脑底部大血管的阻塞性改变。

四、诊断

有密切结核接触史；有呼吸系统、泌尿生殖系统、消化系统等结核病灶；发病缓慢，具有结核毒血症状，伴颅内压增高、脑膜刺激征以及神经系统症状体征；脑脊液检查符合非化脓性脑膜炎表现者，考虑本病。确诊需病原学依据，同时须与其他脑膜炎、颅内占位性病变鉴别。

五、鉴别诊断

1. 化脓性脑膜炎

经过部分性治疗的化脓性脑膜炎，表现为症状相对较轻、病程较长、脑脊液改变不典型，易和结核性脑膜炎相混淆。但前者对抗生素反应较好。

2. 病毒性脑膜炎

该病为一急性自限性疾病。起病急剧，发病前有感冒史。表现为高热、头痛、肌痛及轻微脑膜刺激征，一般情况较好，脑脊液除压力高和轻度白细胞增高外，其余检查正常。

3. 真菌性脑膜炎

其表现和结核性脑膜炎极为相似，所以凡疑为结核性脑膜炎的患者均应反复进行脑脊液墨汁染色和真菌培养。

六、治疗

早期积极治疗是降低病死率和病残率的关键。对于高度怀疑TBM的患者，在基本排除其他类型的慢性脑膜炎之后，无须等到有确凿证据即可尽早开始抗结核治疗。

（一）结核性脑膜炎的诊断性治疗

当临床和实验室检查已发现有结核性脑膜炎，但还不足以确诊时，即使脑脊液抗酸染色时没有发现结核杆菌，就应开始用异烟肼、利福平、吡嗪酰胺等至少3种能很好地进入脑脊液中的药物进行联合治疗。病因不明确时，也可针对结核、梅毒、HSV、其他细菌做试验性治疗，逐渐排除一些无关的治疗。

（二）抗结核药治疗

抗结核药物应早期、适量、联合、规律及全程用药。常用的方案有：①异烟肼 + 利福平 + 吡嗪酰胺；②异烟肼 + 利福平 + 乙胺丁醇；③异烟肼 + 利福平 + 乙胺丁醇 + 吡嗪酰胺。

1. 异烟肼

杀菌力强，毒性低，易透过血脑屏障，为首选药物。成人剂量每日 0.3 g，分次口服。儿童剂量为 15 mg/（kg·d）。重症病例成人剂量可增加到 0.6 ~ 0.9 g/d，短期使用。可加用维生素 B_6 防止神经系统并发症。异烟肼主要不良反应为肝功能损伤和末梢神经炎。末梢神经炎主要用维生素 B_6 治疗。

2. 利福平

利福平具有广谱抗菌作用，其作用机制为与细菌的 RNA 聚合酶结合，干扰 mRNA 的合成，抑制细菌的生长繁殖，导致细菌死亡。为一线药物。成人每日 0.45 g，早晨一次顿服。主要不良反应是肝功能损伤和过敏反应。

3. 乙胺丁醇

对各种生长繁殖状态的结核杆菌有作用，对静止状态的细菌几无影响。剂量儿童及成人均为 15 ~ 25 mg/（kg·d），分次口服。其主要不良反应为球后视神经炎。

4. 吡嗪酰胺

每日 1 次口服，剂量为 20 ~ 35 mg/（kg·d）。常见不良反应为肝损伤，也可出现关节痛，主要发生在大关节，停药后即缓解。

5. 对氨基水杨酸钠

对氨基水杨酸钠对结核杆菌有选择性地抑制作用，仅作用于细胞外的结核杆菌。为一线药物，较不易产生耐药性，但不易透过血脑屏障，在炎症时脑脊液中可达治疗浓度。本品多与其他药物合用。剂量成人每日 8 ~ 16 g（儿童每日 200 mg/kg），分次口服。

6. 链霉素

该药不能通过正常的血脑屏障，但能透过有炎症的脑膜，故适于急性炎症期患者的治疗。成人每日 0.75 ~ 1 g，肌内注射，连续 1 ~ 2 个月后或脑脊液及脑膜刺激征好转时停药。应密切观察该药引起第Ⅷ对脑神经损伤的毒性反应，如听力损伤、眩晕、呕吐等，以便及时停药及处理。

（三）对症治疗

1. 惊厥的处理

惊厥时给予抗癫痫药物，如苯巴比妥钠 0.2 g，肌内注射，或 6% 水合氯醛溶液 30 ~ 50 mL，保留灌肠。

2. 颅内压增高的处理

对高颅压患者应及时进行脱水治疗，以防脑疝形成。常用脱水剂有 20% 甘露醇溶液、呋塞米等。

3. 脑水肿防治

肾上腺皮质激素能减轻炎症反应和脑水肿，减轻临床上的中毒症状。主张早期使用，临床常用泼尼松或地塞米松治疗。病情严重者，特别是有肢体瘫痪提示有蛛网膜下隙阻塞者可鞘内注射甲泼尼龙每日 20 mg，每周 2 次。若椎管完全阻塞，可腰椎穿刺和颈侧方穿刺交替进行，疗效更佳。

4. 脑积水的处理

因粘连所致的阻塞性脑积水，用药物治疗效果不佳时，可考虑脑室引流或腹腔分流。

5. 其他

加强护理，防止肺部感染、压疮和水电解质紊乱等并发症。昏迷患者应鼻饲流质饮食或使用静脉高营养。

（车　莉）

第三节　病毒性脑膜炎

病毒性脑膜炎是一组由各种病毒感染引起的脑膜急性炎症性疾病，往往是其他组织和器官先行感染的最后结果。临床以发热、头痛和脑膜刺激征为主要表现。本病是临床最常见的无菌性脑膜炎，大多呈良性、自限性，其病程短，预后良好。

一、病因

我国 85% ~ 95% 的病毒性脑膜炎由肠道病毒引起。通常这些病毒不能进入脑部，但当保护屏障破坏或抵抗力降低时，它们可通过侵入中枢神经系统病，产生病毒血症，再经脉络丛侵犯脑膜，引发脑膜炎症改变。

二、临床表现

1. 好发季节

肠道病毒感染主要发生在中夏及早秋，8 ~ 9 月达高峰。单纯疱疹脑膜炎呈散发。

2. 好发年龄

多见于儿童及年轻人。流行性腮腺炎病毒性脑膜炎以男性儿童多见。

3. 典型症状

前驱期多为非特异性症状，如发热、咽痛、头晕、肌痛、恶心、腹泻、全身不适和上呼吸道感染的症状。发病早期以精神异常表现为主，包括神志淡漠、躁动不安、幻觉、行为异常、谵妄等；中期可出现大脑功能障碍，如抽搐、肢体瘫痪、失语、视野改变、意识障碍和锥体外系症状等，累及脑膜时除脑实质损伤表现外，体格检查可出现颈项强直、病理反射阳性等脑膜刺激征；后期昏迷加深，出现视神经盘水肿和脑疝形成。

三、辅助检查

1. 血常规
白细胞大多正常，约1/3的患者白细胞减少。

2. 脑脊液
脑脊液的异常在第4~6天最为明显。腰椎穿刺脑脊液压力常增高。外观清亮、无色，偶有微浑。白细胞计数通常为（10~100）×10^6/L，淋巴细胞占3/4，但早期可能以中性粒细胞为主。蛋白、糖及氯化物含量一般正常。若白细胞增高持续以中性粒细胞为主或蛋白含量高于1 500 mg/L，则病毒性脑膜炎的可能性极小。如糖含量降低，则须考虑TBM或真菌性脑膜炎等。脑脊液细菌学检查为阴性。

3. 病毒学检查
脑脊液的病毒分离或培养可确诊，但临床意义非常有限。

4. 病毒PCR
在脑脊液中检测各种病毒核酸有极高的敏感性和特异性，可用于早期诊断，有临床意义。

5. 血清学试验
血或脑脊液进行抗体检测可进行快速诊断。在恢复期与急性期抗体效价呈4倍以上的升高有诊断意义。病毒特异IgM测定也有助于早期诊断。

6. 神经影像学
由于脑实质病变轻微，CT或MRI检查往往正常。

四、诊断

对中枢神经系统病毒感染性疾病的诊断标准，国内外尚无一致意见。通常主要依据患者的临床表现和辅助检查结果作出初步诊断。

（一）初步诊断
（1）部分患者有疱疹史或病毒感染史等。
（2）可有发热（体温≥37.5 ℃）等全身感染中毒的前驱症状。
（3）临床上出现明显的精神行为异常、抽搐、意识障碍，以及早期出现的脑和脊髓局灶性或弥散性神经系统损伤的症状及体征。
（4）脑脊液呈病毒性炎性改变：白细胞数增多（白细胞≥5×10^6/L），糖和氯化物正常。
（5）临床上除外可能引起相同表现的其他疾病。
（6）特异抗病毒药物治疗有效。

（二）确诊
尚须选择如下检查并获得肯定的阳性发现。
（1）血清和脑脊液中发现病毒抗原或抗体。
（2）脑组织的活检或病理解剖发现组织细胞核内包涵体，或原位杂交发现病毒核酸。
（3）脑脊液的PCR检测发现病毒核酸。

（4）脑组织或脑脊液标本的病毒培养结果阳性。

（5）脑脊液的其他病毒的 PCR，检查以除外其他病毒所致的脑炎。

五、治疗

虽然病毒性脑膜炎大多数属于一种良性、自限性疾病，但抗病毒治疗可明显缩短病程和缓解症状。

（一）对症治疗

如严重头痛可用镇痛药；癫痫发作可首选卡马西平或苯妥英钠；脑水肿不常见，可适当用 20% 甘露醇静脉滴注。加强护理，预防压疮及呼吸道感染等并发症。

（二）抗病毒治疗

可缩短病程和减轻症状。主要包括阿昔洛韦、更昔洛韦等抗疱疹病毒药物，奥司他韦等抗甲型流感病毒药物，利巴韦林等广谱抗病毒药物。

（丁文博）

第四节 新型隐球菌性脑膜炎

新型隐球菌脑膜炎是中枢神经系统最常见的真菌感染，由新型隐球菌感染引起，临床主要表现为发热、头痛、呕吐等亚急性或慢性脑膜炎、脑膜脑炎的症状，少数患者可表现为颅内占位性病变的临床表现。其病情重，疗程长，预后差，病死率高。近年来随着广谱抗生素、激素、免疫抑制剂的广泛或不适当应用，以及免疫缺陷性疾病及器官移植患者的增加，该病罹患率也呈增长趋势。本病发病率虽低，由于其症状的不典型性及治疗的不规范，误诊率及病死率仍较高。

一、病因

新型隐球菌的孢子经呼吸道等途径进入人体，由于机体免疫力低下时，侵入的新型隐球菌随血行播散，使血脑屏障被破坏而引起脑膜炎症。新型隐球菌可沿血管鞘膜进入血管周围间隙增殖，在基底核和丘脑等部位形成多发性小囊肿或脓肿，新型隐球菌也可沿着血管周围鞘膜侵入脑实质内形成肉芽肿。

二、临床表现

1. 发病年龄

各年龄段均可发病，20～40 岁青壮年最常见。

2. 症状

起病隐匿，进展缓慢。早期可有不规则低热或间歇性头痛，后持续并进行性加重；免疫功能低下的患者可呈急性发病，常以发热、头痛、恶心、呕吐为首发症状。晚期头痛剧烈，甚至出现抽搐、去大脑性强直发作和脑疝等。不经治疗的病例大多呈进行性发展，症状及体征进行性加重，最后死于脑疝。少部分患者可呈反复发作的病程，迁延数年或数十年。

3. 体征

神经系统检查多数患者有明显的颈强和克尼格征。大脑、小脑或脑干的较大肉芽肿引起肢体瘫痪和共济失调等局灶性体征。大多数患者出现颅内压增高症状和体征。

三、辅助检查

1. 脑脊液

压力增高，外观微混或淡黄色，蛋白含量轻到中度升高。细胞数增多，多为（10 ~ 500）×10^6/L，以淋巴细胞为主。氯化物及葡萄糖多降低。脑脊液涂片墨汁染色可直接发现隐球菌。早期脑脊液检查，不论常规、生化、细胞学均有95%以上异常。主要表现为炎症性变化，99%可从首次腰穿脑脊液中查出隐球菌，或新型隐球菌反向乳胶凝集试验呈阳性、强阳性反应。因此，脑脊液检查是新型隐球菌脑膜炎确诊的重要依据。

2. 免疫学检查

乳胶凝集试验可检测感染早期血清或脑脊液中隐球菌多糖荚膜抗原成分，此方法较墨汁染色具有更高的特异性和敏感性，脑脊液检测阳性率可高达99%。若抗原阳性滴度 >1∶8，即可确诊为活动期隐球菌脑膜炎。

3. 影像学检查

颅脑CT缺乏特异性，40% ~ 50%显示正常，其阳性率与病程的不同阶段有关，病程越长，阳性率越高。可见脑室扩大、脑积水、脑膜强化及脑实质内不规则大片状、斑片状或粟粒状低密度影，少数显示小梗死灶或出血灶。颅脑MRI可显示脑实质内 T_1 呈低信号、T_2 高信号的圆形或类圆形肿块，血管周围间隙扩大，部分呈多发粟粒状结节样改变。

四、诊断

有长期大量应用抗生素，免疫抑制剂及免疫低下性疾病如白血病，器官移植等病史。亚急性或慢性进展的头痛，喷射性呕吐，脑神经受损及脑膜刺激征，脑脊液蛋白定量增高，氯化物及葡萄糖降低者，应考虑本病。

通过体格检查初步判断神经系统的情况，并进一步通过血常规、T淋巴细胞检测、血清抗原检查、胸部X线检查、头颅CT和MRI、脑脊液检查、聚合酶链式反应检测等检查明确诊断。脑脊液涂片和（或）分离培养找到新型隐球菌是确诊本病重要依据。在诊断过程中，医生须排除结核性脑膜炎、病毒性脑膜炎、细菌性脑脓肿、颅内肿瘤等疾病。

五、治疗

强调早期诊断、早期治疗。用药剂量要足，疗程要长。必要时可多途径联合用药。未经治疗的病例几乎在1 ~ 3年死亡。一旦发现有复发迹象，应及时重复治疗。

（一）抗真菌治疗

隐球菌脑膜炎初始治疗方案首选仍为两性霉素B和5-氟胞嘧啶（5-FC）联合用药，以减少单药剂量。两性霉素B使用方法为"渐进"累积剂量，即第1 ~ 5天，总量依次为每日1 mg、2 mg、5 mg、10 mg、15 mg，第6天起按体重0.5 ~ 0.7 mg/（kg·d）计算，总累积剂量3 ~ 4 g；5-氟胞嘧啶剂量为150 mg/（kg·d）。两者同步，疗程多在3个月以上。出现肾功能减退者，可选用两性霉素B脂质体替代两性霉素B。治疗过程中不能耐受上述方案者，可改为氟康唑持续长程治疗。

（二）对症治疗

1. 镇痛止吐

头痛、呕吐严重者可给予镇痛止吐药。

2. 降低颅内压

通过甘露醇等药物静脉滴注进行脱水，降低颅内压，预防脑疝。颅内压不易控制的患者，可采取腰椎穿刺术、侧脑室外引流或脑室腹腔内引流术帮助控制颅内压。

3. 纠正电解质紊乱

本病患者容易发生顽固性低钾血症，应密切检测血钾，及时补充钾离子。

4. 支持治疗

加强营养支持，必要时可静脉输注脂肪乳、新鲜血浆或全血。免疫功能低下者，可给予免疫增强剂治疗。

（三）手术治疗

颅内压较高、不易控制的患者，经抗真菌治疗效果不佳，可采取手术方式引流脑脊液、降低颅内压。

（周 悦）

第八章

阿尔茨海默病

阿尔茨海默病（AD）是一种慢性的大脑退行性变性疾病，病因至今不明。临床表现为进行性的记忆力障碍。分析判断能力衰退、情绪改变、行为失常，甚至意识模糊，最后死于肺部或尿路感染。

随着老龄化社会的到来，AD给全球公共卫生系统带来了沉重的社会和经济负担。中国是世界上痴呆患者最多的国家，AD是最常见的痴呆类型，它起病隐匿、早期诊断困难，会导致认知障碍、精神行为问题和社会及生活功能丧失。轻度认知障碍（MCI）是介于认知正常和AD痴呆的中间阶段，具有向AD痴呆转归的高可能性，即AD源性MCI，是最早有临床症状的阶段，也成为AD早期检测、诊断和防治最重要的窗口期。

第一节　病因与发病机制

AD病因迄今不明，发病与脑内β淀粉样蛋白异常沉积有关。β淀粉样蛋白是在形成β淀粉样前体蛋白过程中形成的，是后者的一个长约42个氨基酸的短片段。由于这个片段的三级结构是一个β皱褶层，使其具有不溶性。研究发现，β淀粉样蛋白对它周围的突触和神经元具有毒性作用，可破坏突触膜，最终引起神经细胞死亡。

随着神经元的丢失，各种神经递质也随之缺失，其中最早也最明显的是乙酰胆碱。随着疾病逐步发展，AD患者脑内乙酰胆碱水平迅速下降。这个发现支持胆碱能假说：即AD患者乙酰胆碱的缺失与认知功能障碍密切相关。这也是目前AD治疗获得有限疗效的重要基础。

最确定与AD的风险增加的因素是年龄增长、女性，以及*APOE4*基因型。在某些研究中涉及的其他因素包括AD的家族史、抑郁症、教育水平低、吸烟、糖尿病、高血压，以及高脂肪饮食等。除了*APOE4*，某些改变风险的其他基因已被确认，但影响的强度较小。

目前仍缺乏关于AD的风险可以通过饮食、药物或生活方式改变降低的确定证据。某些资料支持认知参与、体育活动、低脂及富含蔬菜的饮食，以及轻至中度酒精摄入可以降低AD风险。

（魏云浩）

第二节 临床表现及诊断

一、临床表现

该病起病缓慢或隐匿。多见于 70 岁以上（男性平均 73 岁，女性为 75 岁）老人。临床上可分为早、中、晚 3 期，记忆力下降是其核心症状。

（一）早期表现

主要是记忆力减退，通常也能进行正常的社会交往，所以经常不被本人和家属注意。此时突出的症状是短期或近期记忆减退。患者总是忘记刚刚发生过的事情，而对几十年前的事却记得颇清楚。具体表现如下。

（1）随做随忘，丢三落四。

（2）词不达意，唠里唠叨。

（3）命名困难，出现错语。

（4）多疑猜忌，情感冷漠。

（5）计算力、定向力下降。

（二）中期表现

中期表现主要特点是远期记忆和近期记忆都明显受损，如忘记使用多年的电话号码，忘记自己哪年结婚；有些患者表现出明显的性格和行为改变，如以前脾气温和、为人宽厚，现在变得脾气暴躁、心胸狭小；以前脾气很坏，现在却沉默寡言，特别听话；多数患者表现为对周围的事情不感兴趣，缺乏热情，不能完成已经习惯了的爱好技能，例如下棋、写书法、打太极；有些患者表现为不安，如无目的地在室内走来走去，或半夜起床到处乱摸，开门关门搬东西等；有些患者定向力会丧失，走得稍远一点就有可能迷路，有的甚至在很熟悉的环境中迷路。

（三）晚期表现

晚期患者不认识周围环境，不知年月和季节，对计算 10 以内的加减法有困难；最多只能记起自己或配偶等一两个人的名字或严重时不认识配偶或子女；日常生活能力基本丧失，如吃饭、穿衣、洗澡、便尿均需要专人照顾。

特别强调，AD 的临床进展被认为包括长达约 10 年的症状前期和约 10 年的症状期，若有上述类似的症状，应该尽快到医院就诊，早期诊断、早期干预对 AD 患者的预后具有重要的意义。

二、辅助检查

迄今尚无直接诊断 AD 的特殊检测方法，辅助检查主要用于排除其他疾病。

1. 脑电图检查

AD 的脑电图（EEG）表现为 α 波减少、θ 波增高、平均频率降低的特征。但 14% 的患者在疾病早期 EEG 正常。EEG 用于 AD 的鉴别诊断，可提供朊蛋白病的早期证据，或提示可能存在中毒、代谢异常、暂时性癫痫性失忆或其他癫痫疾病。

2. 头颅 CT 或 MRI

是除外其他潜在颅内病变的重要手段。CT 扫描或 MRI 经常显示皮质的（特别是颞叶内侧）萎缩和脑室增大，但这类的改变是非特异的。MRI 对选择部位的体积定量可能比较有意义，如海马萎缩，这是 AD 的早期征象。

3. 血液检查

主要用于发现存在的伴随疾病或并发症、发现潜在的危险因素以及排除其他病因所致的痴呆。包括血常规、血糖、血电解质（包括血钙）、肾功能和肝功能、维生素 B_{12}、叶酸、甲状腺素等指标。对于高危人群或提示有临床症状的人群应进行梅毒、人体免疫缺陷病毒、伯氏疏螺旋体血清学检查。

4. 脑脊液检查

脑脊液 $A\beta$-42、tau 蛋白和磷酸化-tau 水平也被发现是 AD 有诊断意义的生物标志物。

三、诊断

主要根据病史、实验室检查、神经系统检查和认知功能检查。患者和知情人提供的病史应该集中在受损的认知领域、疾病进展过程、日常生活能力的损害及任何相关的非认知症状。既往病史、伴随疾病、家族史和受教育程度是病史的重点。神经系统检查和全身体检对于区分 AD 与其他原发性退行性和继发性痴呆及伴随疾病尤为重要。

（一）NINCDS-ADRDA 诊断标准

美国国立神经病语言障碍卒中研究所 AD 及相关疾病协会（NINCDS-ADRDA）规定的 AD 诊断标准，被称为 AD 患者诊断的"金标准"。该标准经过多年临床实践，与病理结果有很好的一致性。但该标准强调"认知功能损害程度一定要影响患者日常生活能力和社会活动功能，AD 的诊断才能成立"，给 AD 患者的早识别、早诊断带来困难。

1. 可能为 AD 的诊断标准

可能为 AD 的诊断标准：（1）加上一个或多个支持性特征（2）、（3）、（4）或（5）。核心诊断标准如下。

（1）出现早期和显著的情景记忆障碍，包括以下特征。

1）患者或知情者诉有超过 6 个月的缓慢进行性记忆减退。

2）测试发现有严重的情景记忆损害的客观证据：主要为回忆受损，通过暗示或再认测试不能显著改善或恢复正常。

3）在 AD 发病或 AD 进展时，情景记忆损害可与其他认知功能改变独立或相关。

支持性特征如下。

（2）颞中回萎缩。使用视觉评分进行定性评定（参照特定人群的年龄常模），或对感兴趣区进行定量体积测定（参照特定人群的年龄常模），磁共振显示海马、内嗅皮质、杏仁核体积缩小。

（3）异常的脑脊液生物标志物。β 淀粉样蛋白 1-42（Aβ1-42）浓度降低，总 Tau 蛋白浓度升高，或磷酸化 Tau 蛋白浓度升高，或此三者的组合。发现并经验证的生物标志物。

（4）PET 功能神经影像的特异性成像。双侧颞、顶叶葡萄糖代谢率减低。其他经验证的配体，包括匹兹堡复合物 B 或 1-{6-[（2-18F-氟乙基)-甲氨基]-2-萘基}-亚乙基丙二腈（18F-FDDNP）。

（5）直系亲属中有明确的 AD 相关的常染色体显性突变。

2．排除标准

突然发病；早期出现下列症状：步态障碍，癫痫发作，行为改变。临床表现：局灶性神经表现，包括轻偏瘫，感觉缺失，视野缺损；早期锥体外系症状。

严重到足以引起记忆和相关症状的其他内科疾病：非 AD 痴呆、严重抑郁、脑血管病、中毒和代谢异常，这些还需要特殊检查。与感染性或血管性损伤相一致的颞中回 MRI 的 FLAIR 或 T_2 信号异常。

3．确诊 AD 的标准

如果有以下表现，即可确诊 AD：既有临床又有组织病理（脑活检或尸检）的证据，与国家老龄研究所（National Institute on aging-reagan，NIA-Reagan）要求的 AD 尸检确诊标准一致。两方面的标准必须同时满足。

（二）NIA-AA 诊断标准

2012 年美国国家衰老研究所 AD 学会（NIA-AA）发布 AD 临床核心诊断标准，明确指出：符合痴呆，符合影像学、血液学特征，并具有以下特征者，可诊断为 AD。

（1）隐匿起病，数月至数年。

（2）明确的认知功能下降病史。

（3）早期存在明显的认知功能损害，遗忘表现，学习能力和最新学习信息的回忆能力下降，语言、视空间和执行功能障碍，符合 AD 评定量表。

（4）影像学表现。①FDG-PET（检测神经元功能）：双侧颞顶叶糖代谢低下。②结构 MRT（检测区域萎缩）顶叶脑沟扩大，后扣带沟和顶枕沟增宽，双侧颞叶、海马楔前叶萎缩。③PIB 检测斑块负荷等。

（5）生物标志物：包括脑脊液 Aβ-42 浓度偏低，脑脊液 tau 蛋白浓度增高，磷酸化 tau 蛋白浓度增高以及 Aβ 蛋白浓度增高。

四、鉴别诊断

1．谵妄

起病较急，常由系统性疾病引起，表现为注意力不集中，意识水平波动，定向力障碍常见。可有幻觉。病程波动，夜间加重。可能存在可逆的病因，应予以纠正。

2．抑郁

典型症状为抑郁情绪和对日常活动的兴趣丧失。抑郁可迅速出现，记忆力下降不是主要或常见症状。认知量表、抑郁量表的检测可能有助于鉴别。MRI 扫描无改变或者较少改变。

3．轻度认知障碍（MCI）

一般仅有记忆力减退，无其他认知功能障碍。

4．其他疾病导致的痴呆

（1）血管性痴呆：常发病急，症状有波动性，既往可有高血压、动脉硬化，有脑卒中史，出现记忆下降、情感不稳，与卒中部位一致的局灶神经功能缺损。CT 和 MRI 检查可以发现局部病灶。

（2）额颞叶痴呆：较少见，起病隐匿，比 AD 进展快。表现为情感失控、冲动行为或退缩，不适当的待人接物和礼仪举止，不停地把能拿到的可吃或不可吃的东西放入口中试探，食欲亢进，模仿行为等，记忆力减退较轻。CT 或脑部 MRI 显示额叶结构萎缩。PET 或 SPECT 扫描显示额颞叶大脑活性降低。皮克病是额颞叶痴呆的一种类型，病理可见新皮质或海马神经元胞质内出现银染包涵体皮克小体。

（3）路易体痴呆：表现为帕金森病症状、视幻觉、波动性认知功能障碍，伴注意力、警觉异常，运动症状通常出现于精神障碍后一年以上，患者易跌倒，对精神病药物敏感。

（4）帕金森病痴呆：帕金森病患者的痴呆发病率可高达 30%，常见于帕金森病后期，表现为近事记忆稍好，执行功能差，但不具有特异性，神经影像学无鉴别价值。

（5）正常颅内压脑积水：多发生于脑部疾病如蛛网膜下隙出血、头颅外伤和脑感染后，或为特发性。出现痴呆、步态障碍和排尿障碍等典型三联症。痴呆表现以皮质下型为主，轻度认知功能减退，自发性活动减少，后期情感反应迟钝、记忆障碍、虚构和定向力障碍等，可出现焦虑、攻击行为和妄想。早期尿失禁、尿频，后期排尿不完全，尿后滴尿现象。CT 可见脑室扩大，腰穿脑脊液压力正常。

（6）其他痴呆：AD 尚须与酒精性痴呆、颅内肿瘤、慢性药物中毒、肝功能衰竭、恶性贫血、甲状腺功能减低或亢进、亨廷顿病、肌萎缩侧索硬化症、神经梅毒、朊蛋白病、艾滋病等引起的痴呆综合征鉴别。

（林颖慧）

第三节　治疗及预防

一、治疗原则

目前尚无特效治疗可以逆转或阻止 AD 的病情进展，主要治疗原则如下。

（1）尽早诊断，及时治疗，终身管理。

（2）现有的抗 AD 药物虽不能逆转疾病，但可以延缓进展，应尽可能坚持长期治疗。

（3）针对痴呆伴发的精神行为症状，非药物干预为首选，抗痴呆治疗是基本，必要时可使用精神药物，但应定期评估疗效和不良反应，避免长期使用。

（4）对照料者进行健康教育、心理支持及实际帮助，可改善 AD 患者的生活质量。

二、药物治疗

1. 胆碱酯酶抑制剂

胆碱能系统阻滞能引起记忆、学习的减退，与正常老年的健忘症相似。如果加强中枢胆碱能活动，则可以改善老年人的学习记忆能力。多奈哌齐通过竞争性和非竞争性抑制乙酰胆碱酯酶，从而提高神经元突触间隙的乙酰胆碱浓度。多奈哌齐的推荐起始剂量是 5 mg/d，对药物较敏感者，初始剂量可为 2.5 mg/d，1 周后增加至 5 mg/d，1 个月后剂量可增加至 10 mg/d。如果能耐受，尽可能用 10 mg/d 的剂量，使用期间应定期复查心电图。常见的不良反应包括腹泻、恶心、睡眠障碍，较严重的不良反应为心动过缓。

2. 抗精神病药、抗抑郁药及抗焦虑药

对于控制 AD 伴发的行为异常有作用。抗精神病药可用利培酮 2～4 mg/d 口服；抗抑郁药有氟西汀 10～20 mg/d，或舍曲林 50 mg/d 口服；抗焦虑药则有丁螺环酮 5 mg，分 3 次口服。

3. 神经保护性治疗

可用维生素 E 以及单胺氧化酶抑制药司林吉兰，有延缓 AD 进展的轻微疗效证据。

三、康复治疗

康复治疗对本病的改善有着一定的作用。主要包括心理康复与认知功能康复。

（一）心理康复

1. 热情关心

关心爱护患者，注意尊重患者的人格，在对话时要和颜悦色，避免使用呆傻、愚笨等负面词语。同时，要根据不同患者的心理特征，采用安慰、鼓励、暗示等方法给予开导。亲属对生活有困难的患者，应当积极主动给予照顾，热情护理，以实际行动温暖他们的心灵。

2. 音乐疗法

根据患者的文化修养和兴趣爱好，选择性地给他们播放一些爱听的乐曲，以活跃其精神情绪。

3. 对症用药

如患者有疼痛、失眠及情绪障碍时，医生要及时使用适当的药物，以减轻其痛苦和症状。

4. 其他

鼓励患者参加一些学习和力所能及的社会、家庭活动，进行语言沟通，情感交流，以分散患者的不良情绪和注意力，唤起其对生活的信心。

（二）认知功能康复

1. 促智训练

根据患者的病情和文化程度，可教他们记一些数字，由简单到复杂反复进行训练；也可把一些事情编成顺口溜，让他们记忆背诵；也可利用玩扑克牌、玩智力拼图、练书法等，以帮助患者扩大思维和增强记忆。

2. 记忆训练

不要让患者单独外出，以免走失。在室内反复带患者辨认卧室和厕所，亲人要经常和他们聊家常或讲述有趣的小故事，以强化其回忆和记忆。如能坚持长久的循序渐进的训练，有可能恢复部分记忆。

3. 日常功能训练

对早中期患者，亲人要手把手地教患者做些力所能及的家务，如扫地、擦桌子、整理床铺等，以期生活能够自理。

四、预防

由于目前尚无有效阻止 AD 发生或延缓其进展的治疗药物，因此 AD 的早期预防尤为关键。

预防方法主要是针对尚未出现临床症状的中老年人群，控制可能诱发 AD 加重的危险因素，提高对 AD 早期预防的重视，从而降低发病风险。

（1）高血压、糖尿病、血脂异常的管理。

（2）戒烟、限酒和日常休闲活动等生活方式干预。

（3）营养干预。

（4）认知教育管理。

（5）抑郁、睡眠障碍管理。

（6）视觉、听觉障碍管理以及脑外伤后的管理等。

（**毛春梅**）

第九章

酸碱失衡及电解质紊乱

第一节　酸碱失衡

一、临床表现

最常见的酸碱失衡为代谢性酸中毒。不管是酸中毒还是碱中毒，酸碱失衡的临床表现相似，仅有细微的差别。

（一）神志状态改变

（1）昏睡和嗜睡。

（2）易激惹和思维混乱。

（3）反应迟钝和昏迷。

（4）此外，碱中毒可能导致大脑血管收缩，进而引起目眩和头痛。碱中毒导致的低钙血症还可引起手足痉挛、抽搐、口周麻木、外周麻木甚至癫痫。

（二）心血管系统

（1）抑制心肌收缩和低血压。

（2）对儿茶酚胺的反应性降低。

（3）电解质异常导致的心电图异常和心律失常。

（4）碱中毒引起的低钙血症可能会加重心脏抑制。

（5）心脏停搏。

（三）呼吸系统

（1）代谢性酸中毒时可存在过度通气和呼吸性碱中毒。

（2）代谢性碱中毒时肺换气不足。

（3）呼吸性酸中毒患者可能会有呼吸急促及气短的感觉。

（4）糖尿病酮症酸中毒患者呼出的气体中可能会有烂苹果味。

（5）酸中毒导致血红蛋白氧解离曲线右移，肺部血红蛋白氧合能力下降，从而引起远端组织缺氧。

（6）碱中毒导致血红蛋白氧解离曲线的左移，降低了血红蛋白外周氧卸载能力，从而引起远端组织缺氧。

（四）消化系统

（1）恶心/呕吐。

（2）腹泻。

（3）糖尿病酮症酸中毒患者可出现腹痛。

（五）电解质紊乱

（1）酸中毒与高钾血症有关，因为氢离子和钾离子相互竞争，优先排出氢离子。

（2）碱中毒与低钾血症有关，因为肾脏优先排泄钾离子。此外，碱中毒会导致钙离子与蛋白质的结合更紧密，从而导致游离钙的比例降低。

二、诊断

按照以下步骤来诊断酸碱失衡。

（一）应用亨德森—哈塞尔巴赫（H-H）公式

应用该公式来检查血气结果中 H^+ 浓度和 pH 是否具有一致性。

$$\frac{(PCO_2 \times 24)}{[HCO_3^-]} = X（H^+浓度）$$

在表 9-1 的右栏中找出与 X 相近的 H^+ 浓度，在左栏中找出对应的 pH，将该 pH 和 ABG 中测量的 pH 相对比，两者应相等或近似相等。如果它们差别较大，数据的有效性将值得怀疑。因为它们不符合亨德森，哈塞尔巴赫公式，所以应进行复检。因为临床医师会根据该检查结果做出关键的临床决策，如是否进行气管插管或使用无创通气，是否给予碳酸氢钠等。因此，未做该项检查可能会对决策产生重大影响。该步骤操作简单，仅须花费 15 秒即可完成，因此不能认为其耽误抢救时间而省略（表 9-1）。

表 9-1 血气中的 pH 及与其对应的近似的 H^+ 浓度

pH	近似的 H^+ 浓度（mmol/L）
7.00	100
7.05	89
7.10	79
7.15	71
7.20	63
7.25	56
7.30	50
7.35	45
7.40	40
7.45	35
7.50	32
7.55	28
7.60	25
7.65	22

（二）从 pH 识别原发性酸碱失衡

（1）pH < 7.35 且 $[HCO_3^-]$ < 20 mmol/L：代谢性酸中毒。

（2）pH < 7.35 且 PCO_2 > 45 mmHg：呼吸性酸中毒。

（3）pH > 7.45 且 $[HCO_3^-]$ > 24 mmol/L：代谢性碱中毒。

（4）pH > 7.45 且 PCO_2 < 35 mmHg：呼吸性碱中毒。

（三）通过代偿公式来识别继发性酸碱失衡

1. 代谢性酸中毒

预计 $PCO_2 = 1.5 \times [HCO_3^-] + 8$ mmHg（±2）。

2. 代谢性碱中毒

预计 $PCO_2 = (0.6 \times [HCO_3^- - 24]) + 40$ mmHg。

（1）如果实测的 PCO_2 比预计值低，考虑同时存在呼吸性碱中毒。

（2）如果实测的 PCO_2 比预计值高，考虑同时存在呼吸性酸中毒。

3. 呼吸性酸中毒或呼吸性碱中毒

（1）急性。① $[HCO_3^-]$ 每变化 1～2 mmol/L，对应 PCO_2 变化 10 mmHg。②PCO_2 每变化 10 mmHg，对应 pH 变化 0.08。

（2）慢性。① $[HCO_3^-]$ 每变化 4～5 mmol/L，对应 PCO_2 变化 10 mmHg。②PCO_2 每变化 10 mmHg，对应 pH 变化 0.03。

（3）如果实测的 $[HCO_3^-]$ 比预计值低，考虑同时存在代谢性酸中毒。

（4）如果实测的 $[HCO_3^-]$ 比预计值高，考虑同时存在代谢性碱中毒。

4. 计算"间隙"

（1）阴离子间隙（AG）：$[Na^+] + [K^+] - [HCO_3^-] - [Cl^-]$。

（2）阴离子间隙变化（ΔAG）：AG-10（±4）。

（3）碳酸氢根间隙（ΔHCO_3^-）：24-$[HCO_3^-]$。

（4）Δgap = AG 变化与 $[HCO_3^-]$ 变化的差值。

（5）Δgap = ΔAG-Δ$[HCO_3^-]$

（6）如果 AG 较高而 ΔAG = 0，则 AG 升高的水平和碳酸氢根下降的水平相同。该病例为单纯高 AG 型代谢性酸中毒（HAGMA）。

（7）如果 AG 较高且 ΔAG > 0，表明 $[HCO_3^-]$ 比预计值多，该病例存在 HAGMA 同时合并代谢性碱中毒。

（8）如果 AG 较高且 ΔAG < 0，表明 $[HCO_3^-]$ 比预计值少，该病例存在 HAGMA 同时合并 AG 正常的代谢性酸中毒（NAGMA）。

三、代谢性酸中毒

（一）定义

pH < 7.35 且 $[HCO_3^-]$ < 20 mmol/L。

1. 高 AG 代谢性酸中毒（HAGMA）

$[HCO_3^-]$ < 20 mmol/L 且 AG > 11 mmol/L。

2. AG 正常代谢性酸中毒（NAGMA）

$[HCO_3^-]$ < 20 mmol/L 且 AG < 11 mmol/L。

（二）病因

引起 HAGMA 的原因可被归纳为 SULK（更能体现发病机制）或 CATMUDPILES（表9-2）进行记忆。引起 NAGMA 的原因可被归纳为 USEDCARP（表9-3）进行记忆。

表 9-2　HAGMA 的病因

病因分类	病因注解
S	Salicylate（水杨酸盐）、Exogenou toxin（外来毒素）（如二甲双胍、甲醇、甲苯、乙烯、乙二醇、铁、三聚乙醛）]
U	Uremia（尿毒症）
L	Lactic acidosis（乳酸中毒）
	A 型：任何引起组织缺氧的因素，如休克、脓毒血症、氰化物及一氧化碳中毒
	B 型：没有低氧的诱因，如肝肾疾病、先天性代谢性疾病、二甲双胍、苯乙双胍、异烟肼及铁剂
K	Ketoacidosis（酮症酸中毒）糖尿病、乙醇及饥饿
C	Cyanide（氰化物）、Carbon monoxide（一氧化碳）
A	Alcoholic ketoacidosis（酒精性酮症酸中毒）
T	Toluene（甲苯）
M	Methanol（甲醇）、Metahemoglobin（高铁血红蛋白）
U	Uremia（尿毒症）
D	Diabetic ketoacidosis（糖尿病酮症酸中毒）
P	Paraldehyde（三聚乙醛）
I	Isoniazid（异烟肼）/Iron（铁剂）（通过乳酸酸中毒途径）
L	Lactic acidosis（乳酸酸中毒），如任何可引起休克及低氧血症的原因、二甲双胍、苯乙双胍、氰化物中毒
E	Ethylene glycol（乙二醇）
S	Salicylate and solvent（水杨酸盐及其溶剂）

表 9-3　NAGMA 的病因

病因分类	病因注解
U	Ureterosigmoidostomy（输尿管乙状结肠吻合术）
S	Small bowel fistula（小肠瘘）
E	Extra chloride（额外的氯化物）
D	Diarrhea（腹泻）
C	Carbonic anhydrase inhibitor（碳酸酐酶抑制剂）
A	Adrenal insufficiency（肾上腺皮质功能不全）
R	Renal tubular acidosis（肾小管酸中毒）
P	Pancreatic fistula（胰瘘）

（三）治疗

1. 病因治疗

（1）糖尿病酮症酸中毒（补液及胰岛素治疗）。

（2）休克（补液、强心及治疗败血症）。

（3）肾衰竭（透析）。

（4）甲醇/乙二醇摄入。

2. 是否给予碳酸氢盐治疗存在争议

（1）潜在的不良反应包括电解质紊乱（如低钾血症和低钙血症）、颅内及细胞内酸碱失衡、治疗后碱中毒、高钠血症、高渗透状态及液体超负荷。此外，没有证据表明碳酸氢盐治疗能提高生存率。

（2）可能的好处是提高了心肌收缩力及对儿茶碱胺的反应性，改善了血流动力学。

（3）从病理生理学方面讲，与 HAGMA 患者相比，碳酸氢盐疗法更适用于 NAGMA 患者。因为对于 NAGMA 患者，通过肾脏代偿使碳酸氢盐显著恢复需要数天的时间，而对于 HAGMA 患者，治疗潜在病因可使多余的阴离子转换为碳酸氢盐。

（4）在给予碳酸氢盐治疗前，患者应具备排出增加的二氧化碳的能力。

（5）目前不建议常规给予碳酸氢盐治疗，除非 pH 小于 7.1 且患者血流动力学不稳定。①建议治疗目标：$pH > 7.1$ 且 $[HCO_3^-] > 5$ mmol/L。②给予 $50 \sim 100$ mL 的 8.4% 的 $NaHCO_3$ 溶液（用 5% 的葡萄糖注射液缓慢稀释）静脉滴注，30 分钟后再次检测。注意：没有完全适合的公式来计算矫正到正常的 pH 所需的碳酸氢盐的数量。因为酸碱状态会随着疾病的进展和治疗的进行而不断改变。③推荐一个粗略的计算公式：HCO_3^-（mmol）的需求量 = $0.5 \times$ 体重（kg）$\times$（HCO_3^- 的目标值 $- HCO_3^-$ 的实际测量值）（mmol）。

四、呼吸性酸中毒

（一）定义

$pH < 7.35$ 且 $PCO_2 > 45$ mmHg。

（二）病因

呼吸性酸中毒是由二氧化碳排出减少所致，见表 9-4。

表 9-4　呼吸性酸中毒病因

分类	具体原因
1. 中枢神经系统病因导致呼吸驱动力下降	药物（如镇静药和麻醉剂）
	头部损伤
	中枢神经系统病变
	代谢性碱中毒
	在慢性Ⅱ型呼吸衰竭患者中氧疗后导致低氧促使的呼吸驱动力下降
2. 呼吸道梗阻	哮喘
	慢性阻塞性肺疾病
3. 胸廓畸形	脊柱后侧凸畸形

分类	具体原因
4. 神经系统/神经肌肉异常	病态肥胖
	胸部创伤
	重症肌无力
	吉兰—巴雷综合征
	颈/高胸脊柱损伤

（三）治疗

呼吸性酸毒症的治疗主要针对潜在的病因。

（1）必要时进行通气支持。包括气管插管或非侵入性的正压通气（NIPPV）。

（2）对于已知的Ⅱ型呼吸衰竭患者进行氧疗时，应由恒定的系统提供氧气，以精确测量氧流量，防止低氧抑制呼吸中枢。

五、代谢性碱中毒

（一）定义

pH > 7.45 且［HCO_3^-］> 25 mmol/L。

（二）病因

代谢性碱中毒产生的多余的碳酸氢盐通常被肾脏迅速清除。若代谢性碱中毒持续存在，则考虑引起代谢性碱中毒的病因持续存在，或肾脏代偿机制受损，且受损机制持续存在（表9-5和表9-6）。

表9-5　急性病因（启动代谢性碱中毒机制）

分类	具体原因
1. HCO_3^-摄入增加	抗酸药物滥用
	$NaHCO_3$摄入过多
2. 酸丢失	大量输血（由枸橼酸盐降解所致）
	上消化道丢失液体：如严重的呕吐（剧烈呕吐、妊娠、暴食症）、胃肠减压、胃幽门梗阻
	下消化道丢失液体：如当HCO_3^-丢失量小于Cl^-丢失量时的严重腹泻（胃肠炎或泻药滥用）、绒毛状腺瘤、罕见原因如失Cl^-性腹泻
3. 酸转移	低钾血症
	肾脏丢失，如使用袢利尿剂

表9-6　持续性代谢性碱中毒机制

分类	具体原因
1. 低血容量	浓缩型碱中毒（由于碳酸氢根的分布减少导致浓缩及反常性肾脏排H^+增加）
2. 低氯血症	引起盐酸（HCl）丢失的原因（见上述）
（生理盐水反应）	少数原因引起Cl^-消耗，如胃酸缺乏症和囊性纤维化

续表

分类	具体原因
3. 低钾血症 （生理盐水无反应）	盐皮质激素活性增加，如原发性醛固酮增多症、库欣综合征、甘草类药物滥用及利德尔综合征
	经肾失钾，如使用或滥用利尿剂、罕见的先天性疾病如巴特综合征和 Gitelman 综合征

（三）治疗

1. 氧疗提供额外氧气，氧气为急诊可获得的现成的资源。

2. 治疗急性病因

（1）停止额外碳酸氢盐的摄入。

（2）减少酸丢失。①停止胃肠减压。②给予 H_2 受体拮抗剂或质子泵抑制剂。③停止袢利尿剂或远曲小管利尿剂，更换为保钾利尿剂。

3. 纠正低钾血症来减少酸转移

（1）氯离子敏感型（生理盐水反应）。①氯离子缺乏量（mmol/L）＝0.3×体重（kg）×（100-[Cl^-]）。②1L 0.9% NaCl 溶液包含 154 mmol 的 Na^+ 和 Cl^-。③因此，所需液体量（L）＝Cl^-] 缺乏量/154。

（2）要时补充钾离子。

（3）用质子泵抑制剂或 H_2 受体拮抗剂减少胃酸丢失。

4. 氯离子不敏感型或生理盐水无反应的代谢性碱中毒

（1）给予补钾治疗以限制肾脏优先分泌 H^+。

（2）给予盐皮质激素拮抗剂如螺内酯或氨苯蝶啶。

六、呼吸性碱中毒

（一）定义

pH >7.45 且 PCO_2 <35 mmHg。

（二）病因

见表 9-7。

表 9-7 呼吸性碱中毒的病因

分类	具体病因
1. 呼吸驱动力增加	疼痛或焦虑（过度同前）
	发热
	原发性中枢神经系统损伤（如肿瘤、感染、脑血管意外）
	药物（如水杨酸盐类）
	妊娠
2. 低氧血症	肺栓塞
	肺炎
	气胸
	轻度哮喘

分类	具体病因
2. 低氧血症	严重贫血
	高海拔
	一氧化碳中毒

（三）治疗

呼吸性碱中毒的治疗主要针对潜在病因。

（1）对于缺氧者给予氧疗。

（2）对于疼痛患者给予镇痛治疗。

（3）应用抗生素治疗肺炎。

（4）气胸患者行胸腔闭式引流。

（5）对于休克患者进行复苏。

呼吸性碱中毒本身并不需要治疗，在处理好潜在病因后会随之缓解。

（陈国林）

第二节 电解质紊乱

一、基本概念

体液中 2/3 为细胞内液（ICF），1/3 为细胞外液（ECF）。ECF 包括分布于组织间隙和血管内的体液（其中 25% 的细胞外液为血浆），见表 9-8 和表 9-9。

表 9-8 体液量（占体重百分比）

年龄（岁）	男性（%）	女性（%）
18 ~ 40	60	50
41 ~ 60	50 ~ 60	40 ~ 50
>60	50	40

表 9-9 人体电解质分布

电解质	ECF（mmol/L）	ICF
钠（Na^+）	135 ~ 150	10 ~ 14 mmol/L
钾（K^+）	3.5 ~ 5.0	140 ~ 150 mmol/L
氯（Cl^-]）	98 ~ 107	3 ~ 4 mmol/L
碳酸氢根（HCO_3^-）	21 ~ 27	7 ~ 10 mmol/L
钙（Ca^{2+}）	2.15 ~ 2.55	7 ~ 10 mmol/L
磷酸根（PO_4^{3-}）	0.85 ~ 1.45	4 mmol/kg
镁（Mg^{2+}）	0.70 ~ 0.91	40 mmol/kg

有效循环血容量指 ECF 中能够有效灌注组织的部分。

1. 有效循环血容量的评估方法

（1）临床指标：心率、血压、颈静脉充盈度。

（2）非侵入性方法：超声测量下腔静脉直径。

（3）危重患者可用侵入性方法：中心静脉压或肺毛细血管楔压测定。

2. 血浆渗透压

正常值为 285～295 mOsm/kg。估算和测定的血浆渗透压相差 10 mOsm/kg 以内。如果超过 10 mOsm/kg，提示存在未测定的渗透活性物质，如乙醇、丙酮、甘露醇等，见表 9-10。

表 9-10　血浆渗透压升高/降低的原因

升高（高渗透性）	降低（低渗透性）
肾病	钠丢失（应用利尿剂与低盐饮食）
充血性心力衰竭	低钠血症
脱水	肾上腺皮质功能不全
尿崩症	抗利尿激素分泌异常综合征（SIADH）
高糖血症	水摄入/置换过多
高钙血症	
高钠血症	
乙醇摄入	

估算血浆渗透压（mOsm/kg）= 2［Na$^+$（mmol/L）］+ 血糖（mmol/L）+ 尿素氮（mmol/L）。

血浆渗透压达到 384 mOsm/kg 即可使人昏迷，超过 400 mOsm/kg 可使患者出现癫痫大发作，超过 420 mOsm/kg 则致命。

3. 尿渗透压

平均为 500～800 mOsm/kg。晨起尿渗透压至少应该是血浆渗透压的 3 倍。

二、低钠血症

（一）临床表现

（1）多见于不能表达口渴感及不能自主调节液体摄入的群体。

（2）症状非特异性，且有脑水肿表现，如厌食、恶心、呕吐、意识障碍、嗜睡、烦躁、头痛、乏力、肌肉痉挛和惊厥等。

（3）血钠 >125 mmol/L 的患者通常无症状。有些患者可能会出现胃肠道症状（恶心或呕吐）。

（4）血钠 <125 mmol/L 时患者便出现主要的症状，尤其是急性发生的低钠血症。

（5）阳性体征属神经学范畴，不同病灶的认知受损程度或惊厥可能会出现。

判断患者的脱水状态可以帮助发现低钠血症的病因（表 9-11）。

表 9-11　总体液量（TBW）、血钠（Na⁺）与细胞外液（ECF）的关系

液体状态	TBW、Na⁺、ECF 的状态	举例
低血容量低钠血症	TBW↓、Na⁺↓↓、ECF↓	大量出汗、烧伤、呕吐、腹泻、利尿剂（噻嗪类）
正常血容量低钠血症	TBW↑、Na⁺↔、ECF↑↑无水肿	SIADH
高血容量低钠血症	TBW↑↑、Na⁺↑、ECF↑↑伴水肿	充血性心力衰竭（CCF）、甲状腺功能减退、肝硬化、肾病综合征、精神性多饮
再分布低钠血症	TBW↔、Na⁺↔，水从细胞内转向细胞外间隙	高血糖症、甘露醇
假性低钠血症	TBW↔、Na⁺↔，水相被过量蛋白质或脂肪稀释	高三酰甘油血症、多发性骨髓瘤

注：↑↑，显著升高；↑，升高；↔，不变；↓，降低；↓↓，显著降低。

（二）治疗

（1）处理的主要目标是预防未纠正的低钠血症引起的后遗症。脑水肿是主要的并发症，可导致不可逆的神经系统受损甚至死亡。

（2）患者一定要入院治疗，在急诊科进行评估危及生命的情况，初始支持治疗。

1）给气道损伤的患者开放气道。

2）治疗惊厥。

3）避免输注低渗液体，以免加重脑水肿。

（3）急性（＜48 小时）低钠血症比慢性低钠血症少见，通常见于突然水负荷加重的患者（如精神性多饮患者或医源性术后输注低渗液体）。

（4）注意再分布低钠血症的处理是纠正高血糖症。

$$钠（校正值）＝钠（测算值）＋血糖/4（单位均为 mmol/L）$$

（5）血钠低于 110 mmol/L 或者严重意识混乱、惊厥、昏迷甚至脑疝的患者，应给予更积极的处理（如输注 3% 的高渗氯化钠）。目的不是纠正血钠水平使其在正常范围，而是通过提高 4～6 mmol/L 的血钠水平来阻止症状进展。

（6）慢性低钠血症患者的治疗与渗透性脱髓鞘综合征（脑桥中央髓鞘溶解症）的发生相关。通常血清钠水平纠正后的 2～6 天会出现构音障碍、吞咽困难、惊厥、意识状态改变、四肢轻瘫及低血压等症状。患者合并低钾血症、饮酒史、肝移植及女性患者更倾向于出现这种不可逆的状况。

（7）慢性低钠血症的治疗推荐是最初 24 小时血钠水平升高不超过 10～12 mmol/L，48 小时不超过 18 mmol/L。

（8）盐酸考尼伐坦注射液是一种精氨酸升压素受体拮抗剂，用来治疗正常血容量低钠血症和高血容量低钠血症。

三、高钠血症

（一）病因

（1）水丢失增加。①无感觉汗液丢失。②胃肠道丢失。③中枢性或肾性尿崩症。④渗透性利尿。⑤下丘脑受损影响渴感或渗透压感受器功能。

（2）原发性饮水过少症。

（3）盐皮质激素过多致渗透点重置。

（4）水转入细胞内：重度运动或惊厥。

（5）钠负荷增加：摄入或输注高渗钠溶液。

（6）[Na^+] 水平 > 190 mmol/L 常提示长期高盐摄入。

（7）[Na^+] 水平 > 170 mmol/L 常提示尿崩症。

（8）[Na^+] 水平在 150 ~ 170 mmol/L 常提示脱水。

（二）临床表现

（1）老年患者的病死率常较高（大多数研究超过 50%）。多数死因为基础病进展，而非高钠血症本身。

（2）症状不特异，早期症状包括厌食、烦躁、恶心和呕吐。晚期出现精神状态改变、嗜睡、易激惹，进而昏睡甚至昏迷。

（3）肌肉、骨骼症状包括抽搐、反射亢进、共济失调、震颤及神经系统非定位体征。

（三）治疗

（1）急诊处理包括正常血清张力恢复及潜在病因的诊断和治疗。

（2）开放气道，保持呼吸通畅和循环稳定。心动过速及低血压的低血容量患者应给予等渗氯化钠的液体复苏，不要给低渗液体，因其会快速渗出血管外，无益于纠正低血压。

（3）尽可能给予患者口服补水。

（4）纠钠速度不要超过 0.5 mmol/（L·h）。

（5）监测出入量。

（6）血容量正常的患者可以口服或输注低渗液体（如 5% 葡萄糖注射液、0.45% 生理盐水）。

（7）肾衰竭患者可能须透析。

四、低钙血症

（一）病因

（1）低蛋白血症：最主要原因（如肝硬化、肾病、营养不良、烧伤或脓毒症所致）。
校正钙（mmol/L）= 测量钙（mmol/L）+ [40 - 白蛋白（g/L）] ×0.02

（2）低镁血症：导致甲状旁腺激素终末器官抵抗。

（3）高磷酸血症：发生于危重症患者或用磷酸盐溶液灌肠患者。磷酸根高度结合钙离子。

（4）甲状旁腺切除术后。

（5）维生素 D 缺乏/抵抗。

（6）其他。

1）急性胰腺炎。

2）横纹肌溶解。

3）脓毒症。

4）成骨细胞恶性肿瘤。

5）氢氟酸烧伤或摄入。

（二）临床表现

（1）患者有肌肉痉挛、气管痉挛致呼吸困难、强直性收缩、肢体麻木及刺痛感。

（2）急性低钙血症导致晕厥、心绞痛及充血性心力衰竭。

（3）神经系统表现包括易激惹、意识障碍、幻觉、痴呆、锥体外系反应及惊厥。

（4）经典的周围神经体征。

1）面神经征：轻击耳屏前方 2cm 处引起面神经分支的抽动。

2）低钙束臂征：血压计袖带在高于收缩压的情况下充气使手腕出现痉挛（尺神经和正中神经缺血）。

（5）心电图可出现 QT 间期延长和心律不齐。

（三）治疗

急诊处理主要针对出现危及生命症状的严重低钙血症患者。

（1）支持治疗，包括监测生命体征、监测血氧饱和度和建立静脉通路。

（2）对于有症状（手足搐搦和惊厥）、QT 间期延长、校正血清钙低于 1.9 mmol/L 而无症状的患者，应该静脉补钙。口服补钙适应于轻度症状（感觉异常）的患者。

（3）静脉补钙（10% 葡萄糖酸钙 10～20 mL，等同于 90～180 mg 元素钙，置于 5% 葡萄糖注射液 50 mL 中）应输注超过 10～20 分钟。尽管氯化钙所含元素钙更高（10 mL 含 272 mg 元素钙），但由于其外渗会引起组织坏死而不推荐。

五、高钙血症

（一）病因

参见表 9-12。

表 9-12　高钙血症的病因

甲状旁腺激素介导	非依赖甲状旁腺激素
原发性甲状旁腺功能亢进（腺瘤、癌）	恶性肿瘤（多发性骨髓瘤、乳腺癌、肺癌）
家族性（MEN-Ⅰ、MEN-Ⅱa、家族性高钙尿结石性高钙血症）	维生素 D 中毒
继发性甲状旁腺功能亢进（慢性肾病、维生素 D 缺乏）	慢性肉芽肿性疾病（结节病、结核、麻风、组织胞浆菌病）
三级甲状旁腺功能亢进（肾移植术后长期继发性甲状旁腺功能亢进导致甲状旁腺激素分泌过多）	药物（噻嗪类、锂、茶碱中毒）
	内分泌因素（甲状腺功能亢进、肢端肥大症、嗜铬细胞瘤、肾上腺皮质功能不全）
	制动
	肠外营养

（二）临床表现

（1）甲状旁腺功能亢进症状包括骨折、肾结石、腹部症状和精神症状。

（2）肌肉骨骼症状：骨痛、肌无力、骨质疏松。

（3）肾脏症状：肾结石、肾钙质沉着、多尿、多饮。

（4）胃肠道症状：恶心、呕吐、便秘、胰腺炎、消化性溃疡。

（5）神经症状：注意力下降、意识障碍、昏睡、沮丧、头痛。

（6）心血管症状：高血压、心动过缓、QT 间期缩短、T 波延长、ST 段压低、左心室肥厚。

（7）老年患者在血钙水平中度升高时便出现症状。

（8）由恶性肿瘤导致的高钙血症患者可能缺乏由甲状旁腺功能亢进所致的高钙血症症状。

（三）治疗

（1）无症状或轻度症状（便秘）的高钙血症患者（Ca^{2+} < 3.0 mmol/L）无须即刻治疗。

（2）血清钙水平在 3.0 ~ 3.5 mmol/L 的患者可能已长期耐受，可能也无须即刻治疗。

（3）钙离子浓度快速升高可引起感觉中枢显著的改变，应给予积极治疗。钙离子超过 3.5 mmol/L 的患者无论有无症状，应给予治疗。

（4）急诊治疗目标。①稳定并降低钙水平。②保证充分水化。③增加尿钙排泄。④终止引起高钙血症的药物。

（5）等渗盐水水化通过稀释来降低钙水平。细胞外液扩张可通过抑制近端髓袢对钠的重吸收，从而降低钙的被动重吸收，增加肾脏钙清除率。

（6）输液速度取决于高钙血症程度、脱水程度及患者耐受补液的能力（如有充血性心力衰竭和肾衰竭病史）。

（7）等渗盐水可以 200 ~ 300 mL/h 的初始速度输注。可调节输液速度，使尿量维持在 100 ~ 150 mL/h。

（8）仔细监测，避免液体过负荷。

（9）袢利尿剂（呋塞米）可用于液体过负荷及肾功能受损的患者。肾衰竭患者可通过透析除去过多的钙。

（10）袢利尿剂不应常规应用。①大量盐水输注可导致潜在的水电解质紊乱并发症，使用呋塞米利尿时如果没有及时补充水电解质，可能会出现低钾血症、低镁血症及容量缺乏。②双膦酸盐和降钙素等药物抑制骨吸收，主要用于治疗高钙血症。

（杨　贺）

参考文献

[1] 安东尼·福西. 哈林森风湿病学（原书第3版）[M]. 田新平，译. 北京：科学出版社，2018.

[2] 林果为，王吉耀，葛均波. 实用内科学 [M]. 15 版. 北京：人民卫生出版社，2017.

[3] 张文武. 急诊内科学 [M]. 4 版. 北京：人民卫生出版社，2017.

[4] 吕坤聚. 现代呼吸系统危重症学 [M]. 北京：世界图书出版公司，2015.

[5] 谢灿茂. 内科急症治疗学 [M]. 6 版. 上海：上海科学技术出版社，2017.

[6] 陈灏珠. 实用心脏病学 [M]. 4 版. 上海：上海科学技术出版社，2016.

[7] 胡大一. 心血管内科学高级教程 [M]. 北京：中华医学电子音像出版社，2017.

[8] 张健，陈义汉. 心脏病学实践 2018 [M]. 北京：人民卫生出版社，2018.

[9] 黄振文，邱春光，张菲斐. 心血管病诊疗手册 [M]. 郑州：郑州大学出版社，2015.

[10] 于皆平，沈志祥，罗和生. 实用消化病学 [M]. 3 版. 北京：科学出版社，2017.

[11] 姜泊. 胃肠病学 [M]. 北京：人民卫生出版社，2015.

[12] 夏冰，邓长生，吴开春，等. 炎症性肠病学 [M]. 3 版. 北京：人民卫生出版社，2015.

[13] 林三仁. 消化内科学高级教程 [M]. 北京：中华医学电子音像出版社，2016.

[14] 迟家敏. 实用糖尿病学 [M]. 北京：人民卫生出版社，2015.

[15] 栗占国，张奉春，曾小峰. 风湿免疫学高级教程 [M]. 北京：中华医学电子音像出版社，2018.

[16] 陈进伟，曾小峰. 风湿免疫性疾病综合征 [M]. 北京：人民卫生出版社，2018.

[17] 葛均波，徐永健，王辰. 内科学 [M]. 9 版. 北京：人民卫生出版社，2018.

[18] 蒲传强，崔丽英，霍勇. 脑卒中内科治疗 [M]. 北京：人民卫生出版社，2016.

[19] 王伟，卜碧涛，朱遂强. 神经内科疾病诊疗指南 [M]. 3 版. 北京：科学出版社，2018.

[20] 励建安，张通. 脑卒中康复治疗 [M]. 北京：人民卫生出版社，2016.